當你的孩子需要
精神藥物治療

陳信昭　校閱

陳信昭、王璇璣
張巍鐘、蔡盈盈　譯

STRAIGHT

TALK

ABOUT

PSYCHIATRIC

MEDICATIONS

FOR KIDS

Revised Edition

TIMOTHY E. WILENS, MD

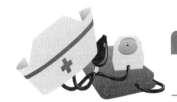

關於作者

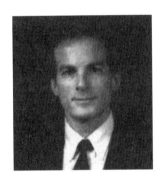

Timothy E. Wilens醫師是美國哈佛醫學院精神科的副教授,也是麻薩諸塞綜合醫院兒童精神藥物門診的藥物濫用醫療服務中心主任。他是兒童、青少年、成人及成癮精神科的專科醫師,專長在於兒童及成人的精神藥物治療。他畢業於密西根大學醫學院,並在麻薩諸塞綜合醫院完成住院醫師的訓練。

Wilens醫師的研究興趣包括注意力不足過動疾患(ADHD)、雙極性疾患與物質濫用之間的關係;注意力不足過動疾患一生期間中的藥物治療;以及青少年雙極性疾患。他所寫的文章包括超過五十五本書籍中的章節、一百四十篇科學性論文,並且在國家及國際會議中發表超過一百八十篇報告。他是美國精神醫學會以及美國兒童青少年精神醫學會的傑出會員,也多次名列波士頓最佳兒童╱成人精神科醫師以及美國最佳醫師之一。

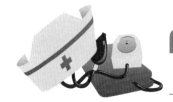

校閱者簡介

陳信昭

學歷：台北醫學大學醫學系畢業

現職：精神科基層醫師
　　　兒童青少年精神科專科醫師
　　　國立成功大學醫學院附設醫院精神科兼任主治醫師
　　　台南市立醫院精神科兼任主治醫師
　　　中華團體心理治療學會理事兼心理劇小組召集人
　　　台灣兒童青少年精神醫學會監事
　　　國際哲卡‧莫雷諾心理劇機構導演及訓練師
　　　台南區中等學校心理衛生諮詢服務中心顧問醫師
　　　國立台南大學學生精神衛生諮詢醫師

專長：兒童及青少年精神疾病之診斷與治療
　　　心理治療實務及督導
　　　心理劇實務及督導

著作：行為障礙症兒童的技巧訓練（心理）、策略取向遊戲治療
　　　（五南）、婚姻治療（五南）、悖論心理治療（五南）、沙
　　　遊治療（心理）、渴望父愛（五南）、心理劇與創傷（心

理）、改變之路（五南）、如何幫助患有飲食障礙症的孩子（五南）、策略取向家庭治療（五南）、遊戲治療新趨勢（五南）、創傷後壓力障礙症的經驗性治療（心理）、我的孩子得了憂鬱症（心靈工坊）、孩子的第一本遊戲治療書（書泉）、兒童與青少年精神病理學案例研究（五南）、當你的孩子需要精神藥物治療（心理）、兒童遊戲治療案例研究（心理）、敘事治療在學校中的應用（心理）、心理劇的核心（心理）、經驗取向遊戲治療（五南）、我的孩子該不該服用精神藥物（心理）、我為什麼還是很憂鬱（心理）等譯著，以及有關兒童青少年精神衛生及心理治療文章數十篇。

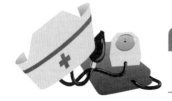

譯者簡介

陳信昭

請見校閱者簡介

王璇璣

學歷：國立成功大學醫學院醫學系畢

現職：台南市立醫院精神科主治醫師

張巍鐘

學歷：國立成功大學醫學院行為醫學研究所碩士

蔡盈盈

學歷：國立成功大學醫學院行為醫學研究所碩士

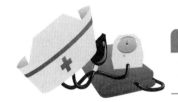

推薦序

　　孩子是父母心中的寶貝，當孩子生病時，不舒服的不只是孩童本身而已，還包括家人，甚至整個社會。病要藥醫，理所當然，但只要藥的療效而不要其副作用卻是所有家屬及病患內心一直反覆思索及掙扎的課題。

　　當孩子的行為或情緒異常時，是件讓家長及學校頭痛的事，到底由何引起的呢？真的能改善嗎？在跌跌撞撞夾雜著汗水與淚水的努力過程中，有些小孩改善了，有些卻不幸的繼續惡化。因行為或情緒困擾而被介紹或轉介至精神科或兒童精神科就診的小孩，有部分會被告知需使用藥物，以協助其行為或情緒困擾的控制。每當我要向家屬或病患宣告藥物治療的必要性時，我心裡總預備著要花更多的時間向病患及家屬解釋為何需要使用藥物，藥有哪些副作用，長期服用的利與弊。許多家屬被告知服藥的建議後當下的想法：為何不能只接受心理治療／輔導來改善病患的問題呢？的確，藉由藥物來改善行為或情緒的困擾的概念及作法，對大部分民眾甚至連一些醫療專業人員都感到極為陌生，其實並不是大眾孤陋寡聞，乃因神經科學的進展太過迅速罷了，許多新的治療乃最近才被運用在臨床的（兒童）精神科治療用途上而已。

　　鑑於上述的代溝，美國哈佛大學暨麻州總醫院威廉斯醫師（T. E. Wilens M. D.）的著作《當你的孩子需要精神藥物治療》（*Straight Talk About Psychiatric Medications for Kids*）可謂及時雨，將有助於解答大部分家屬及病患於服藥過程中的焦慮及不安，也可以緩解被嚴重壓縮醫療空間的（兒童）精神科醫師們。威廉斯醫師是位很具創意及充滿學術熱誠

的兒童精神科藥物專家,他將本書分成三大部分,不只詳細描述兒童精神疾病的分類、生病機轉與藥物治療的原則,還特別有專門章節說明家人因應之道及如何參與治療。是本很難得的好書!

精神科分科愈來愈細,而兒童精神科是一門極為專門的次專科。我有幸與陳信昭醫師於成大醫院精神科同事十餘年,陳醫師是位具豐富臨床經驗的兒童精神科醫師,十多年來在成大醫學院及醫院除臨床及研究工作外,陳醫師對於教學的工作也貢獻良多,再加上多年來他一系列的引介翻譯十數本有關精神科藥物與非藥物治療書籍的資歷,此次由陳醫師親自主筆翻譯並校閱本書,的確是國內一時之選的譯者,故願為之序。

楊延光

國立成功大學醫學院副教授

於國立成功大學附設醫院精神科

2006 年 3 月

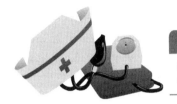

校閱序

　　專心投入兒童青少年精神醫療工作已經有十一年半的時間，在門診及病房裡面遇到過各式各樣的精神疾患及問題，包括注意力不足過動疾患、自閉症、憂鬱症、躁鬱症、強迫症、厭食症、兒童虐待、精神病、焦慮症、尿床、創傷後壓力疾患、抽動症、選擇性不語症、分離焦慮症、智能不足、社交畏懼症、拒學症、親子關係問題、行為規範問題以及其他種種情況。在門診的初診以及後續的複診中，除了需要花費一些時間持續做診斷上的評估及確認之外，常常還要與病童的父母討論到藥物方面的事情。父母對於讓孩子接受藥物治療的反應不一，有些人相當配合，有些人則有諸多疑慮和不安，甚至有些人堅決反對讓孩子服藥。父母心中有著太多的疑問：為什麼需要吃藥？有沒有副作用？需要吃一輩子嗎？會不會影響孩子的生長發育呢？怎麼跟孩子說他需要吃藥呢？……如果要回答父母心中所有的疑問，醫師即使花費一上午的門診時間來說明，大概都還不夠。然而，父母心中的疑慮不除，孩子的治療時程便可能受到影響，將來可能要花費更大的力氣才能彌補，甚至也可能怎麼修補都無法復原。因此，一本詳盡介紹有關兒童及青少年精神藥物治療方面的書籍應是最能補足這個父母需要的缺口了。

　　這幾年來，我已經相當習慣從網路書店買一些值得參考的書籍來看，也可以這樣說，過去我所翻譯成中文的十多本心理衛生及心理治療專書，幾乎全都是我從網路書店買回來之後認為很有價值，才決定進一步加以翻譯出來供需要的人參考，本書也不例外。本書是修訂版，其中更新及補足了最近幾年來在兒童及青少年精神藥物治療方面的最新發展和最新藥物，非常值得父母及師長參考。然而，必須澄清的是，本書的

最大目的是釐清父母及師長心中對於孩子接受精神藥物治療的疑惑，不是父母用來跟醫師討價還價的工具，也就是說，不能因為在書上看到有新藥上市或是書上提到某種藥物對與孩子同樣的診斷有效，父母就立刻要求醫師更換藥物或採用不同療法，因為每個孩子對藥物的反應不同，對甲非常有效的藥物有可能對乙產生明顯副作用，治療時必須個別裁量才行。況且，在美國有上市的藥物種類及劑型、劑量，在台灣並不一定有；再加上，不同國家的保險給付也有很大的不同，醫師在開立處方時也必須通盤考量。因此，父母若是一味堅持書中所寫的療法才是孩子真正的需要，有時反而會破壞醫病關係，我相信這一定不是父母希望見到的事情。

在翻譯本書的過程中，首先感謝璇璣、巍鐘、盈盈的共同努力，使得本書初稿在契約訂定交稿日之前一年就已完成，真多虧了他們的用心。璇璣負責第一、二章，巍鐘和盈盈負責第三、四章，其他部分則由我負責翻譯，也由我負責做最後的校閱及統整工作。對於培植我成長、茁壯的成大醫學中心及精神科部，我要獻上最大的謝意，更感謝部內主任、主治醫師、住院醫師及各科室的同仁們對我的愛護及配合，以及在我無法有更多貢獻時對我的包容及體恤。對於心理出版社林敬堯副總經理的信任以及在出版方面的協助，我也要表達感激之意。最想感激的還是我的妻子碧玲，為了成就我的專業興趣，她延遲了自己的生涯規畫，在我每每於晚上、週末假日留在醫院工作、到外地辦工作坊或參加會議，或是於半夜奮筆疾書時，她都必須留在家裡陪那兩個精力充沛、又喜歡吵嘴的兒子。雖然我常常想要放慢腳步，又屢屢做不到，碧玲卻仍不改支持我的初衷，在此真心感激。

本書雖經多次校稿，疏漏仍難避免，期望各位先進不吝指正。

陳信昭

2006 年 1 月於台南

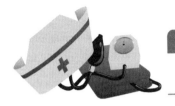

目　錄

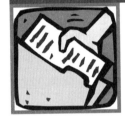
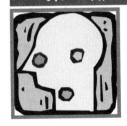

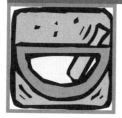
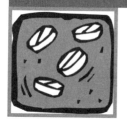

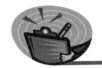

導　言

　　若你的孩子有了精神、情緒或行為上的問題,你應該讓他接受藥物治療嗎?假如要,那你如何來確保你孩子得到可能的最佳治療,同時又不會發生危險狀況呢?你如何能很有自信地認為孩子已經獲得了一個正確的診斷,並且已經考量過所有可能的治療方法了呢?你必須知道些什麼才能監督你孩子的照護呢?假如你的孩子患有精神疾患(全美國的小孩中據估計有 12%到 22%,總數在七百五十萬到一千四百萬人之間),那你就會面對這些或甚至更多的疑問。

　　在過去十五年來,於兒童精神藥物門診以及麻薩諸塞綜合醫院和哈佛醫學院的研究過程中,我了解到對許多父母來說,考慮讓孩子接受精神科藥物治療是他們最難下的決定之一,其中大半是因為有許多疑問都還沒有答案。我所見到的父母都不希望在離開我的診間時只拿到藥物處方單,他們很想了解孩子的潛在狀況以及生病的原因。他們想要知道有關治療的每一件事情,以及不同的治療方式會有多大的效果。他們想要了解究竟該對孩子症狀的改善抱持多大的希望,以及他們家庭的狀況可以恢復到什麼程度。他們想要成為孩子心理健康的有效守護者,並且在充分了解的情況下,與精神衛生專業人員合作。他們的需要就是直接討論──對於孩子在治療過程中他們所出現的疑問,能夠給與誠實而完整的回答。

　　本書的內容試圖預期並回答你的疑問,這些疑問是你讓孩子接受精神藥物治療時可能出現的問題。由於本書的第一版是在五年前出版,但是兒童精神醫學整體以及特別是藥理學方面的發展非常快速。我們在診斷技巧方面已有所琢磨,以便更能發現孩子的雙極性疾患、自閉範疇疾

病（autistic spectrum illness）、焦慮疾患，以及注意力不足過動疾患（ADHD）的不同次分類，包括它延續到成人期的情況。製藥公司也已經生產了新型的刺激劑，使得在治療注意力不足過動症方面更為容易。我們發現使用低劑量的藥物可以減少諸多精神藥物所引發的難纏副作用。有關精神疾病的遺傳病因以及腦部功能的研究相當重要，也不斷有了新的成果出現。

　　不過，新的答案也帶出新的疑問，並且毫不令人意外地合併了過去未獲解答的舊疑問：患有精神疾患的孩子長大之後會有什麼狀況？精神藥物對孩子的長期效應為何？雙極性疾患真的會出現在兒童身上嗎？假如是，我們又該如何辨識它呢？注意力不足過動疾患的次分類真正反映出這個疾患發生在兒童的情況嗎？正如同原來版本一樣，本書將會提及你在不同階段中的擔心，包括你正開始探究你孩子到底有何問題的階段、在接受精神科評估及治療的階段，以及在做治療決定及長期服藥的階段。本書的內容來自於許多的科學文獻，我和同事們所從事的研究心血，以及我本身的臨床經驗。它提供了本書寫作期間所代表的最先進資料，而且就我所知，關於兒童及青少年精神疾患的藥物治療，它是目前一般非專業人員可以參考的書籍中內容最為完整的一本書。當然，這個領域的資訊正在快速成長，這使得資訊的濃縮變得更為困難。儘管如此，我仍盡力納入最新的資訊，盡可能反映出這個領域中最新文獻的研究成果。在多數的情況下，本修訂版仍遵循第一版的同樣架構；然而，對於某些疾患（例如，雙極性疾患，複雜的注意力不足過動疾患），最新的進展已經改變了我們思考及治療這些疾患的方式，因此這些方面的資料有比較多的修訂。

　　我的目標是提供你所需要知道的一切，以便讓你做出非常重要的決定，而這個決定可以主宰你孩子及你家庭現在及將來的福祉。成為兒童精神藥理學家之後，我所學到的第一課就是，每個孩子及家庭都有其獨

特的特徵及治療反應。這意味著對你、對你孩子及家庭,以及對你孩子的醫師而言,照顧你孩子將是一個持續學習的經驗;也意味著你在這個團隊中是很重要的一員。你在觀察孩子的過程中具有獨特角色,你比其他人都還要了解你的孩子,因此,你可以提供治療有用或無效的訊息,也可以提供治療過程中出現的問題及最佳處理辦法,而這些都能夠幫助專業人員對孩子有更好的照顧。事實上,父母及孩子的許多經驗已經大大地豐富並擴展了我們研究團隊的諸多發現以及這本書的許多內容。

兒童精神科領域的一些同事已經注意到一般社會大眾,尤其是父母,愈來愈不願意見到患有精神、情緒及行為問題的孩子沒有受到治療。有許多父母過去也遭受跟他們孩子正在面對的類似問題,因此他們很不希望看到孩子也出現同樣的障礙。更廣泛來說,研究者發現愈來愈多的證據,認為影響孩子的精神疾患是一個必須重視的嚴重問題,它們不只是發展的過渡現象,也不只是一種適應問題或是導因於不良親職管教。這些疾病大都有其生理原因,這意味著腦中的某些化學物質並不是運作得很正常,而且在許多情況下,藥物已經被證實很有助於減少症狀以及恢復孩子的功能。基於這些理由,對於有精神疾患孩子的父母而言,藥物治療是愈來愈多人選擇的一種治療方式。

當然,這並不意味著藥物治療是唯一的選項。兒童的精神疾患在診斷及治療方面有時頗為複雜,通常對一位兒童的最佳解決方法是合併使用心理治療及藥物治療,有時候甚至每一類治療方法都要使用不只一種方法,才能達到最佳效果。經常只有透過嘗試錯誤的方式,才能知道何種方式對你的孩子最為有用。本書當然不是想要替精神藥物打廣告,我會告訴你我所知道的副作用、限制,以及在使用過程中的其他問題,也會告訴你我曾經見證過的成功經驗。本書將會提供孩子常見精神疾患的相關事實以及目前被接受的治療方法,並且提供藥物治療的最新資訊。你和你孩子的醫師將會是方程式的另外半邊——對孩子的了解——而且

你們雙方將在治療的過程中攜手合作。事實上,在整本修訂版中,我將會不斷指出父母在孩子的精神衛生照護過程中必須擴展的角色。從本書的第一版發行以來,我們愈來愈發現孩子的父母應該要參與整個精神衛生照護,從督導孩子的評估到監督治療,也包括處理孩子的情緒,以及協調精神衛生和教育團隊的努力。當你擁有愈多的資訊,父母與醫師之間的合作就愈有效率,你們之間的對話就愈有成果,你也就愈能夠帶給孩子希望。我希望你能夠在以下三個部分當中發現你想要的資料。

假如你需要綜覽一下藥物治療所涉及的議題,或是你對藥物治療過程有一些基本上的疑問,第一部分「兒童精神藥物——家長須知」將是最好的起點。第一部分將會依照你可能會面對的問題順序來討論,從基本概念到你孩子的評估及診斷,然後再到治療計畫的構想以及你孩子的持續照護。這部分是以問答的形式呈現,你可以完整讀過一遍,或者你也可以大概瀏覽過去,直到你找到心中想要得到解答的那些疑問。回答的內容將會包含有我自己臨床實務上的實例,不過,例子中個案的名字都已更改,以便保護病人及其家屬的隱私權。有一些名詞定義散見於第一部分,那些是你會經常從孩子的醫師口中聽到的名詞。在本修訂版中,有關近來的熱門議題以及資訊成長較多的主題,我都已增添了問題和解答,其目標都在於幫助你成為孩子的診斷及治療方面的最佳管理者。

第二部分「常見的兒童期精神疾患」,描述了兒童及青少年主要的情緒及行為疾患之常見症狀、生物學、病因、病程,以及經常伴隨著這些疾患的其他情況。每一章的最後都會回顧用於治療的主要藥物及其他介入方法。診斷準則及方法也都會加以回顧及修訂,以便反映出最新的研究及臨床發現。在這個版本中,你也會發現我們有了關於雙極性疾患、亞斯柏格症候群、注意力不足過動疾患以及其他疾患的新訊息。這些疾患是依據相關聯的症狀或是與它們相關的問題而加以分類。

　　第三部分「精神藥物」，描述了用來治療孩子精神疾患的主要藥物類別，包括藥物的常見用途、藥物對腦部及神經傳導物質的影響、可用的製劑及劑量、治療劑量、與其他藥物的安全合併使用，以及副作用的細節。父母心中疑惑的問答也散見在這些章節中。正如同第一及第二部分，在此我已更新了每個章節，以便提供下面各方面的最新資訊，包括新藥物、舊藥物的新劑型，以及這些藥物在兒童及青少年身上的施用及有效性之最新發現。在某些章節中，主要段落已經加以重寫，而且某些藥物類別的使用順序也有了重大改變，以便反映某些藥物類別在有效性及長期安全性議題方面的最新資料。

　　在討論藥物的時候，我會用藥物最常見的名字來稱呼該藥物，有時候是商品名，第一個字母是大寫（例如，Prozac 或 Ritalin）；有時候是學名，第一個字母則是小寫（例如，desipramine）。在附錄中會列出藥物及其學名和商品名，也會提到它們的劑量及製劑。

　　在討論到精神衛生專業人員時，我可能會使用不同的稱呼，包括醫師、臨床工作者等等。由誰來提供你孩子何種照護時有不同，取決於你所在的位置、你的衛生照護計畫以及專業人員的可及性。我可能會提到你孩子的小兒科醫師或開處方醫師，以便討論這類特別的專業人員所能提供的服務，但是當你在其他情況下看到「醫師」這個稱謂，它通常表示是負責整合你孩子的照護工作的那個人。

　　同樣地，我使用兒童（或孩子）來泛指尚未成年的任何一個人。若是討論的主題專指青少年或較小的兒童，我會另外陳述。

　　在本書最後面，你可以找到尋求更多資訊及支持的機構資料（**編按：為便於台灣讀者使用，「資源」部分改放台灣相關機構資料**），這些資料都有助於父母來撫養一個有精神、行為或情緒問題的孩子。假如你無法從這些資源當中找到你需要的東西，不要忘了你們擁有許多的資源可用——不只是你孩子的醫師，也包括所有其他的健康照護生專業人

員，從心理治療師到專科護理師，從社工師到一般護士，從孩子的小兒科醫師到你自己的家庭醫師。獲得坦誠回答的最佳方法就是你直截了當地提出問題。

第一部

兒童精神藥物——家長須知

當你的孩子有精神方面的問題，而且很可能必須吃藥時，你心裡一定會湧出千百個問題。家長來找我總會迫切地想多知道些資料，他們通常看起來也不只是一般的焦慮而已。因此我把在診間，還有在美國、英國和歐洲主持，一週四次的專業人員及家長支持團體中最常聽到的問題，都蒐集在這一部分；我也會提供最新、最完整的回答給閱讀這本大眾書籍的各位家長。

就像這本書從頭到尾強調的，你，是孩子精神健康照顧的關鍵，若要稱職地扮演這個角色，你得隨時努力尋找足夠資料，了解孩子的問題何在，以及有哪些可用的治療。問對問題，並且得到可靠的答案，就是其中很重要的一環。接下來書裡所列舉的，是幾百個跟你一樣憂心而認真的家長曾經提出的問題。我希望這些能幫助你在照顧孩子時，以主動參與的角度思考，也希望這些問題的答案能提供你一些經驗談，讓你得到保證也比較安心。然而，要銘記於心的是，你的孩子絕對獨一無二，關於你兒女的標準答案，還是得從你和你選擇的專業人員相互合作中才能得到，你的參與絕對是超乎想像的重要。面對管理性的保險醫療、工作過度的醫師、學校中許多令人困惑的法條要行使，再加上天天要面對照顧整個家庭，父母要把這些事都辦得妥妥貼貼真的很不容易，而當家中的孩子出現精神、情緒或行為問題時，情況一定又變得更棘手。這本書著眼在以藥物治療年輕人的精神疾病，但是藥物之外，還有很多資源可以協助你處理上面那些工作。所以在書的末尾我也提供了些資源，好

讓你容易尋求得到。

　　根據診治過程到了哪個階段所產生的問題，我把底下的問答集分成四個部分。第一部分是剛開始考慮尋求協助的家長常見的疑問，接下來第二部分是正在評估階段時常有的問題和答案，第三部分是有關於初步評估後的診斷和治療建議，而最後一個部分則是討論當孩子已經接受精神或心理疾病的用藥後，可能發生的問題。你可以把第一部分全部讀完以便有個基本概念，或者直接跳到其他章節，查閱你最需要解決的疑惑。我希望，不管你怎麼讀這本書，都能找到想知道的資料，如果找不到，請詢問孩子的醫師，畢竟幫助你和孩子解決困擾正是他們的責任。

第一章

做好準備：充實背景知識

　　當你知道孩子有心理、情緒或行為問題的時候，一定很難面對這個事實。如果你像大部分的家長一樣對兒童精神障礙是什麼、怎麼治療都幾乎一無所知，整個情況就會變得更難處理；如果還被社會上充斥以訛傳訛的迷信給誤導了，情況還會更複雜。

　　或許你因為兒女最近行為反常，剛剛請教了兒童精神科醫師，他懷疑可能是某種通常必須吃藥治療的疾病；有可能孩子的問題不是一天兩天的事，但最近狀況惡化讓你開始考慮，是不是用盡了其他各種方法之後，吃藥會對孩子有幫助；也有可能你才剛覺得孩子有哪兒不太對勁，可是去找了些類似問題的資料後，反而讓你感到困惑和緊張。但是，你並不是唯一會有這些困擾的人。現在不管是家長還是專業人員，愈來愈多人開始意識到很多兒童精神問題的治療中，藥物是非常管用的方法。但是，這方面還算是個新開發的領域，還有許多闕漏與空白。在接觸疾病之初，家長會想知道一切，從「為什麼需要吃藥？」和「沒有別的治療方法了嗎？」到「如果我們再等一等，觀察一陣子會怎麼樣？」和「我們怎麼知道這些藥是安全的？」如果你和你的孩子正處於這個階段，接下來的背景知識應該可以幫助你了解，是否要繼續讓孩子接受該用藥的評估。

醫師為什麼覺得我的孩子需要吃藥呢？

　　孩子的精神或心理問題為什麼需要藥物治療？答案絕不簡單。每個

小孩的情形都是獨一無二的，都很複雜，而且隨時在變化。決定怎麼照顧、治療孩子之前，都必須先完整地評估每個相關的因素，還得仔細思考過所有可能的選擇。但是，就像這整本書裡我一直強調的，不管最後決定是什麼，你絕對有權利要求為你孩子下決定的醫師給你一個滿意的解釋。千萬別怕發問，在孩子接受任何形式的治療前，你應該充分理解醫師所下的結論，還有醫師下結論的根據究竟是什麼。事實上，整個評估、診斷以及治療的過程應該是你和孩子的醫師共同來合作、參與。如果你想坦誠地和醫師討論，可以這麼說：「我不太了解你為什麼下了這個決定，你可以幫我了解嗎？」

你的孩子是否需要吃藥，取決於他的問題、造成問題的原因，還有這個問題對生活究竟有多大的影響。有些心理和情緒的困擾只要接受所謂的「心理治療」就可以；其他異常狀況往往合併心理治療和藥物治療或是單純藥物治療效果會是最好。一般來說，醫師考慮到用藥，往往是他們認為孩子的問題背後是生理性的「病因」（不只是「小鬼頭胡思亂想」），尤其是這個生理異常會漸漸惡化，嚴重影響小朋友的生活的時候。這種情況下，雖然問題的起因在於生理因素，小孩看起來還是一副身體健康的模樣；而這些生理問題通常不太可能自己消失，如果不去理它，小朋友的症狀可能會愈來愈嚴重。最近十年以來很多必須給藥的兒童精神問題都符合以上的描述。注意力不足過動疾患是個家長最常讀到的例子。現在科學家認為，注意力不足過動疾患相關的症狀，包括衝動、注意力不集中，都是由某種通常會遺傳的腦部失能所引起。但是，這個疾病對小朋友造成的損害有多大，就要看疾病的嚴重度以及環境而定了，比如家長和老師在撫養管教時，有沒有考慮到小孩子這方面的異常。如果忽略孩子這方面的缺陷，他在學習和社交上都會過得很辛苦，而這些生活中的不快經驗反過來會加重注意力不足過動疾患的症狀，甚至引起更多問題，像是反抗、破壞行為等等。所以，如果孩子的情況已

經造成中度以上的損害，而且在很多方面已經持續了一段時間，醫師就有很好的理由考慮藥物治療了。

> 失能：功能失調的狀態。
> 病因：導致疾病的生物或心理原因。造成問題的身體器官或腦部病變叫作「病態生理」。

　　注意力不足過動疾患跟其他很多精神疾病一樣，起因是身體（或說腦部）的問題。但是，每個小孩的狀況都不同，整個疾病的表現是由許多因素交互影響而成的，而醫師在決定藥物治療是否適合你的孩子之前，必須考量過這所有因素。每個人有自己獨特的經驗以及弱點，綜合起來會讓有些人比較容易罹患精神疾病，也可能反過來保護另一群人不容易得病。這些因素有些是環境方面（孩子周遭的人、事件、壓力），有些是生物方面（遺傳），但是大都是這兩者彼此間複雜的交互作用。兒童憂鬱症就是常見的例子，其發病可能來自遺傳體質再加上外來事件，比如失去所愛的人。

　　正確的診斷和治療有賴於醫生對這些因素的通盤了解。舉個例子來說，我在治療十二歲的喬依之前不只發現，自從幾個月前她的狗死了以後，她一直很退縮冷淡，一副無精打采的樣子，也知道她母親長期患有憂鬱症，正在接受治療。她可能從媽媽那兒遺傳到憂鬱症的體質，然後失去心愛寵物的創傷進一步誘發了疾病。接著，喬依在家庭和朋友之間退縮的這個憂鬱症狀，也會讓支持她的力量減弱，使環境給她的心理健康衝擊更大，於是讓她的憂鬱症更惡化（這裡我不再詳述，不過最近大多數的精神醫學研究顯示，這些環境因素造成的生理和神經學變化與先天的生理異常非常相似）。

　　這種複雜性顯示出診斷和治療實在是個龐大艱巨的工程，需要最了

解孩子的人，也就是家長，提供訊息。你對情況如果有足夠的認識，可以把醫師導引到正確的治療方向上，縮短嘗試、錯誤、改進的冗長過程。事實上醫師可能會在試過其他療法都不如預期效果的時候，建議嘗試藥物治療。雖然大家逐漸了解藥物的效果，心理治療有時仍然是成人與兒童的心理、情緒和行為問題的第一線治療方式。如果孩子已經由小兒科醫師或者學校老師轉給心理師，身為父母的你大概已經從這個過程中了解，許多種心理治療方法已經在這個領域中萌芽了。如果孩子已經在治療師那兒一段時間，可是狀況並沒有顯著改善，這位治療師可能會把孩子轉介給精神科醫師（或者轉回給原來那位小兒科醫師）做進一步評估。比如說，很多小孩在父母離婚後會非常煩惱、憂愁，可是如果這種過度的憂慮在諮商超過一年後仍然持續存在，可能就必須考慮其他的治療方式，包括藥物治療。這時醫師可能認為對你的孩子來說，只用心理治療是不夠的；或者以他個人的臨床經驗或精神醫學文獻看來，比起單純心理治療，藥物對你孩子的病可能更有效。

　　如果醫師建議你的孩子服藥，也不一定代表情形糟到該拉警報了。對大多數健康問題來說，我們常以為一旦需要藥物治療——而不僅是調整生活習慣或者根本不需要特別處理——那麼疾病一定就已經很嚴重。但是在精神疾病方面就不一定是這樣了，有時候藥物作用在特定的病因上，因而可以直接解決孩子的問題。以注意力不足過動疾患為例，藥物所帶來的症狀改善絕不是其他任何形式的治療可以比擬。同樣地，若是不用情緒穩定藥物，雙極性疾患一般都很難處理。不管是單獨使用或是和心理治療並行，藥物都是個減輕孩子病情的利器。

　　要了解孩子藥物治療方面的一個好辦法，就是保持思想開放，避免偏見。客觀地蒐集資訊，可以幫助你做出正確的決定。記得，在你還沒有用盡所有可能的資源來了解更多之前，也不要因為害怕未知而動搖信心。接下來，我還會更仔細地談談什麼時候藥物會有效，還有為什麼藥

物會有效（如果需要更明確的資料，可以查閱第二部分個別談到你孩子疾病的地方，或者是第三部分有關於醫師建議使用的藥物）。現在，就把藥物當成幫助孩子的方法之一，準備在藥物的好處、用藥的危險性，以及將孩子的問題放著沒治療這幾個方面，找到一個平衡點。

◉ 如果我的孩子開始服藥，那麼老師、保母、親戚、朋友大家都會知道他不對勁了，這對孩子難道不是更糟？

　　再次提醒你，需要服藥並不一定代表病情很嚴重。如果有人知道你的孩子接受治療又表現出過度的關注，你可以和他們分享你所知道的事，告訴他們藥物在這個疾病的治療過程中所扮演的角色。藥物只是治療兒童精神疾患的諸多方式之一，很多人理解這點之後就可以放下心，而不會過度反應到讓孩子心存芥蒂。但是一般來說，有關疾病和治療的事情只要告訴需要知道的人；而且在談論這件事的任何方面之前要先自問，跟這個人說了以後到底對保護孩子的健康有沒有幫助。如果沒有，就把這些隱私資料保留起來，只有自己知道就好（還有要注意，最近過動兒的藥物治療已經發展出長效型刺激劑，也就是說，很多小孩可能不需要再定期到保健室跟校護「報告」他們的病了）。

　　很可惜的是，還是有人喜歡拿孩子的治療來作文章（「哦！小強在吃藥啊，**難怪**他這麼無可救藥」），也有很多人到現在還是對精神疾病有很多誤解。因此，你絕對有義務保護孩子不受偏見和污名的傷害，不讓他們被貼上「意志薄弱」的標籤，或者被當成「瘋子」。要跟別人分享你所了解的知識，但也要記得仔細檢討自己的態度。

　　很多家長不費吹灰之力就可以了解兒童有身體方面的疾病，比如糖尿病或是癲癇發作，可是對於情緒和行為問題，卻很難接受。你對精神疾病會不會極度恐懼，又是否會瞧不起患有精神疾病的人呢？對孩子病

況的防衛態度往往源於你尚未解決的疑惑,所以你要試著提醒自己不過是在處理另一種形式的身體疾病罷了。現在有愈來愈多的證據顯示,這許許多多情緒、認知和行為疾患都是由孩子腦中的細微化學變化所引起,醫師開的藥物可以矯正這些化學訊息的傳遞,進而改善孩子的症狀。

> 疾患:和一群症狀或客觀發現有關聯的某一特殊問題。
> 症狀:疾病的表現。咳嗽和發燒是肺炎的症狀;而悲傷和食慾不振是憂鬱症的症狀。

　　把這個訊息告訴更多人,應該就可以逐漸消除人們對精神疾患的不良印象,最重要的是,可以讓大家不再互相指責到底是誰把孩子弄成這樣。傳統上認為心理和情緒的困擾完全起因於養育孩子的方式,這種觀念會讓你愈來愈焦慮。我病人的家長最常碰到這種誤解的地方,就是在學校,雖然有愈來愈多老師、輔導人員和其他校內職員能夠以同理心對待和精神疾病奮鬥的家庭,可是似乎仍然有某些人會議論紛紛,毫不留情地隨便批評。如果碰到這種態度,提醒你,這些人並不跟你們住在一起,所以常常不能完全理解事實狀況。如果孩子在學校的規律生活沒有在家那麼令人傷腦筋,人家或許會給你貼上「神經質」的標籤;而如果孩子在外頭表現出在家沒有的行為問題,比如說主要在學校才會出現的同儕或者學習障礙,你的漠不關心可能就會被人說成是不負責任。

　　同樣的,這個問題必須透過衛教來解決。跟校方解釋你所知道孩子的病是起因於哪些生理異常;提醒那些半信半疑的人,科學家也是到最近才發現連酒癮和藥物濫用背後都有生理上的因素。我們現在已經不再怪說誰害誰酗酒,所以我們也不該把孩子的精神疾病怪罪給家長或者其他人。**孩子有狀況未必是你的錯。**

　　當然，更不是孩子的錯。你要確定孩子不會把生病看成是自己的失敗或缺點，也要用這個年紀的孩子可以了解的方式告訴他，他的問題是自己也沒辦法阻止的。舉個例子，艾麗絲阿姨的氣喘是身體的病，老爸的高血壓是身體的病，而艾麗絲自己的問題大抵來說也是身體的病；如果孩子必須吃藥，告訴他這些藥和幫助阿姨呼吸的吸入劑和老爸的血壓藥沒什麼兩樣。還有要跟孩子保證，也有很多小朋友跟他一樣吃藥，可是他們的朋友也並不知道這件事。你可能要長期重複這樣的保證，特別是如果這些問題已經累積很長時間，讓孩子很沮喪的時候。

除了藥物，我們還有什麼選擇？

　　答案就看孩子到底生的是哪種病；你可以到第二部分找找看孩子的問題是什麼，還有對於標準療法的專門介紹，但是大抵來說，你的選擇可以粗分成心理治療和藥物治療，而且通常合併兩者一起使用最有效。如果要更清楚了解有哪些方法，可以問問醫師、朋友，或者其他曾經親身體驗過這些方法的人。

> 心理治療：涵蓋廣泛範圍的「談話」治療。
> 藥物治療：使用藥物來治療某種問題。

　　因為幾乎所有精神疾病都會影響孩子的行為，所以許多針對行為的治療是很常用的。透過一些臨床上已經證明有效的辦法，治療師可以幫助躁鬱症和注意力不足過動疾患的孩子控制衝動行為，幫助妥瑞氏症的小朋友減少破壞性的聲音，也可以教導有飲食疾患的青少年重新正確認識食物在生活中的重要角色。行為和認知治療可以減輕某些精神疾病的主要症狀（比如，拔毛症和強迫症），也可以處理疾病所衍生的行為問題。舉例來說，我們可以教導注意力不足過動疾患小孩在有衝動時要三

思而後行;如果家長能養成習慣,獎勵孩子的正面表現、忽視負向行為,就可以幫助對立性反抗疾患的小朋友不要總是公然唱反調,而是學著當個比較順從的孩子。最重要的是要知道選擇治療方式之後,對孩子的病我們到底可以期待他進步到哪個程度。舉例來說,最近的研究顯示某種認知行為治療對於神經傳導物質的調整,和藥物的效果一樣;然而對於躁鬱症來說,行為治療雖然可以協助孩子學到怎麼發現自己的情緒波動、有情緒變化時又該怎麼辦,但卻沒辦法治療引起情緒起伏的生理體質。

> 神經傳導物質:主管神經細胞之間溝通聯繫的化學訊息。

其他治療孩子的方法包括人際和心理動力治療、社交技巧訓練、家族治療、同儕輔導、放鬆練習等等,都各有不同的效果,有時候可以處理疾病的核心問題,但大部分主要針對的是疾病所引發的障礙。比如過動兒傑森,他在學校沒有朋友,在家則和兄弟姊妹打架,經過社交技巧訓練、同儕輔導,以及家族治療後,他有了不少進步。不過,通常基層的治療者不會建議孩子一開始就接受很多種類的治療。

從你孩子的精神衛生治療者那裡試著找出何者是較為優先的處理主題,以及何種諮商會是目前最為有用的方法。

孩子要接受多積極的治療要看他的狀況有多緊急:如果他會傷害自己或傷害別人,或者這個疾病讓孩子或家長非常痛苦,你一定不會希望只是順其自然、先觀察就好。另一方面,如果沒有足夠的敏銳度以察覺孩子可能會有的反應,家長和醫師就不應該急著採取某種治療。舉個例子,面對叛逆的憂鬱青少年,比較好的方法是在嘗試藥物之前,先讓他和醫師建立互信的關係。馬上逼他吃藥很容易讓孩子拒絕接受目前的治療,也破壞未來他接受治療的可能性。

　　請醫師幫你評估馬上進行藥物治療和延後治療之間的相對危險性。你可以這麼問他：「如果我們先試試心理治療的話，會怎麼樣？」「馬上開始藥物治療的好處和壞處有哪些？」

💿 如果我們耐心地等，難道孩子的問題不會隨著他長大而消失嗎？

　　有些行為、認知和情緒問題會隨著孩子的成長而改善；有些疾病卻不會，像憂鬱症和泛焦慮症似乎不會因為孩子年齡漸長而消失，而只是用不同的形式來表現。比如說，兒童憂鬱症可能用易怒、退縮、缺乏興趣（漠不關心）來表現；可是有憂鬱症的青少年可能就會抱怨心情低落、無精打采、社交障礙，還有自殺意念。最近也有個有關躁鬱症的縱斷研究發現，躁鬱症病童的疾病時常好了又來，但真正治癒率卻很低。關於這個主題，你可以在第二部分針對各個疾病的講解中找到更多資料，而醫師也可以告訴你未來可能發生的狀況。

> 認知：與思考或理解相關的方面。
>
> 縱斷研究：探討疾病隨著時間而演變的研究。

　　有些疾病可能在某些人身上會隨著成長而緩解，可是即便如此，我們仍然不應該只是單純地期望完全不理會這個問題，等待著它就會自己好。誰都沒辦法預測疾病**什麼時候**會好，而這個當下，什麼都不做只會傷害孩子。很多成年人的報告證實了我們之前想當然耳的推論：忽視兒童的行為及情緒障礙會導致未來的嚴重問題。我們還沒辦法完全確定這些精神上的傷痕什麼時候形成，可是可以推斷出，那是多年來由成績低落、品行不佳、缺乏自信，以及低自尊所堆砌衍生出來的。舉個例子，八歲的賈斯汀是個有嚴重焦慮症（過度擔心）的孩子，雖然很想交朋

友，卻總是竭力避開社交場合；當我們積極地用行為矯正和 Tranxene 藥物治療後，他的焦慮漸漸減少，可以正常地和人交往，自尊和信心也都大大提升了。顯然，當孩子沒辦法發揮他的潛力，看起來很沮喪且對自己沒有信心的時候，你就該有所行動了，不管這個行動究竟是開始接受精神評估、從單用心理治療轉為藥物治療或兩者並用，或者是換一種新的藥物治療。當然還有其他警訊，像失去學習興趣、長期不開心，還有比同齡孩子更差的社交技巧和人際關係，都必須特別注意。

🔊 小兒科醫師說我家的珍妮有憂鬱症。我哥哥聽到這件事，就開始跟我說他自己的憂鬱症狀，聽起來和珍妮的症狀差別好大，所以我就開始懷疑珍妮到底是哪裡不對勁了。我應該再去問小兒科醫師嗎？

當你對醫師的話有疑問，或者還想知道更多，當然該問。甚至或許你還會想請小兒科醫師幫你轉介給精神醫學專家，讓你能確實了解所有你該知道關於孩子的事。不過，珍妮和你的成年兄長症狀不同，不代表小兒科醫師看錯了。現在的科學逐漸證實，兒童精神疾病往往和成人才開始的精神疾病表現不同，少年型躁鬱症就是其中之一，這些病人常常是憂鬱和躁狂相互交織，而不是像成年才發病的人會有典型分開的鬱期和躁期。了解這些不同很重要，因為這些可以解釋為什麼孩子對藥物治療的反應與我們所熟知的大人非常不一樣。因為發展階段的差異，儘管是同一個病名，孩子的疾病症狀和成人不同，病程也相異。不過除了少數例外，一般來說兒童早期初發的精神疾患通常比較嚴重，容易慢性化（持續時間久），也常常有家族遺傳史。

> 病程：隨著時間演變的病情狀況。

　　現在的觀念是，很多有兒童疾病的孩子天生就從父母或者祖父母那兒遺傳有容易發病的體質，日後這些體質可能自然地或是被環境或壓力引發而變成疾病。七歲的茉莉就是這種情形：她的父母都深受憂鬱症所苦，而她自己在祖母去世後開始的哀傷、孤僻和退縮已經持續了四個月，還加上課業和人際上的問題。經過一個月的心理治療，茉莉的狀況戲劇性地大幅改善。我們認為，茉莉從父母那兒遺傳到的體質中深植著憂鬱的天性，而失去祖母的壓力進一步誘發出憂鬱症。

　　為人父母的你，現在應該已經親眼看到生理疾病在小孩和成人身上的不同表現，連常見的慢性病如糖尿病和類風濕關節炎也是如此：和成人型糖尿病比較起來，幼年型（第一型）糖尿病跟遺傳比較沒有關聯、比較嚴重，也需要注射胰島素治療；幼年型類風濕關節炎和成人型最大的不同，則在於影響的關節區域、遺傳性，還有整個病程。所以，兒童期初發的精神疾病理所當然和成人期才初發的也可能大不相同。若以雙極性疾患（躁鬱症）最近的研究來說，兒童和青少年患者可能同時有嚴重的躁狂和憂鬱症狀，而且持續時間很長；相反地，典型的成人患者會有分明的躁期和鬱期循環，也往往會有情緒正常的時期。還有，至少一半的兒童患者會有個同樣疾病的近親，這也並不是件稀奇事。

　　不幸的是，我們現在才剛開始了解，這些兒童精神疾病會怎麼隨著時間變化，到了成人又會如何表現。已經有相當多的證據顯示，兒童品行疾患將來會演變成成人的反社會型人格（尤其以兒童期初發型品行疾患，也就是十歲前就發病者，預後最差）；然而，關於憂鬱症孩子未來的命運，大家就不那麼清楚了。很多有焦慮症的成人追溯自己的病，可說是從更小的時候就開始了，可是從兒童到成人的焦慮症病程演變卻沒有人說得準。有些新的研究十分有趣，顯示某些具有所謂「行為抑制」氣質的嬰兒，到了兒童時期可能比較害羞，或者有嚴重的焦慮問題。

　　反過來說，幸好有一些孩童的疾病會隨著時間或多或少稍有進步。

年幼孩子與父母或主要照顧者分離而產生的嚴重焦慮會逐漸消失；叛逆的孩子在長成小大人以後，常常也會走出原本好辯的討厭個性。還有一個常見的疾病是注意力不足過動疾患，大概有一半的患者長大會好轉或完全痊癒，特別是過動的症狀，到了成人期更可能會變好。最近的研究證據告訴我們，注意力不足過動疾患中的好動和衝動症狀到了青少年期會大幅改善，可是注意力不足卻會持續到成人階段，對生活的很多面向都會造成問題。所以，專家仍然在努力找出診斷成人過動症的最好辦法。

兒童精神疾病的另一個特徵是，很多年輕人同時會有兩三種不同的疾患。有時候這些疾患是碰巧發生在同一個人身上，像有些孩子同時有躁鬱症和過動症；有時候則是一種疾患導致另一種，像長期強迫症導致憂鬱症；但是哪些疾患會走哪個方向，我們並不清楚。不管病因為何，同時發生兩種疾病的情形就叫作「共病」（comorbidity），舉個例子，對於一個有憂鬱症和焦慮症的孩子，我們可以說他有共病的焦慮和憂鬱，這樣的描述並未提及彼此之間的因果關係。

我們一定要記得精神疾病可能有共病的情形，因為很多孩子的疾病被診斷而且成功治療之後，新的症狀或問題就會浮上檯面。與其把這些問題留給環境，或者更糟地，丟給不負責任、不想讓孩子痊癒的家庭，由醫療人員好好評估孩子是否有其他疾病可能還比較穩當。十四歲的麥可接受了一天200毫克的Zoloft加上認知行為治療，來對付他的強迫症，於是他的嚴重叛逆行為大大改善了，可是學習問題還在。原來，問題的背後是注意力不集中、容易分心，也就是注意力不足過動疾患的症狀，但是之前因為強迫症太嚴重了，所以過動的疾病診斷不出來，現在對症下藥加了中樞神經刺激劑後，效果非常好。

如果你懷疑孩子可能有兩個以上的疾病，要準備好把所有的問題列給評估者知道。透過徹底詢問有關兒童行為和情緒疾病的問題，醫師才

能把糾纏在一起的症狀解開，合理解釋孩子的狀況。舉例而言，如果孩子的憂鬱症很明確，就該考慮是否還有其他常見的疾病，像焦慮、注意力不足過動疾患，還有物質濫用。有些常見的併發疾病包括憂鬱症和焦慮症、物質濫用與憂鬱症、過動症和焦慮症、躁鬱症和過動症、妥瑞氏症和過動症，以及厭食症與強迫症。

> 物質濫用：不適切地使用藥物或酒精，常常會導致人際、職業、法律或健康問題。

🔍 如果藥物對精神和情緒問題的治療效果那麼好，為什麼我還會聽到有關藥物的負面消息呢？

我們聽到很多都是正反兩面相左的報告，那主要是因為兒童精神藥理學還是門新的學問，漸漸地你將會聽到更多比較明確，從臨床和實驗室裡蒐集而來的資料。不過，想看到顯著的結果還有很長一段路要走，畢竟以精神活性藥物作為成人精神疾病的標準治療，也不過是最近五十年的事，用在小孩身上則不過只有二十年。藥物原來可以協助孩子的情緒和行為問題的這個神奇事實，也證明了原來自然科學中不同的學門經過意外的交互作用後，居然可以產生開創性的大發現。

> 精神活性：影響中樞神經，可以造成思考、行為或情緒的改變。

愈來愈多有關腦部構造和細胞生化的資料顯示，精神疾病的病因屬於生理性，於是更多不同的嶄新藥物接受測試，同時也進行了許多新的生物研究。1990 年代是「大腦的紀元」，在兒童精神疾病這個領域中幾

乎起了一場革命。一直到不久之前，兒童的情緒和行為問題還被認為完全是因為家長教養不當而造成；但是遺傳學、神經生物學，還有腦部影像學的研究，已經開始把精神科和其他科的醫師們引導到一種互動模式：人是一種生物體，會和環境互動，而各種生物和環境因子又彼此影響。這種觀念完全改變了精神醫學的因果關係：與其說是家長過度保護而造成所謂「神經質」的孩子，現在的觀念反而比較偏向是因為孩子本身體質就屬神經質（生物因素），所以讓身邊的人們不得不過度保護這個孩子。從前大家都說自閉兒之所以和環境缺乏互動，都是家長的錯；而現今對自閉症的解讀則是來自腦部的異常。同樣的，我們發現很多家庭裡會有不只一個人患有注意力不足過動疾患、妥瑞氏症、強迫症，或者情緒疾患，也有些個案的疾病看起來其實是遺傳而來。事實上，就在你讀這一段話的同時，科學家就正在努力分出每種疾病是由哪些基因缺失引起，試著從染色體的層次來矯正每一個疾病背後的神經化學物質異常。

> 神經生物學：研究神經和神經系統的學問。
>
> 神經化學：指的是關於神經系統傳導物質的基本組成。
>
> 神經心理：腦部功能和思考模式（知覺、分析處理以及問題解決）相關的學問，通常指的是腦部功能和思考過程之間的互相影響關係。

這方面的發展會隨著時代進步而愈來愈多，不過目前新發現卻還只是片片段段，可能的原因大概有兩個：第一，有些藥物尚未被食品藥物管理局（FDA）認可，還在冗長的角力階段，所以媒體不太願意公布這些藥物的相關資訊；第二，父母非常保護孩子的隱私。你將在第二和第三部分知道，有些藥物就算還沒有通過食品藥物管理局的核准，如果很

多臨床證據顯示有效，醫師仍然會使用這個藥物作為某種兒童疾病的標準療法。本書初版時提過有些當時只能用在成人身上的藥物，在 2003 年底已經被核准用於青少年，甚至兒童病人；大多數的選擇性血清素再吸收抑制劑（SSRIs）就是這樣，現在已經可以用在很多青少年的精神疾病，如強迫症。而且，在某些重要聯邦法案的規範下，更多研究也在進行中，這裡所說的法案就像 2002 年的兒童專屬條款（pediatric exclusivity rule），迫使藥廠先評估過這些兒童可能用到的藥物，食品藥物管理局才會核准兒童使用的適應症。由於這個條款，有愈來愈多人開始研究藥物在兒童體內的作用和代謝方式。

既然兒童精神藥物學還是個新學問，我們怎麼確定藥物真的安全呢？

只要孩子照醫囑服藥，就不會有危險。這本書所列舉的藥物中，很多都在兒童身上用了超過二十年了，而且都有完整的追蹤紀錄，有些藥物，如安非他命類製劑，從 1930 年就開始用於兒童。某些特殊藥物，如 Ritalin、amphetamines、Tegretol、Depakote、Cylert、desipramine、imipramine、clonidine，已被發現可能引起某些罕見但是非常嚴重的副作用，所以服用這些藥的小孩都得由醫師密切追蹤。我們也知道，抗精神病藥（Haldol、Stelazine、Trilafon、Mellaril、Thorazine 及其他類似藥物）使用多年之後，在少數兒童身上會引起某些不正常的肌肉運動，叫作**遲發性自主運動異常**（tardive dyskinesia），所以長期用藥的細微影響日積月累下來也不容忽視。有趣的是，家長們因為受了媒體渲染的影響，一直認為 Ritalin 和 Prozac 是最危險的藥物，但最後事實卻證明，臨床上它們是小孩（還有大人）最安全的用藥之一呢！

因為精神藥物最近才大量開始用於治療兒童患者，所以這些藥物很多都還未經由食品藥物管理局認可用在兒童身上。總的說來，兒童精神

24

科醫師用的藥物大都有美國食品藥物管理局核定的適應症，但這些適應症和核定使用的年齡層卻未必是我們現在討論的疾病和族群（如抗癲癇藥物、降血壓藥物）。然而，事實上已經有大量臨床證據可以支持這些未核准藥物的效果和安全性，而且未來幾年，我們也還會看到更多資料可以證實它們並不危險。為了要讓大眾認可用藥物治療兒童精神疾病的概念，美國國會不久前通過的一條立法可以說是邁了一大步：美國的藥廠還得先研究藥物在年輕人和小孩身上的用途和安全性，食品藥物管理局才會核准藥物使用在成人身上的適應症。

目前，藥物可能產生的最大危險是在過量的時候。雖然某些疾病（比如憂鬱症）的兒童患者可能有傷害自己的危險，但大部分過量造成死亡都是意外事件，通常發生在家人或者朋友身上，特別像是患者的弟妹把藥丸當成是糖果吃下去的時候。重要的是，每天的一般服藥劑量雖然安全，但是過量可能會有嚴重生命危險。所以，一旦開始用藥，就得用個固定的盒子把藥鎖在裡頭好好收妥，還有千萬記得，父母或是監護人要隨時負責管好藥物，而不是把這個責任交給孩子。

🕳 那些媒體報導的有關年幼孩子的藥物使用，又怎麼說呢？

最近媒體頗為關注精神藥物在未滿六歲小朋友的使用狀況，這些爭論最主要也是因為一篇評價很高的報告，顯示近五年來這個年紀的孩子用藥有顯著的增加趨勢。結果，就變成大家都歇斯底里地認為我們在「不必要地餵孩子吃藥」。

但實情是，我們現在能夠比以前更早找出問題根源，而且更積極地治療。很多證據指出，發病的年齡愈小，造成的問題和損害愈多，也愈嚴重。還有，兒童早期就初發的疾病常常有很大部分是生理異常，而且也幾乎沒有醫師會主張把問題丟著不處理、不治療。比如說，總沒有人

覺得一個有某種腦部疾病（比如癲癇）的學齡前兒童不需要治療。研究
精神衛生的人愈來愈了解這個臨床醫師早就熟知的道理：愈早開始介入
治療孩子的問題，那他們長大後會更健康（例如，比較有自信、比較不
會濫用藥物等等），而這也就是我們給小孩吃藥的時候所考慮的原則。
我們最常看到、也最常使用藥物治療的疾病包括注意力不足過動疾患
（特色是過度、且常常是引發危險的好動和衝動行為）、嚴重的情緒問
題（喜怒無常或總是悶悶不樂），以及影響生活的明顯焦慮。雖然通常
我們會先建議家庭治療或行為治療，可是這些處理方式可能不足以治好
某些小孩的問題。在這些個案中，不只孩子自己不舒服，在社交和人際
上遠遠落後其他小朋友，整個家庭也會因為他們的某些行為（諸如暴
力）而痛苦不堪。更不幸的是，手足間根深柢固的憎惡可能會非常嚴
重，雖然生病的小孩深愛著他們的兄弟姊妹，卻依然忍不住要狠狠欺負
他們。

　　當然，我們也在使用一些還沒有在學齡前兒童身上大規模測試過的
藥物，不過以這個年紀的小孩最常見的疾病來說，其實已經發表了好些
資料，也有些研究正在進行中。例如，針對學齡前使用 Ritalin 的狀況，
已經有七個設計縝密的研究顯示藥物有效、副作用可以事先預料，而且
現在也還有另一個大規模研究在進行中。我們也用注意力不足過動疾患
的藥物，像 clonidine 或 guanfacine，治療小朋友的極度好動和衝動，因
為它們不會造成嚴重的不舒服，食慾和睡眠也不受影響，而這些又是這
個年紀孩子的家長最重視的副作用。我們也在嚴重焦慮、強迫症，或憂
鬱的孩童身上使用抗憂鬱劑，或者給些抗癲癇藥物來減少學齡前兒童的
情緒起伏或激躁不安。其實，有些精神藥物，如刺激劑和抗精神病藥
物，都已經由食品藥物管理局核准用在治療三歲以上小朋友的行為問
題。簡而言之，學齡前的小小孩跟比較大的兒童沒有兩樣，都可能會有
精神問題，甚至是需要治療的精神疾病，而藥物正是這些孩子可以選擇

的治療方法之一。

🔘 孩子現在服用藥物幾年後會造成什麼影響？

再次強調，短期使用藥物雖然還算安全，但是傳統抗精神病藥物仍然可能造成一種不可逆的肌肉運動障礙，叫作「遲發性自主運動異常」；這種狀況一開始是在某些使用 Thorazine 之類藥物多年的成人身上發現，後來也有孩童發生這種狀況。值得注意的是，現在我們已經很少給年輕人用這類藥物了。另外，神經學研究也發現某些抗痙攣藥物會造成牙齦的病變，時間長了也會讓智力發展稍微變差。

> 抗精神病藥物：用來治療精神病（現實知覺的障礙）的藥物，也叫安神劑。
>
> 抗痙攣藥物：用來控制癲癇、痙攣的藥物，在精神醫療上也被用來治療行為衝動和情緒不穩。

但是，除了以上提到的副作用之外，我們對大部分藥物長期使用所造成的影響，知道的只是皮毛中的皮毛。打個比方，大多數人會很在意他們所讀到的「接受中樞神經刺激劑治療的過動兒可能會有生長遲滯」這種報導，而不在乎事實上這個不良影響只出現在很少數兒童身上；另外，哈佛醫療團隊有一系列研究也顯示，這種副作用反而比較像是生長遲緩（孩子其實會長大到預期的身高），而且與其說是服藥所造成，事實上還比較可能是疾病本身所造成。可惜的是，對於孩子長期使用各種藥物的副作用，並沒有多少研究報告可以幫助我們打破這樣的迷思，這或許也是因為孩子們吃藥的時間還沒有長到足以仔細檢視藥物的不良影響。不過，這種情形也逐漸在改變，以後會有愈來愈多長期研究的資料可供參考。例如，較長期（追蹤兩年）的研究中，發現服用 Adderall

XR、Concerta 以及 Strattera（atomoxetine），對大多數兒童、青少年來說有效，而且沒有什麼難以忍受的嚴重副作用。

　　身為每天要負責監督孩子吃藥的家長目前必須了解，以現在的藥物在腦部的特殊作用方式而言，有些副作用是無法避免的。我在下面會提到，現在的醫學發展中，我們還沒有辦法把藥物的作用純化到只影響某個腦區的某項功能，或者只調整某些神經化學物質中的某幾個分子。所以我們現在手邊有的藥物，要不就可以控制幻覺卻造成肌肉攣縮，要不就是減少了憂鬱症狀卻讓孩子昏昏欲睡。

　　結論是，在還沒有發展出非常準確、只針對某些症狀治療的藥物之前，家長要隨時警覺、注意觀察追蹤所有長期和短期的副作用，而且和孩子的醫師好好地討論研究。

藥物如何發揮作用？

　　好幾世紀以前我們就已經知道，神經是人體中的信息傳遞者，而腦子則是一個複雜到超乎想像的神經網絡。我們可以把大腦想成是「通訊中樞」，可以處理我們所接收到的資訊，產生身體或心理的某些反應：你想伸手觸摸某個東西，於是手部的神經把訊息傳送到腦部，然後腦中其他的神經在一瞬間啟動，把你的手朝著那個東西移動。現在，除了這種作用之外，我們再把儲存和分析資訊的能力加進去。隨著時間演進，這個過程就會逐漸形成精神和意識狀態，也就是你如何了解與感受你是誰、你的感覺，還有你和別人、和整個世界的關係。這就是人類的精神心靈世界，複雜、精密到令人暈頭轉向，深不可測，充滿了無限的潛力。

　　要完全解開人腦的奧祕，我們還有很長一段路要走，但是目前對於大腦的研究已經提供很多對治療精神疾病非常有用的資料：對腦部構造的研究顯示，有些疾病是起因於腦的某些區域；而神經化學的發展也告

訴我們，有些疾病就是因為某些腦部化學物質出了問題。

腦部和其他器官一樣都會生病。在行為和情緒疾患中，主要的問題往往表現在思考上，而且常常和神經傳導物質或是神經細胞之間的連結有關。用在小孩和青少年身上的藥物，就是藉著治療這些生化異常來達到效果。現在，科學界也在更進一步探索，每一個特定的疾病究竟是和腦的哪個區域、哪個神經元連結有關。

🔮 到底是腦子的哪些部分出了問題？這些問題又是什麼？

人腦可以分成很多部分，分別和不同的認知、運動功能有關，而且彼此之間以神經細胞（**神經元**）互相溝通。你的情緒處理大部分是發生在腦子深處一個名為**邊緣系統**（limbic structures）的地方，如果這個位置出了問題，比如像顳葉癲癇的病人，就可能有暴怒、情緒沮喪或易怒的情形。而正常的抑制作用則主要來自大腦的額葉，也就是你額頭後方的位置；所以，過低的抑制作用，或是說高衝動性（過動兒典型的現象），通常和額葉的問題有關。腦子裡還有另外一個小小的，叫作**紋狀體**（striatum）的重要構造，是主管注意力與酬賞的中樞，這個地方的病變可能和注意力不足過動疾患及藥物濫用等許多疾病密切相關。紋狀體的某些部分也在你的運動功能中扮演重要角色，所以很多用來治療現實感障礙（比如幻聽）的藥物，同時也可能會造成肌肉攣縮或是某些不自主運動。

> 認知功能：和思考能力有關的活動——接收和處理訊息、推理、記憶、學習，以及溝通。
>
> 運動功能：和運動能力有關的活動。

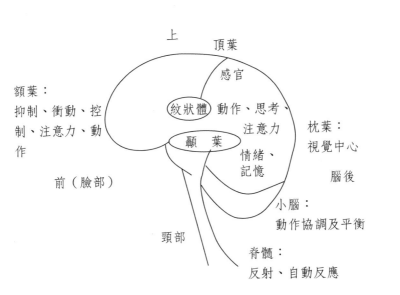

上　頂葉

感官

額葉：
抑制、衝動、控
制、注意力、動
作

紋狀體　動作、思考、

注意力

顳葉

情緒、
記憶

枕葉：
視覺中心

前（臉部）

腦後

小腦：
動作協調及平衡

頸部

脊髓：
反射、自動反應

🔹 圖1　與神經精神疾患相關的腦部區域

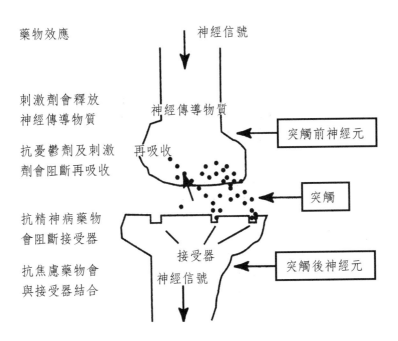

藥物效應　　　　神經信號

刺激劑會釋放
神經傳導物質

神經傳導物質

突觸前神經元

抗憂鬱劑及刺激
劑會阻斷再吸收

再吸收

突觸

抗精神病藥物
會阻斷接受器

抗焦慮藥物會
與接受器結合

接受器
神經信號

突觸後神經元

🔹 圖2　神經與神經之間的溝通

　　腦子內部的溝通，以及腦和身體其他部分的溝通，是經由神經連結來完成。神經細胞互相連結並傳遞訊息的位置，就叫作「突觸」（synapse），所有思考和生理作用都和這裡頭的活動息息相關。兩個以上的神經細胞可以只用一個突觸溝通，就好像幾條公路在一個地方交會一樣，而一個神經元可以「順流而下」地把訊息傳給另一個神經元。

　　神經細胞的溝通是透過神經傳導物質來達成，而現在我們已經知道，腦中有超過兩百種神經傳導物質，包括了多巴胺（dopamine）、血清素、正腎上腺素、伽馬氨基丁酸（gamma-aminobutyric acid, GABA）、穀氨酰胺（glutamine）等等。目前認為，很多情緒和行為疾患都和這些物質在神經元之間的不正常流動有關。

　　突觸是由三個基本單元組成：(1)突觸前神經元（傳出訊息的神經細胞）；(2)裂隙（神經細胞之間的溝渠）；還有(3)突觸後神經元（接收訊息的神經細胞）。負責接收訊息的神經細胞上有接受器（receptor），其主要功用就是捕捉神經傳導物質，就像個比較複雜的棒球手套。抓到神經傳導物質的某個部分以後，接受器會啟動一組複雜的化學作用，然後這些作用常常就會讓這些細胞暫時「開啟」或「關閉」。

　　接受器：位於傳送和接收的神經細胞表面的化學構造，可以結合或捕捉化學傳導物質（神經傳導物質），以產生神經細胞內的其他作用。

　　神經傳導的過程大概就是像這樣子：某個神經傳導物質分子從傳出訊息的神經元釋放，越過「溝渠」，黏上生物性「棒球手套」的構造，然後活化接收它的神經元。接下來，這個物質分子會被突觸前神經元回收，用的是一種叫作「再吸收」（reuptake）的機制。「再吸收」有兩個重要的目的：(1)減少神經細胞間（突觸）的神經傳導物質數量；以及(2)

保存這些物質，把它們分解後還能再使用。所以嘍，人體可也是個很有效率的機器，資源都循環再利用呢！

🔮 哪些病和哪些神經傳導物質有關？

我們認為，精神藥物作用在突觸的位置，它們可能阻斷神經傳導物質的作用（如抗精神病藥物）、直接導致神經傳導物質的釋放（如中樞神經刺激劑），或者阻止某些神經傳導物質的再吸收（如抗憂鬱劑）。神經傳導物質的再吸收被抑制後，就會堆積在突觸，濃度增加，於是可以更有效刺激接受神經元。Prozac、Celexa、Zoloft、Luvox 和 Paxil 會抑制血清素的再吸收，醫學上叫作選擇性血清素再吸收抑制劑；類似的狀況是，三環類抗憂鬱劑這類藥物（desipramine、nortriptyline 和其他）可以防止正腎上腺素（以及血清素，但程度較小）的再吸收。Strattera（atomoxetine）則只有抑制正腎上腺素被再吸收的效果。

近來的影像和生化研究幫助我們更了解哪些神經傳導系統和哪些神經精神疾病有關。目前認為，有些強迫症是缺乏血清素所造成，而使用選擇性血清素再吸收抑制劑（Prozac 之類的藥物），就會讓血清素升高。現今的概念中，注意力不足過動疾患與多巴胺和正腎上腺素的作用不足相關，因此順理成章，可以增加正腎上腺素或多巴胺濃度的藥物，似乎就是治療這種疾病最有效的藥物。

不幸的是，真實的藥物作用並不像聽起來那麼簡單：不只各種神經傳導系統之間有很多重疊的地方，而且某些神經傳導物質也可能同時牽涉在好幾個不同的神經精神疾患中。比如說，Valium 類的藥物，也就是苯二氮平類藥物（benzodiazepine, BZD），會影響伽馬氨基丁酸這種神經傳導物質，因此用在很多疾病，包括焦慮症、酒精戒斷，還有癲癇控制。

表 ① 各種神經精神疾患相關的腦區和神經傳導物質

病名	神經傳導物質	異常的腦區
酒精依賴	伽馬氨基丁酸、穀氨醯胺、類鴉片系統	全腦，額葉
焦慮症	正腎上腺素、伽馬氨基丁酸、多巴胺	全腦
注意力不足過動疾患	多巴胺、正腎上腺素	額葉、紋狀體
憂鬱症	血清素、正腎上腺素	額葉、邊緣區域
藥物濫用	多巴胺、類鴉片系統、伽馬氨基丁酸、穀氨醯胺	很多區域、下視丘、大腦腳蓋（tegmentum）
強迫症	血清素	紋狀體、扣帶回（cingulate）
精神病	多巴胺、血清素	額葉、紋狀體
癲癇	伽馬氨基丁酸	通常在頂、顳葉，但可發生在全腦
妥瑞氏症和抽動症	多巴胺、血清素	基底核、額葉

> 神經精神醫學：與精神醫學及神經醫學兩者都有關的部分，指的是和思考情緒狀態以及神經運作相關的部分。

　　更複雜的是，某個腦區可能既是一種疾病的病源，同時又會調控其他功能，所以作用在這裡的藥物雖然可以治療這種病，也可能影響其他功能。舉個例子來說，紋狀體可以支配運動功能，卻也是幻覺的來源，所以藥物在矯正現實感的同時，也會造成肌肉攣縮。也因為我們還沒辦法把藥物的各種效果細分到只作用在我們想要的分子上，所以這些藥物除了會有想要的治療效果，也不可避免會有我們不樂見的副作用。一個很好的例子是，很多傳統抗憂鬱劑因為也會抑制組織胺接受器，所以在治療憂鬱之外，也常常有鎮靜的作用。還好，有些醫師善加利用這種副

作用，建議有失眠問題的小孩在睡前服用這種有鎮靜效果的藥物。異曲同工地，過動兒用的中樞神經刺激劑和某些抗憂鬱劑（Wellbutrin）可能會讓抽動症（tics）加重，可能是因為藥物作用也會刺激多巴胺的緣故。此外，如果大劑量使用會影響多巴胺的藥物，也會同時影響正腎上腺素和血清素。

身為專業人員，我們持續從神經影像學和其他技術累積新的資訊，可是仍然缺少很多有關腦部如何運作的知識，也不夠清楚腦部的異常如何演變成兒童和成人的精神疾病。雖然我們一直在細分不同疾病的孩子有哪些不同腦區有問題，但有個部分的功能我們仍然不很理解：小腦。從前大家都認為小腦只跟動作協調有關，但現在我們相信可能不只這樣。舉例來說，最近所有關於腦區和過動兒的研究都發現小腦有異常，這樣的結果也可以在某些疾病的成人身上看到，如成人的注意力不足過動疾患、精神分裂症、自閉症等。

我們也不知道大腦額葉和其他區域的溝通狀況，也完全不清楚各種神經傳導物質（如正腎上腺素和多巴胺）在某些區域互相干擾的方式。所謂的**溝通**指的是額葉——這個似乎是很多疾病的始作俑者——和其他腦區之間的連結。我們觀察到很多症狀，像在注意力不足過動疾患中看到的衝動控制障礙，都和額葉的問題有關，而大腦深部有些重要的構造又和額葉有連結，所以我們就想試著了解這些疾病到底是來自大腦額葉，或者其實是來自腦的其他地方，那些地方的訊息傳不到額葉才發病。試著想像你從紐約飛往洛杉磯的班機延誤抵達，不管是因為起飛太晚、途中耽擱，或是準時飛抵卻還得坐著等登機門開，最後的結果都是遲到。同理，神經訊號常常是由某個腦區釋放（如紋狀體或枕葉）之後連接到大腦額葉，而若想解決問題，就需要知道到底真正的問題出在哪裡。我們相信，可能問題不只出在額葉，因為連治療注意力不足過動症的藥物（包括中樞神經刺激劑和 Strattera）直接作用的地點，都和額葉

有段距離，可是最後看起來卻都會影響額葉。

🔘 既然心理疾病有明顯生物學上的病因，難道我們不能用些腦部掃描或血液檢查來確定孩子生的病就是醫師說的那種病嗎？

大家對兒童精神醫學和兒童心理學最不滿的，就是沒有客觀的檢查來確定孩子們到底生的是什麼病。1970 年代曾有些生物檢查可以用在成人精神醫學，但事實上對於兒童而言，目前並沒有任何可接受的「生物檢查」，包括腦部活性影像、抽血等等，可以用來偵測重大精神疾病。當然，也不用太悲觀，畢竟醫師在診斷傷風感冒也不是靠所謂的「實驗室檢查」。

🔘 如果情緒和行為問題都源於腦部，為什麼有精神疾病的孩子其智力有可能不受影響？

智力很複雜，不管要描述還是要測量它，都不能三言兩語就解決掉。不過這點你是對的：孩子就算有精神疾病，仍然可能同時有高智商。注意力不足過動疾患就是這樣，很多這樣的病童有很高的智商，一旦接受治療，讓症狀不再干擾他們專心，他們也會有很優秀的學業成就。同樣的情形也發生在有焦慮症的孩子身上，雖然和焦慮周旋的壓力常是清晰思路和理想課業成就的絆腳石，但是智力缺陷和學業表現不佳都不是這種疾病的核心問題。

要探究這種現象的原因，就會牽涉到疾病影響到的大腦區域。研究顯示情緒疾病會影響腦部的邊緣系統，包括杏仁核、海馬回等構造，都很接近大腦的中心；注意力不足過動疾患牽涉到的腦區大都是位在大腦額葉附近，就在眼睛的後面；還有一些特殊的神經精神疾病則是發生於顳葉，也就是耳朵附近。你還可以再查查書末的參考資料，會有更多相

關的訊息，但是仍然有很多部分是我們未知的。目前很多人對各種兒童疾病伴隨的認知（思考）問題非常有興趣，這些問題大多數都屬於所謂的「執行功能缺陷」，很多會影響孩子行為和情緒的精神病也對他們的認知能力造成很大的衝擊。幸好，我們也在慢慢察覺，除了要矯正孩童的不當行為，我們也要很小心地評估他的大腦如何感知訊息，如何把這些訊息加工、包裝、組織，最後執行訊息中的指令。這個領域現在努力的，就是處理好其他主要異常後，也要用教育和藥物來矯治這些問題。舉個常見的例子，我們在治好孩子嚴重的衝動行為後，接下來就是要用已知有效的中樞神經刺激劑等藥物，來處理更根本的注意力問題。

　　最近很多研究者的興趣都在大腦的執行功能，這是我們大多數人內在都有的一個「祕書」，可是有些患有精神疾病的兒童身上就沒有。正常狀況下，大腦會進行某些動作來協助我們設定計畫，施行、持續這些計畫，而且把無關緊要且造成干擾的想法過濾掉，只剩下有意義、實用的部分。如果沒有適當的執行功能，孩子們常會在簡單的計畫上就出現困難，像是沒辦法準備一整天要用的東西、開始做功課，或分配作業和其他事情應該各佔多少比例才適當，也沒辦法持續完成一件事。這些年輕人常常會糊裡糊塗，組織能力也有嚴重的障礙。科學家（如 Russell Barkley 等人）假設，這種不能抑制無用想法的問題，就是疾病的核心，它讓生病的兒童、青少年在行為和思考過程上都產生嚴重的異常。

> 執行功能缺陷：和計畫、啟動、組織、還有持續進行某項活動相關的精神程序障礙，包含了時間管理、組織，以及列出優先順序的問題。

🔘 如果我兒子的問題純粹是神經方面的疾病，為什麼醫師建議他也要接受心理治療？

很多精神科醫師會合併藥物和心理治療來處理兒童精神疾病，原因有好幾個：如果你讀過前面部分就會知道，目前的觀念中兒童精神疾病是很多因素交互作用所引起。沒錯，生物因素很重要，會讓孩子的體質比較不正常、容易生病，但是孩子會生哪種病、病得多嚴重，以及疾病的症狀有哪些，似乎都和許多外在因素有關，包括父母的教養態度、家庭互動，還有孩子生活環境中的其他影響因子。我看過很多遺傳到易感體質的小孩，如果再加上壓力以及從其他人學來的不當適應方法，就會發病。最有說服力的例子是有憂鬱症家族史的年輕人，一旦失去心愛的親人、朋友、寵物，就罹患了憂鬱症。這些人先天體質就易發憂鬱症，但是要等到有些生活壓力——比如失去重要的人——誘發之後，才會真的生病。不過，我在這本書裡或許比較避談環境因素的影響，那是因為我看過太多家長總是深陷在罪惡感的泥沼中，堅持認為不健康的家庭生活害得孩子生病，或者讓病更惡化；但事實上，我並不認為環境不重要，或者心理治療沒有療效。

身為家屬最大的挑戰，是要了解**為什麼**醫療人員建議孩子接受心理治療。就算到了現代，仍然有些專業人員堅信兒童的精神疾病完全根植於不正常的親子關係，需要透過心理治療來解決；有的醫師對兒童青少年精神疾病目前的觀念和發展不甚了解，有的則囿於偏見或知識不足，所以不願意建議孩子用藥。你可以問問醫師心目中心理治療的角色、效果和目的，這樣可以幫你分清楚醫師到底是提供了一個有建設性的意見，還是因為他根本就認為你是害孩子生病的始作俑者。

如果你得到的答案是很公式化的回應，「通常這樣的個案都需要心理治療」，那你可能得更仔細考慮一下這個提議。事實上，不管是心理

治療還是其他治療方法，都要根據孩子的個別狀況設計，而且既然你問了，醫師也應該要告訴你到底你的孩子是什麼狀況，所以需要心理治療。還有，心理治療也分很多種，醫師應該要處方**明確**的治療**方式**，比如認知治療、人際取向治療、行為矯正或者家庭治療等等。

　　就算是很單純的個案，我們也很難確定家庭互動不良究竟是問題兒童的病因，還是家有問題兒童帶來的結果，所以我們幾乎不可能事先預測心理治療可以達到多少效果。記住，很多家長對孩子的特殊教養態度，會跟孩子天生的氣質個性有關，而這些教養態度又回過來影響孩子的成長發展。要弄清楚到底是父母的態度導致孩子的異常行為，還是孩子的生理問題左右了父母的某些教養態度，並不是容易的事。自閉症就是最好的例子：自閉兒的媽媽並不是天生的鐵石心腸，也不像傳統上認為對孩子的瑣碎要求漠不關心；設身處地想想，如果你的孩子對你的笑容一點反應都沒有，漸漸地你自然也就不太對他笑了。

　　同樣的，嚴重強迫症孩童的家長得調整自己的日常生活作息來配合孩子的習慣；而當家有暴躁易怒的孩子，家長會發現他們不管討論什麼事都像在走鋼索，得隨時小心翼翼地避免惹到小孩。但是，仍然有些精神衛生專業人員會把家長的這些行為解讀成孩子不當行為的原因，而非結果。所以，如果醫師建議孩子進行心理治療的原因，不是要找出家庭因素在孩子疾病中扮演的角色，而是要避免以上提到的行為對孩子的疾病造成不良影響，那你最好先好好想一想，再決定是不是要採取這個治療方式。

　　這裡舉一個例子，說明剛剛我們所提的因果困境。艾蜜莉是個十四歲的女孩，雖然接受了長達兩年的家庭治療，她的強迫症仍然嚴重到讓全家都徹夜難眠。每天晚上，她一次又一次地檢查是否有哪扇門沒關，確定把每個插頭都拔下插座。家人為此很生氣、沮喪、無助，而治療師則認定家人的這些負面情緒是導致艾蜜莉行為表露的主因。但是，在服

用一個月的 Prozac 之後，艾蜜莉的這些強迫和儀式行為大大減少了。幾乎同時，家人也感覺到壓力減輕很多，生活不那麼混亂，而且和艾蜜莉之間的關係也大幅改善了。我的經驗中有很多這樣的情形，孩子的情緒和行為問題對家庭來說是很大的困擾，而治療孩子的疾病往往就會讓這種緊張狀況舒緩下來。

不過，我並不是說透過心理治療積極改變教養孩子的方法一點用都沒有。我治療過很多躁鬱症或過動兒，他們的父母常常覺得自己總是對孩子大吼大叫，事實上也可能真的是這樣，畢竟這些孩子很衝動，要緊緊盯好，也要隨時糾正他們犯的錯；但是當孩子的藥物治療見效以後，家長也得開始適時鼓勵孩子的正面行為。特別有些個案在生病時，沒有哪個家人會注意到誰做對了什麼事，那麼當疾病穩定之後，正向回饋對孩子和父母的幫助是非常可觀的。

精神疾病對家庭所有成員的因應機制都有無遠弗屆的影響。當你終於肯找人幫你解決孩子的問題時，你可能已經多少學會（或者說慣用）有些沒什麼效果的因應方法，而且孩子的社交技巧或許也並不成熟。認知治療加上行為矯正可以幫你重新建立一些健康的因應模式，也可以幫助家裡每個人把之前和精神疾病患者相處所受到的衝擊調整回來。

在最後的分析中，孩子問題的治療和病因一樣，牽涉到許多因素。精神藥物並不像「三秒膠」一樣可以立即修補破損（事實上藥物通常需要一些時間才能發揮作用），更不是萬靈丹，所以也要虛心考慮非藥物的治療方式，包括自然療法、食療等等，只要是任何你和你的醫師都同意，而且可能的益處遠高過風險的方法，都值得一試。

我的臨床經驗是，藥物可以協助減輕疾病的核心症狀，然後給家長空間來把自己對孩子的教養模式重新調整到比較正向的方法。這樣的治療組合可以促使孩子和家人更快從疾病和傷害中恢復過來，進而改善家庭關係。我看過數不清的個案，都是孩子天生的個性體質、父母的教養

方式，以及家庭互動種種因素複雜的交互作用下的結果。如果能找出你的教養風格（以及你對教養的信念）在他的情緒行為困擾中扮演的角色，那麼你會更有辦法讓別人了解你的孩子到底怎麼了。不要拒絕心理治療的可能性，因為你或許真的需要心理治療來幫你確實了解整個狀況。

還有要記住，藥物可能沒辦法解決和孩子疾病相關的所有問題。有時候精神疾病會逼著家人不得不為了生病的孩子建構出一個縛手縛腳的生活模式。藥物可以減輕憂鬱、控制幻覺、避免情緒過度波動，但是卻沒辦法給孩子健康的社交生活，也沒辦法幫孩子從病中的環境重新適應比較正常的生活。這時就是心理治療該上場的時候了。

🔘 雖然一開始幫我們轉介給治療師的護理人員說可能要考慮藥物治療，可是治療師不但建議我的孩子接受心理治療，還很直截了當地告訴我們他堅決反對用藥物治療孩子的病。我們該怎麼辦？

首先，治療師心裡要對孩子的問題有個診斷假設，並且想好一個適當的治療計畫。糟糕的是，少部分諮商師在弄不清究竟出了什麼問題的狀況下，仍然持續治療兒童和青少年。若是治療者中有人沒有清楚的診斷假設時，就會產生意見不合的情形；如果大家對診斷都有共識，剩下的問題就會變得比較單純：決定目前哪種治療方式最有效。

如果我們已經開始進行非藥物治療，效果也不錯，那可能就不需要吃藥。但是，如果症狀一直存在、病況沒有進步，或者疾病持續惡化，治療師就應該找出其他可能的替代方案。如果本來就在考慮用藥，可是新的治療師反對藥物治療，最好問問看反對的理由是什麼。你可以試著評估治療師對藥物的認識、在藥物治療方面受過的訓練，還有對生（天生體質）和養（教養因素）兩方面的觀念。目前，合併心理治療和藥物

治療對大多數精神疾病通常都很有效，所以使用藥物治療與否應該已經不是什麼二選一的難題。再說，以創傷後壓力疾患（PTSD）為例，即使環境是很重要的病因，這些疾病也會對藥物治療有反應。

雖然機會不大，但你還是有可能遇到兩難的困境，也就是兩個治療師給你的意見不同，這時你得自己決定，而且下這個決定又意味著必須放棄其中一位治療師。當治療師反對用藥，或是他提供的治療並不理想時，我的小病人也曾經多次成功地換過治療師。另一方面，如果你對醫師的評估、診斷或治療計畫不太信任的時候，建議你去問問第二意見（參見本書第三章），必要時也需要考慮換個醫師。

最後提醒你，心理師有時也可能是對治療方針最不會有偏見的人，有些家長就覺得和心理師討論是否接受藥物治療，是個很有用的辦法。因為心理師不開藥，又是測驗和心理治療的專業人員，所以他們對你的孩子可以提出對心理治療和藥物治療比較客觀的意見。但是，不是所有心理師對藥物都有足夠的了解，通常你還是要詢問比較有經驗的合格社工師，或者是具有博士學位的心理師會比較好，而且千萬別害怕先問問他自覺是否夠格回答你這方面的問題。

🌑 有沒有比較簡單的原則可以幫我判斷什麼時候需要吃藥，什麼時候心理治療比較好，這樣我才不會對整個決策流程一無所知？

很好，從一開始就試著學習了解整個情形的確是個明智的抉擇，因為你的判斷跟專業人員的判斷一樣重要。你得接受一項殘酷的事實：孩子的治療者也可能不完全清楚孩子哪裡出了問題，有些個案的情形可能十分複雜，有些問題隨著孩子的成長現在才正浮現出來，有些治療者則是對某些疾病的經驗並不夠。知道哪些治療方式通常在哪些時候建議使用，也可以幫助你發覺醫師的診斷治療方針什麼時候開始不太對勁了。

　　審慎考慮用藥的時機大概有兩個：(1)醫學證實對藥物治療有效的疾病；(2)疾病經過非藥物的治療，比如心理治療，但並沒有改善。藥物使用的優先順序則是取決於我們對藥物與其他治療療效的了解。像單純過動症的孩子，藥物就是最優先的選擇，它比單用任何非藥物治療都有效；但是對於藥物濫用的青少年，一開始就只用藥物治療並不是個好辦法。在憂鬱症的治療上，精神醫療工作者一般建議先做心理治療，或者合併心理治療和藥物治療來處理；兒童青少年的焦慮症需要開始用藥的時間目前尚沒有定論，不過多數專家建議用藥前先試試認知行為治療。至於妥瑞氏症、躁鬱症或精神病的小朋友，通常需要藥物治療，因單用心理治療的幫助非常小。

　　接下來我們來看看一些關於這兩類治療在應用上的重點：

- 一般來說，心理治療是適應性疾患和焦慮疾患合理的第一線治療，但是對於強迫症則不然，連我們最常用在此病的特殊認知治療通常也沒辦法完全發揮效果。

- 對於注意力不足過動疾患、妥瑞氏症和抽動疾患（tic disorder）、雙極性疾患、精神病以及嚴重憂鬱症的治療，藥物是首選。因為情緒不穩、雙極性疾患及現實感障礙通常代表病得很嚴重，單用其他非藥物治療方法不夠有效，所以對於這些病童來說，治療早期就應該好好考慮開始用藥。

- 憂鬱症就比較複雜了。目前愈來愈多資料證明心理治療有效，所以對於憂鬱的孩童，尤其是憂鬱症狀和某種生活壓力（比如失去好朋友）有關的時候，一開始應該先考慮心理治療。另一方面，科學研究也已經證實某些藥物對於改善憂鬱症狀很有效。

- 我們必須了解，雖然心理治療可能無法改變疾病的源頭或核心症狀，卻常常可以減少其他問題的發生，也可以幫助孩子適應他的疾病。

　　對某些東西（比如動物）的畏懼嚴重到造成問題的孩童，可以從行為治療得到幫助，而未必真的需要 Valium 這類的輕鎮靜劑。

　　至於每種疾病各自的治療選擇，你可以在第二部分的各章節找到更詳細的資料。

　　疾病的嚴重度　比較輕微、沒什麼其他併發症的問題可能只需要一點幫忙就夠了，像在別人面前會緊張的小朋友，只要接受一種叫作**行為矯正**（或行為改變技術）的特殊心理治療，通常就會好很多。相反的，如果病已經很嚴重或是小朋友已經有傷害自己或別人的危險時，就必須先考慮藥物治療了。所以很顯然，憂鬱到想自殺、有幻覺、不太能區分幻想與現實，或者因為生病導致生活功能嚴重損壞的孩子，都適合接受藥物治療。而比較輕微的個案，像注意力不佳的小朋友，雖然日常生活很規律，但是學習成績不好，這時候通常藥物治療也有幫助。

　　合併治療的好處　我們診所最常用的方法是同時合併藥物和心理治療。雖然沒有正式的研究報告，但病童、家長、兄弟姊妹、學校的反應都是兩者合併使用比只用任何一種都來得有效，而且效果更為持久。不久前一個持續兩年的大型研究結果也支持這個觀點，該研究指出有注意力不足過動疾患的孩子接受藥物治療合併心理治療的結果，比單用任一種療法更容易痊癒。諮商師觀察到，合併兩種療法會讓孩子更能專心在治療議題上，而開藥的醫師則注意到這麼一來藥物的效果變得更好。最重要的是，家長會發現孩子的整體功能和生活品質都會更進步。

　　依照孩子的個別需要來決定治療方向　由於並沒有系統性的資料作為治療指引，我們下的決定就必須隨個案不同而有所差別。聽過各種可用的治療，包括各種不同的心理治療方式之後，你應該協助醫師把焦點放在孩子**個人的特殊**需求上。選擇手邊就有的療法很簡單，但是找到針對孩子或家人困擾的療法則不然。比如說，有強迫症的小朋友應該接受特殊的認知行為治療，而不是傳統的心理治療。另一方面，受創傷的孩

子可能需要的是領悟取向心理治療來處理整個事件，間歇地還要加上行為治療，針對某些像恐慌或解離之類的症狀介入處理。

用和你考慮藥物治療時同樣的好奇心和追根究柢的精神，來思考如何選擇特定的心理治療。如果你不太清楚為什麼醫師處方某種心理治療，就要請他列出你孩子的特殊需求，然後想：你也同意他列出的原因嗎？如果你和他意見不同，就要逐項討論這些需求，千萬不要擔心說出你對孩子的了解。達到共識之後，你可以請醫師針對孩子的每個需求盡量列出可行的療法，然後再決定要選哪一個或哪幾個。

🔍 我們最欣賞、最信賴的小兒科醫師建議我們帶女兒去找專家，幫她完整評估、訂定治療方針，可是我們很擔心最後找到的新醫師沒辦法讓我們這麼信任。可以由本來的小兒科醫師幫我們處理整個治療過程嗎？

假設這位小兒科醫師或家醫科醫師有權開立一般藥物，他也應該有資格指導你的孩子用藥。可以開立藥物處方的人只有醫師，包含家醫科醫師、內兒科雙專科醫師、小兒科醫師、兒童精神科醫師，及兒童神經科醫師。其他精神心理醫療人員像心理師、社工、諮商師，就算具有碩士或博士學位，仍然是不能開藥。有些家長常常弄不清楚兒童心理師和兒童精神科醫師的差別，但事實上前者通常負責或參與的是診斷性心理測驗和非藥物治療的部分，可是不能開藥；至於後者，則是有資格診斷、治療，以及開藥。

但是，我們仍然得謹記一項重要的事：有權開立處方並不是有資格治療孩子精神疾病的唯一標準。對於有嚴重行為和情緒問題的孩子，可能需要轉介由經認證的專家協助診斷測驗，或者由兒童精神科專科醫師來評估診斷和用藥的狀況。單純的注意力不足過動症病童，只要由小兒

科醫師、家庭醫師或兒童精神科醫師調整適當的藥物，就可以好轉。相反的，憂鬱症孩子應該轉介給專業的精神衛生專業團隊，好好地接受診斷與治療。最理想的狀況是由兒童精神科醫師或專長在兒童發展的小兒科醫師考慮用藥；但是如果一時沒有這樣的人選，一般的小兒科醫師還是可以監督用藥狀況，同時跟其他精神衛生專業人員合作來協助個案。

至於什麼是理想的醫院診所，這點我很難說得清楚，畢竟可以提供這類精神醫療的場所有很多種，而且保險公司和社會補助也有很多種。有些診所是由兒童精神科醫師直接和孩子與家人合作，提供心理治療和藥物治療；有些診所則是先由社工做類似檢傷分類的動作，初步診斷孩子主要的問題，協助家人把孩子轉介給專科醫師評估。以我們的診所來說，家人先和社工接觸、做些測驗，再由兒童精神科醫師診視；當然我們可能把孩子轉給自己診所內，或者離孩子住家最近的專業人員處，接受特殊的測驗或心理治療。理想中，你的孩子應該有一位開立處方的醫師，加上一位心理治療師，兩者以團隊合作的方式進行治療，但是這種方法在現代並不常見。有時候，那些對家庭系統幫忙很大的社工、心理師、諮商師，或專科護理師可能來自其他處所，而事實上，這些人在愈來愈多的醫療場所中扮演著第一線的精神衛生專業人員，和開立藥物的醫師彼此合作。在這些醫院中，心理師的角色很多元，從提供特定的檢查測驗、心理治療，到追蹤治療效果；基於精神衛生專業人員之間彼此討論的自在，他們雖然不能開藥，卻是醫師開藥時很重要的諮詢對象。

你必須了解這些不同的專業人員在和醫師合作過程中所扮演的角色，因為在嘗試藥物治療的初期，他們可能是診所裡對你和孩子幫助最大的人。比如說，很多醫師的診間都有護士跟診，他們通常有能力告訴你醫師開的藥可能有哪些副作用，還有怎麼樣叫作「藥物有效」。而且，護士可以幫孩子量血壓，並且根據孩子的用藥需求開立抽血單或者幫孩子抽血，這時，如果有任何與治療相關的問題，護士就是你和醫師

溝通過程中很好的中間人。

　　為了簡化治療，最好盡量把孩子的所有醫療集中在同一個機構，特別是孩子有很多身體和精神問題需要很多治療者和很多藥物的時候，更是如此。至少，試著找那些過去曾經一起共事過的治療者們。我自己和社區中很多治療師合作，也和他們分享對大部分疾病的處理流程與哲學。如果各個治療者的觀念有歧異，你只要記得，做對孩子最好的事就行了。

🌑 每個人都覺得我兒子應該好好接受評估，看看是不是需要吃藥，只有他自己不這麼想，那我要怎麼勸他接受這件事？

　　很多孩子不覺得自己有問題需要吃藥。他們有的知道自己怪怪的，可是不覺得問題嚴重到必須吃藥；有的孩子會怪老師、父母或其他人害他生病，有的小孩更是一點也不覺得自己的行為哪裡困擾別人了。耐人尋味的是，和其他精神疾病的年輕患者比起來，有憂鬱或焦慮之類情緒困擾的兒童青少年反而比較能正視自己的問題，比較願意說出自己不太對勁的地方，也比較配合治療。

　　想鼓勵那些不承認有問題的孩子接受自己的狀況，最好的方法是用簡潔而非責罵的語氣跟他討論，不過你自己也要準備好面對接下來的抗戰。對家長、老師、醫師，甚至任何人來說，要讓這樣的孩子面對事實都非常困難。說明的重點要擺在客觀的事實，比如說孩子成績不及格、容易發脾氣、整天擔心這擔心那等等，而不要只說一些主觀的感受，像「你最近好像不太對勁，我和你爸都很擔心」這樣的話。你也可以用孩子的語言試試看，譬如說你是想幫孩子處理「跟老師之間的不和」，而不是要處理他的「行為問題」。再者，提出實際問題的同時，也要正面鼓勵孩子，討論的過程要告訴孩子你肯定他的優點，告訴他雖然他遇到

了些麻煩，他仍然很努力要做個乖小孩、想好好完成作業，這樣可以讓他知道你一直都支持他。同理，你得一直提醒兒子你有多愛他，告訴他就是因為你非常非常關心他，所以才要弄清楚他哪裡出了問題，然後把問題治好。記住，你可能被孩子的行為弄得很生氣、很沮喪，但是通常他的感覺會比你糟糕得多。你的耐心支持會讓他覺得放心，這樣他也才會願意將真正的問題誠實地告訴你和治療師。

說服孩子安心承認自己有問題並接受幫助的好辦法是，舉一些別人治療成功的例子。大部分小孩都有個朋友、親戚，或家長本身患有精神或心理疾病，也正在接受治療，有不少接受我治療的焦慮或恐慌症兒童在知道自己的爸爸或媽媽也在吃 Xanax、Klonopin 或 Zoloft 時，心情特別感到輕鬆。當然，你告訴他自己或別人的治療時需要斟酌一下內容，可是用這些例子可以讓生病變成正常的事，也讓孩子知道別人也可能跟他有一樣的疾病。同樣地，給孩子指出一些治療有效的例子，會幫他減輕無助無望的負面感受。

另一個讓孩子理解自己生病的技巧是，用醫學的方式來說明他的問題，但是要小心別讓他覺得自己患了一種怪病。我會這樣告訴注意力不足過動疾患的小朋友：就像視力不好的小孩要戴眼鏡一樣，藥物就像腦袋裡的眼鏡，可以幫他集中注意力。我也會強調有精神疾病不代表是個笨蛋，而且很多我治療過的小朋友都非常聰明，也非常用功。

面對青少年的挑戰更大。十幾歲的年輕人如果覺得自己因為生病而被排擠，常常會不太信任父母、監護人或者醫師，這種不信任自然而然就會使得孩子不願意配合醫療，也破壞所有的治療效果。有些大孩子害怕父母拿藥「荼毒」他們，只是為了讓他們別再吵了，甚至堅持爸媽才是生病需要治療的人；孩子也可能不相信學校老師，所以不願意在上學時間吃藥；有些小孩拒絕吃藥的原因單純只是因為討厭、不信任他的醫師而鬧脾氣。孩子們常常會用這些行為表達自己的恐懼，如果能坦言你

知道每個參與治療過程的人都不好受，對他或許會有幫助，而問清楚問題在哪兒，可能有助於挽救醫師－孩子－父母之間的關係。但是，在某些少數情況下，換醫生還是最好的作法。我曾經把一個有過動症又非常叛逆的五歲小男生送到某間精神科醫院，所以他拒絕再進我的診間，也不肯服用我開給他的藥。但是自從我把他轉給另一位同事照顧之後，他就比較能自在地表達對我這個醫師的看法（雖然用的是三字經），現在的狀況也頗穩定。

　　大部分青少年常常拒絕吃藥，因為擔心吃藥會改變自己的個性，對於這種情形，你能做的就是一再強調，藥物不會改變他的性格。如果孩子提到某某人吃藥後看起來很呆、像殭屍之類的例子，可以告訴他我們並不知道那個某某人詳細的狀況，而且每個人的情形本來就都不一樣；另外，堅定地跟你的孩子保證，如果他真的變那樣，絕對會馬上停藥。藥物應該是用來讓孩子舒服點、專心點、脾氣好點，但絕不該改變任何人的基本性格。如果你的孩子用藥以後看起來很傷心、激動、低潮、焦慮，或情緒變得不像原本的他，一定要跟醫師聯絡。

　　有些小孩沒有什麼特別理由就拒絕吃藥。由於兒童及青少年的生活中有許多幻想，聰明的作法是問問看他覺得吃藥會發生什麼事，答案可能會讓你大吃一驚。十四歲的裘莉長期以來有憂鬱和焦慮的問題，而且認為吃藥會讓她不能再像以前一樣，可以質疑、挑戰生命。雖然她很了解自己的憂鬱狀況已經影響到正常生活、讓她沒有朋友，但她依然認為如果吃藥，內心那個懷疑論者的自己就會被吞噬掉。有些小孩會被其他同儕的恐怖故事影響，像七歲的過動兒提姆就很害怕自己吃了藥以後會生病不舒服，原來他從過動兒支持團體中，聽說有其他小朋友吃了藥後身體不適。席楓這個有拔毛症和強迫症的十五歲女孩，則是因為在學校聽到吃藥成癮的資訊，所以不願意服藥。

　　有時候孩子的幻想會讓他對有精神疾病的親戚、朋友產生負面認

同。十五歲的莎曼珊自己停掉抗憂鬱劑的原因，是因為不想變得像她那位舉止怪異的精神分裂症阿姨。她知道自己現在的樣子並不像阿姨，但是某天聽說她阿姨自殺了，於是她開始認為阿姨恐怕就是因為吃了藥，才會變成這樣。有些孩子不喜歡別人說他的行為跟爸媽很像。十一歲的陶德很氣他的酒鬼老爸，不管爸爸要他做什麼，他就偏不要跟他爸爸說的、做的事扯上任何關係，所以爸爸希望他吃藥來減輕過動症的症狀以及對立反抗症造成的攻擊行為，他不肯就是不肯。至於十三歲的艾瑞克則是認為，吃了他的 Serzone 就會變得跟依賴海洛因的阿姨沒有兩樣。

碰到這樣的情形，要好好探討孩子對其他家庭成員的看法、孩子本身的問題，還有藥物的角色。至於回應孩子的辦法，就是告訴他他是獨一無二的，跟那些他拿來類比的家人大大不同。另外，要避免孩子把自己看成是受害者，所以可以強調他對自己的疾病是有掌控權的，他也必須好好地和藥物合作來讓自己變好；有這種掌握大權的感受以後，很多青少年的治療效果就變得很不錯。

🔘 我女兒渴望自己趕快好起來，所以想知道藥物到底能不能治癒她。我該怎麼跟她說才好？

這種問題很常見：這些藥物是不是可以醫好病，就像盤尼西林可以醫好鏈球菌喉炎？還是這些藥物跟胰島素降血糖一樣，只是緩和症狀而已？如果考慮到疾病的嚴重度可能在輕微到中重度之間擺盪，問題還會變得更複雜，也就是說，很多精神疾病會起起落落，而且這些波動和治療並沒有關係。這時候，雖然疾病其實是自己變好的，看起來卻還是像藥物達到療效，很多焦慮疾患、強迫症和情緒疾患都是這樣。我曾用藥物加上其他方法治療一個十六歲的女孩，可是她的嚴重憂鬱伴隨幻聽症狀依舊存在，但是一年後她這些症狀竟完全緩解，而且之後三年不需任何治療，人還是維持好好的情況。

> 治癒：消除潛在的問題，就像是抗生素透過消滅細菌而治癒
> 　　　感染一樣。
> 緩和：減輕症狀但未治癒潛在的問題，就像止痛藥減輕疼痛
> 　　　但未治癒割傷一樣。
> 緩解：疾病完全返回到正常狀況，沒有留下任何症狀。復發
> 　　　的相反詞。

● 假如我的孩子開始服藥，他必須吃一輩子嗎？

　　很不幸，沒有人知道你的孩子得吃多久藥、做多久治療，唯一能確定需不需要再繼續用藥的方法就是停藥，然後看看症狀會不會再回來（疾病是否復發）。對大多數疾病而言，比較謹慎的辦法是等病況穩定六到十二個月，再來評估是否要停藥。通常醫師也不建議直接把藥物拿掉，而是漸漸減量，同時也教你怎麼觀察孩子的行為是否有退步。這種減藥方法對青少年初發型憂鬱症來說特別實用，因為藥物可以慢慢停掉，而且一有情緒症狀再度出現的時候，又可以馬上把藥加回去。而且有些藥物突然停止時會產生戒斷症狀，這種逐漸減量的方法也可以減少戒斷症狀發作的機會。不過，一定要慎選減藥的時機，比如說，如果孩子吃了某種藥才好不容易進步，可是他還在求學階段，學業表現非常重要，此時聰明的辦法反而是先別嘗試停藥。

> 復發：疾病再度發生或惡化。是緩解的相反詞。
> 戒斷：快速斷藥後產生的心理、情緒或生理反應。

🔮 藥會不會吃到成癮？

藥物成癮和藥物依賴兩者間有很大的不同。小孩吃了治療藥物並不會成癮，因為他們不會因此太興奮或是因而改變行為，想找更多藥來滿足自己的不當習慣。藥物**依賴**的小孩則是自己不願意停藥，因為害怕停了藥，症狀會再出現。我們要知道，依賴的情形的確可能會發生，但卻未必是件壞事。孩子和家長其實也都很依賴周遭的很多人和事，像視力不好的人必須依靠眼鏡、人們天天開車上班、木匠的工作需要工具，而每個人也都依賴著朋友和家人。至於吃藥問題，大部分服藥的人最後會認為吃藥有效而安全，會有助於減少令人痛苦的精神症狀。

阿比蓋爾這個十五歲的女孩就是個典型合理依賴的例子，她雖然成功擊退了物質濫用，卻還是深受憂鬱症所苦，每天兩次服用 75 毫克的 Effexor 後，她的情緒改善了，和同儕、家人的關係還有學業表現也都有進步。她告訴我，她很擔心我會在她覺得好點以後就停藥，因為她不想再回到以前那個不知所云、亂七八糟的樣子，可是又很擔心會一直需要吃藥；不過在症狀消失一年後，藥物慢慢減量，而她的情形仍然維持得很好。

我看過很多患有強迫症、妥瑞氏症，還有焦慮症的年輕人都有相同的不安。雖然沒有相關資料證明，但我觀察到小孩或家長常常內心很清楚什麼時候藥物可以減下來，這個時候也正好是孩子不再需要吃藥的時候。因此，雖然這種擔心很常見，可是只要和醫師好好談談，問題就很容易解決。

比較嚴重的問題是藥物成癮，如果家有兒童服用的是中樞神經刺激劑（Ritalin、Dexedrine、Concerta、Adderall）或 Valium 類藥物（benzodiazepines，如 Klonopin、Ativan 等等）之類的管制藥品，家長特別會擔心。雖然這些藥物有濫用的潛在可能，但是小孩對自己的用藥產生成癮

51

的機會非常小。院內或其他地方偶爾會有一兩個小孩拿這些治療用藥來嗑、來吸，或者大量吞食想得到快感——有個兒童個案就曾經把 Ritalin 錠劑弄碎吸食——但是，只要你注意孩子的用藥，持續觀察他的狀況，就可以避免這種問題發生，就算不幸真的發生成癮問題，你也可以早些察覺、早些處理。

> 管制藥品：衛生署列為有可能成癮的藥品。

服用這些藥日後會不會引起藥物濫用？

很多家長最怕的是，孩子現在吃精神科藥物，日後就比較容易濫用毒品。如果孩子服用的是管制藥品，像 Ritalin、Metadate、Concerta、Dexedrine、Adderall（中樞神經刺激劑）或是 Valium 類藥物，家長會更擔心。截至目前，沒有任何長期追蹤或個案研究能證實這個假設。事實上，最近有個研究仔細檢視過全球相關文獻，而且發現如果用刺激劑治療注意力不足過動疾患的孩子，反而會把他們未來藥物濫用的機會**減掉**一半。

如果這些服用精神藥物的孩子長大後真的濫用毒品，通常也是他本身的疾病或生活環境讓他比別人更容易有毒品濫用的問題，比如說一個有品行疾患同時合併憂鬱症、焦慮疾患或過動症的青少年，因為本身有品行疾患的問題，日後自然就容易吸毒。有個十六歲男孩五年來服用 Strattera，於是注意力不足過動疾患控制得不錯，可是由於他有品行疾患，在其他很多治療方式都用過之後，屢次違法的情形仍然沒有進步。最近他開始天天吸食大麻，有時還用迷幻藥 LSD，他父母懷疑他之前用的中樞神經刺激劑造成他現在的藥物濫用，但我仍然認為他本身的品行疾患才是背後真正的推手。

> 安非他命類藥物：屬於中樞神經刺激劑，化學結構類似麻黃
> 素等天然物質。醫學上用來治療注意力不
> 足過動疾患、猝睡症，以及憂鬱症。

　　另一個導致物質濫用的常見原因是生活在毒品氾濫的環境，比如一個天天吸大麻也不算怪異的學校。如果家長也用非法藥物，那孩子不但遺傳到這方面的危險，也會學到壞榜樣；相反的，如果父母一向照醫囑服用合法藥物，就是孩子的好模範。

　　最後，如果完全沒把孩子的病控制好，以後他就很有可能產生藥物濫用，有個關於注意力不足過動疾患兒童長大後的研究，就可以證實這點。未治療的精神或心理問題常常會讓小孩品行變差、情緒低落、成績不佳，而這些都會讓他日後比較容易毒品上身。想想看若是高血壓不治療，可能日後容易導致中風，雖然高血壓本身不致命，可是血壓控制不理想的話，幾十年後可能有嚴重的併發症。同樣的，孩子目前的問題看起來或許不很嚴重，可是如果不治療，可能會引起一連串的有害反應，累積起來反而會讓他到了青少年時染上毒癮。

這些藥會不會只是掩飾根本的問題？

　　你這個疑慮很有道理。我們都知道小孩一直發燒的時候，光給普拿疼是沒有意義的，所以很自然你也會擔心，精神藥物是否只是治療症狀而忽略了疾病，結果最後對孩子造成傷害。但很遺憾，大部分疾病根本的生物「核心」是哪裡出了問題到現在還不清楚，所以我們能做的也只能是直接治療症狀而已。一般來說，我們都知道藥物可以很有效地減輕這些讓人什麼都做不好、沮喪得不得了的精神症狀，至於不治療時症狀會多痛苦、影響生活多巨大，那就不必提了。那假設我們可以根治核心問題，是不是可以完全解決孩子一開始因疾病所造成的損傷？答案是通

常沒辦法。即使是身體方面的疾病，就算之前的病因完全矯正了，疾病造成的影響還是在，好像含高量脂肪的食物會讓心血管容易塞住，就算知道有這個危險以後馬上改正飲食習慣，已經塞住的血管還是需要藥物治療。

核心疾患：根本或主要的問題

　　大部分家長問我這個問題的真正意思是：「這些病會不會其實是某些衝突引起的，需要心理治療才會好？」我通常會告訴他們有些病跟遺傳有關，甚至和影像掃描照得出來的大腦病變有關，所以只用某一種談話治療不可能把病連根拔除。如果孩子的情緒、行為困擾和早期的環境問題有關，或是他的某些症狀是被嚴重創傷或其他壓力所誘發出來，那麼心理治療的確可能有幫助，可是常常也要等到藥物改善症狀之後效果才會出來。在症狀消失之前，有些孩子根本也沒辦法好好參與心理治療。可是如果找得到明顯的壓力源，比如說像在學校有學習障礙或被同學捉弄，我們第一件該做的事反而不是給藥，而是先去除這個壓力；如果有些持續或無法解決的問題存在，或許就得考慮轉學。如果你很擔心醫師忽略這類壓力源、忽略某些潛在的人際衝突，試著問醫師可不可以選擇心理治療。對很多個案來說，藥物和心理治療兩者都是需要的。

如果我們選擇不讓孩子接受藥物治療，會發生什麼狀況？

　　我們之前談過，用藥與否要考慮的因素很多，最重要的是疾病的種類和對孩子生活的影響有多嚴重。會讓你對藥物治療猶疑不定的原因，應該是擔心如果其他治療都沒用，那麼把病丟著不管它可能會發生的後果吧。我們不難想像，如果病沒治好，長期下來孩子可能會有多嚴重的

行為偏差，又會承受多大的無助。你試著回憶自己的童年看看，許多不愉快的往事一定會想起來，簡而言之，壞事會跟著我們一輩子。有些多年來生活在憂傷裡的成年人替我們證明了這點，他們在年輕時的焦慮不曾被診斷、治療，至今才發現自己原來無謂地痛苦了許多年；而且如果沒把病治好，除了情緒低落，孩子們的學習表現也會很不好。這些社交、學業等等的退步常常從兒童時期就開始，而且一直跟著他到成年。例如有注意力不足過動疾患的孩子，就常常說自己很沮喪、很沒自信，這是因為在校成績一直都太差了；躁鬱症病童如果不治療，可能比較容易自殺、傷人，有精神病的孩子如果不治療，則腦部功能可能會退步。所以對孩子來說最有利的辦法，理所當然絕不是把這個已經明顯造成損害的問題給忽略掉。這個決定非常重要，所以在確定之前，你可以問問自己，願不願意讓孩子試試看這個真的可能見效的藥物，畢竟如果不需要，醫師根本不會建議用藥。

　　很可惜的是，那些證明藥物有效的文獻多半都只是短期、大約六到八週的研究，所以我們還得繼續觀察在疾病受到適當控制的狀況下，隨著孩子的成長，他們的生活品質是不是也會跟著進步。我們從兒童憂鬱症的研究中發現，沒有治療的憂鬱症可能有較高的自殺率，所以專家們也推斷，若是好好治療的話，或許可以減少這些悲劇的發生。注意力不足過動疾患是目前為止蒐集到最多長期資料的疾病，我們也找到了許多令人振奮的資料，其中一個最近的研究就發現，長達兩年的追蹤後，Ritalin 可以幫助孩子在很多方面都能比較健康。還有個持續多年、由政府資助的研究也顯示，在治療過動兒的多種方法中，藥物是長期治療不可或缺的；紐約也有研究者發現，服用中樞神經刺激劑的過動兒和不服藥的相比，前者在成年後的犯罪和藥物濫用狀況都比較少。

　　其他的疾病雖然比較缺少類似的有力證據，家長也不必灰心。很多其他需要長年服藥的疾病也都有這樣的兩難困境。比如，即使醫師二十

年來很積極地鼓吹控制血糖，研究者也一直到最近才發現長期密切控制血糖可以減少糖尿病對成長中孩子身體的損害；同樣也是最近的研究才知道，穩定的血壓和血脂對減少心血管疾病的發生原來有多大的幫助。在這兩個例子中，藥物的短期效果就足以讓醫師認為需要治療，同理，在兒童發展學和精神醫學的概念中，治療精神疾病可以直接（例如，憂鬱症的自殺）或間接（例如，物質濫用）減少一開始的障礙可能對未來生活造成的問題。

● 藥不是很貴嗎？

是很貴，這也是另一個不能三言兩語就解釋清楚的問題。我承認有些藥費很高，但是高藥價大部分似乎跟製藥工業的成本密不可分。藥廠自陳藥價的訂定是根據藥物的研發經費，還有研發過程中用在製成、品管、法規及銷售的花費而來。了解藥物研發的耗時耗錢可能會有幫助：藥物的專利權大概是十七年，平均來說一開始的實驗室研究階段要用個三五年，然後再耗上四五年做人體試驗，完成這整個過程到藥物上市就得花個一兩億美元，然後如果穩定成長，接下來藥廠可以有五到十年時間，沒有比這個藥更便宜的非專利藥上市。所以，在這麼短的時間裡，藥廠得賺回研發和銷售過程的成本，還得賺些利潤。這些事實際做起來還比寫的更複雜。想少花點錢的一個辦法是注意是否有新的競爭對手，所以記得提醒藥師，如果有新的、比較便宜的廠牌，一定要告訴你。

● 如果我們的保險內容不支付處方藥物，我們怎麼有辦法處理這一大堆藥的天價？

還好，現在很多保險都納入處方藥物，事實上，我建議我的病人家長選擇支付藥物的保險，不管我和那家保險公司有沒有合約。藥價可達每個月二十到四百美元，如果孩子的精神科醫師開的處方不被保險公司

接受，你可以考慮找孩子原本的小兒科醫師再重開一次藥，通常只要有病歷或轉介信函寫清楚精神科醫師目前的診斷和治療方法，小兒科醫師都會願意考慮這麼做。如果你是自己付錢買藥，注意不同廠商的價錢不同就會很重要，大量買入（比如說一次買個一百顆而不是三十顆藥）可以打折，買高劑量的藥（比如說買一顆 100 毫克而不是買兩顆 50 毫克）也會比較便宜。要避免把錢花在不吃的藥上面，也就是說第一次服某種藥時，只要先領部分藥物就好了，這樣如果孩子因為副作用而停掉這個藥物，也比較不浪費。最後，你可以用某些非專利藥來取代比較貴的專利藥物。如果藥費還是昂貴到讓你負擔不起，有些藥廠會提供一些免費的試用機會，你、醫師或診間的工作人員都可以向藥廠詢問進一步的資料。

第二章

 使用精神藥物前的評估：找出問題的癥結

外科醫師如果不清楚病人哪裡病了就不會輕易動刀，而精神科醫師也要確定孩子的精神心理問題之後，才能開立藥物或其他治療處方，而要得到可靠診斷的唯一方法，就是透過對孩子的狀況做專業評估，甚至很多情形下還要再加上評估整個家庭的情形。

精神藥物學的評估可以包括很多方面，必須視孩子的個別狀況而定。或許你的孩子已經完成了其中某些部分，也可能你剛問過小兒科醫師，才要開始計畫下一步；當然你也可能已經由孩子的學校或小兒科醫師轉介給精神衛生專業人員。孩子接受診斷評估和治療的順序，以及你要接受哪一類臨床工作者的服務，都跟你住的地方、當地的精神醫療資源、保險內容有關。雖然你可能不一定用得著以下的資料，我還是會試著回答所有家長最常問的問題，這範圍就很大了，包括：「怎麼樣才能找到最適當的醫師做評估？」「評估包含了哪些方面？」「我們要怎麼讓孩子準備接受評估？」還有「我們大概會得到什麼結論？」

當然以目前的情況來說，收費問題一定會被問到，你最好心中有個譜。耗時一兩個鐘頭、由醫師進行的基本評估，平均收費約兩百到六百美元；額外的心理測驗可能需要八百美元，神經心理衡鑑可能要價到一千二百到二千五百美元左右。所以，如果醫師建議你額外做這些測驗，記得先跟保險公司聯絡確定是否有給付。

身為家長，你必須盡量提供任何可能影響評估的資訊，所以在醫師詢問時，必須盡量提供孩子的症狀和病史。當然，你應該要對治療有合

理的期待，也要熟悉最後醫師建議孩子使用的藥物有哪些用途和副作用。既然接下來你接觸的就會是這方面的專家，評估其實是蒐集專家知識很好的開始，所以，就把評估當成積極和孩子的精神科醫師互動的起點吧！

兒子有明顯的憂鬱問題，我們的小兒科醫師給了我們兩個可以詢問的人選，一位是兒童精神科醫師，另一位則是兒童心理師。我們不想浪費時間，可是又不知道怎麼選才好。所以，該先問誰呢？

如果孩子的憂鬱看起來不嚴重，可能心理治療就是個好選擇，這時你大概可以先找心理師。如果評估的過程讓你頗為信任這位心理師，你就可以選擇讓他主導孩子接下來的治療。如果憂鬱很嚴重，可能就需要服用藥物，那麼你就會需要一位有資格開立藥物處方的人。我們在前面討論過，很多碩、博士級的兒童心理師的確是初期診斷評估的選擇之一，但是如果非用藥物不可的話，應該一開始就由兒童精神科醫師介入比較好。

當然你的決定有一部分還牽涉到實際問題，比如說你的保險合約包括哪些專業人員；其他的考慮因素還包括治療者診所或工作室的地理位置，以及如須轉介時附近有沒有相關的資源。幫你轉介的小兒科醫師應該能提供你有關進一步轉介的建議。

🔮 我家十二歲女兒突然開始提到她聽到的「幻聽聲音」，於是我們趕緊帶她到小兒科求診，醫師評估後說她沒什麼問題，大概就只是壓力大了些，他還建議我們如果需要的話也可以帶去給心理師看看。我們應該照著做嗎？

　　當然你應該馬上找人評估孩子的問題，不過我的建議是請小兒科醫師轉介給兒童精神科醫師。現實感障礙和情緒起伏通常代表問題很嚴重，大概至少也需要評估是否要吃藥。如果你家的小兒科醫師沒有認識的兒童精神科醫師，另一個資源是 American Academy of Child and Adolescent Psychiatry in Washington, DC（**譯註：在台灣可以上台灣兒童青少年精神醫學會網站尋找資源**）。或者，你也可以考慮問問學校輔導室或學校心理師，是否能提供兒童青少年精神科醫師的名單。

🔮 女兒多年來有各種行為和情緒問題，也固定和學校心理師會談，可是現在學校建議我們尋求專業評估。我不太清楚這是什麼意思，專業評估裡到底包含了哪些東西？

　　學校的建議可能是要通知你們，之前對令嬡做的所有努力現在大概都已經幫不上忙了。對於醫學的所有領域都一樣，治療疾病或障礙的第一步是先弄清楚哪裡出了問題，現在學校就是鼓勵你們這麼做；而且在確定問題的根本是什麼之前，也不應該進行藥物或其他任一種治療。

　　至於評估包含哪些，我只能說，沒有一定的內容。診斷過程或檢查內容在每家醫院都不同，不過一定是一種持續的過程，因為這個階段所得的資料會決定下一步要做些什麼，而這所有評估的主軸，就是希望找出來哪裡有問題。每個孩子都有自己的生活環境，所以診斷過程也要檢

視環境對孩子的衝擊、孩子的問題影響環境的程度（比如說是否已經打亂家庭生活），以及這個問題與環境的交互作用（比如說對學校成績的影響）。

精神藥物學的評估和其他精神評估一樣，其中有很大部分是確立診斷，不過相信你和評估者都要先確定孩子並沒有其他嚴重的身體或神經疾病，也要確定一旦考慮用藥，孩子沒有心臟病或癲癇等等可能會影響藥物安全的問題。對於這方面，通常最基本的是由具備精神醫療經驗的臨床醫師（比如對這些病童特別有興趣、經驗的小兒行為及發展科醫師，或者是兒童精神科醫師），進行一兩個鐘頭的檢查和會談，其中包括和家長討論，以及觀察並和孩子談談，當然這部分通常身為家長的你會在場。整個討論過程中，醫師應該要檢閱從孩子學校送來的資料，包括之前的治療和相關的議題。

表 2 列出其他可能的評估部分。孩子可能需要更完整的診斷測驗，比如結構性診斷會談，也就是仔細客觀地評估所有可能影響孩子的精神狀況，這種會談常常只有教學醫院或醫學中心才能提供。你，或者學校，也可以填答某些量表，像康納氏評量表（Conners Rating Scales）、布朗分心量表（Brown ADD Scales），及兒童行為檢核表（Child Behavior Checklists）。醫師也可能建議進行某些認知衡鑑，比如魏氏智力與成就測驗（Weschler Intelligence and Achievement Scales）。社工師也常常會和醫師合作，協助了解家庭動力模式（可能導致或惡化孩子行為問題的互動方式），也可以幫忙弄清楚是否有虐待或疏忽兒童的狀況。

事實上，你的孩子未必一開始就需要接受以上提到的所有評估，而是視他的狀況揀取需要的部分，在數月甚至數年之間進行這些評估。孩子成長的過程中，隨時可能發生新的問題或症狀，因此需要再度評估或用到新的測驗。舉例來說，孩子的學業表現達不到他智力水準的時候，就可以重新安排測驗來了解是否他的情況已經和之前不同了。

我什麼時候該求援？

如果孩子有任何以下的症狀，請找專業人員評估：

- 自殺或自傷的可能
- 威脅要傷害別人
- 脾氣嚴重失控或暴怒
- 幻聽或幻視（聽到或看到不存在的東西）
- 明顯的退縮或孤立
- 沒有身體疾病，體重卻很快下降
- 嚴重的物質濫用
- 暴食及／或清除（催吐）食物

表 ② 使用精神藥物前的評估內容

測驗	理由
家庭評估（與社工會談）	釐清家中是否有會助長孩子問題的互動關係；建議某些個案可以有一位家庭治療師
心理社會和學校評估（與老師或輔導人員接觸）	評估孩子和同儕之間的關係、學業和校內行為表現
心理衡鑑（心理師進行）	有很多測驗可以評估孩子的情緒及認知（思考）功能；如果有非精神疾病引起的學習問題時，就建議進行心理衡鑑
神經心理衡鑑（由心理師進行）	這是很昂貴又很仔細的檢查，焦點在評估孩子的思考或資訊處理能力
結構性會談（評估者不一定）	使用比較仔細設計的問題來確定病史，只有某些醫療機構才提供
身體評估（由小兒科醫師進行）	基本理學檢查和實驗室檢查；用藥前，或是懷疑問題是身體疾病造成時，建議使用
藥物評估（由醫師進行）	提供完整的病史，還有孩子過去和目前的情緒和行為問題；負責仔細統整以上所有的評估結果

＊上表提到的是可以評估行為或情緒疾病病童的有力工具，但是每個個案事實上接受的評估過程依據地域、醫療機構的種類、孩子的生長環境，可能會有頗大的差異。

　　雖然像我一再提到的，每間醫院都各有不同，但我們還是可以來大概看看這個發生在我門診的典型經驗：第一次來到我們門診，家長們必須完成一份問卷，裡頭涵蓋了關於孩子的各個面向，如目前的困擾、學校課業狀況、是否有法律問題、過去接受過的治療等等。然後家長會和社工談談（當然孩子不在場），大概花個一兩個鐘頭討論家人擔心的事、家人和孩子的互動，也同時提供家長心理上的支持，甚至進一步視狀況需要轉介給家庭治療師。

　　接下來，孩子和家長開始接受測驗，其中包括由受訓過的臨床助理（有些醫學中心是由心理師）以結構性精神科會談的方式，和家長之一會談（如果孩子已滿十二歲，就和孩子本人會談），這種會談囊括了所有可能精神疾病的所有症狀，最主要也是想找出幾個需要考慮的診斷；孩子將會接受的則是簡式認知測驗，目的是要初步地大略評估孩子的學習障礙、一般智能，以及在哪些方面表現比較不理想。有了這些基本資料和過去病史後，醫師就開始和家長與孩子一起會談，首次大概一個鐘頭。平均起來，在本院的所有評估大概要兩個月才能完成，如果在過程中有新的發現或想法，比如說懷疑可能有癲癇之類的身體問題，我們就會把孩子轉介給適當的醫師追蹤並協助診斷。同樣的，當我們認為應該先用心理治療作為第一線的處理方式，如果沒有效或者狀況更糟才用到藥物治療時，我們就會把這樣的個案轉給可以提供協助的治療師。

　　至於你的情況，看起來令嬡的學校是要幫你轉介至某個或某些可以好好幫她評估的專業人員，所以記得問問那位評估者，你大概可以從評估內容知道哪些事情。

從評估中我們可以知道哪些事？

　　在用藥前最基本的評估中，臨床醫師必須花一兩個鐘頭仔細蒐集孩子、家人，還有生活環境的病史，這種面對面的會談是所有評估方法都

需要的。透過面談，醫療工作者可以完整地了解目前的問題和症狀，同時也能了解之前孩子為了這些問題接受過哪些治療。

　　家族史和孩子的發展史不可或缺。如果家中有人曾被確診或懷疑可能有精神疾病或物質濫用問題，這樣的紀錄可以提供醫師很有用的線索來找出孩子哪裡不對了。比如說，若父母有強迫傾向，孩子常常患有妥瑞氏症；反之亦然。同理，酗酒父親的孩子很容易罹患某些精神障礙，包括酒癮、注意力不足過動疾患，以及品行疾患；至於患有焦慮、憂鬱或躁鬱症的父母，生下的孩子也比較容易有這方面的疾病。

　　孩子從出生到現在的完整發展史可以提供許多有用的訊息，例如，你可以藉此很精確地指出各種症狀開始的時間，而這些時間點又可以幫你弄清楚到底這些「症狀」是發展中的正常情事，還是疾病形成的前兆。你也可以從這些資料中發現孩子可能有發展疾患，如自閉症，還有某些分離焦慮。

● 我們如果要找醫師評估，甚至可能也幫我們治療孩子，那應該要找怎樣的醫師？

　　當你選上一位醫師，就必須信任他給孩子的診斷和照顧，所以你的確有權利了解他的能力。因此，不要害怕問他的資歷或經驗，如果他因此生氣，你反而還得特別警覺。不過，通常醫師會很高興回答你這些問題。底下列舉幾個問題，可以幫你大概了解醫師的觀念、所受過的訓練，以及經驗：

- 「你以前治療過幾個和我孩子一樣的小朋友？」
- 「你的治療計畫會用到哪些觀念和方法？」如果回答只有宗教思想或是太守舊，就應該提高警覺。切記，醫療的基礎是科學，而不是哲學或不可動搖的某些信仰。
- 如果醫師是在醫學中心執業，可以問：「你的次專科或比較擅長

的領域是什麼？」

· 你受過的訓練（學位、一般醫學訓練、住院醫師訓練）有哪些？

· 對於精神科醫師，可以問：「你是兒童精神醫學方面的專科醫師嗎？」

· 「如果病人需要住院的時候，你是否有熟識的醫院可以轉介？」

· 「你的內科、神經內科，或者小兒科的訓練背景如何？」

· 「你執業幾年了？」

　　藥物治療過程中最讓人焦慮不安的，應該是第一次去找醫師評估的時候，因為這時你必須面對很多重要的議題，包括診斷和預後。除此之外，或許你還要決定孩子之後要吃哪一種藥，畢竟你在倫理和法律上都得替孩子負責，所以你就有主導權選擇之後的用藥。如果這些重擔沒有打倒你，想想你還得像個藥劑師一樣監督用藥狀況，甚至也得千方百計哄騙或甚至利誘孩子定期看診、檢查。身負如此重責大任，你會需要密集和醫師接觸，才能有效地調整藥物，所以最好能找到一位可以在評估後繼續追蹤孩子進展的醫師，也就是說，選擇評估者的時候可以考慮看看，選定的人是否能繼續追蹤孩子的情況，還有你是否願意繼續規則地和這位醫師合作。

> 診斷：孩子的問題所在。
>
> 預後：隨著時間過去，疾病和病人的狀況可能會有哪些變化。

🔘 **目前孩子的小兒科醫療團隊中包括了幾位專科護理師，我們要求小兒科醫師幫我們評估孩子的行為問題時，他建議我們去找其中一位護理師。這些護理師能像我們本來的小兒科醫師一樣有資格做評估嗎？**

護理師有學士學位，也曾接受過其他專門科目的進階臨床訓練，並和醫師一起工作，在醫師的指導下處理比較複雜的個案。通常這些專科護理師可以開藥（譯註：在台灣，護理師不能開藥），當然開藥的權限或許和所在地區有關。他們在臨床工作中扮演的角色日益重要，而且我們也愈來愈依賴他們來診斷並治療某些兒童及青少年精神疾患。醫師有好有壞，這些專科護理師也有好壞之分，所以你還是要好好跟這位護理師談談，了解他受過哪些訓練，有多少治療兒童的經驗。

🔘 **診所有位人員交給我一個很長的表格，要我從學校那裡取得相關的資料，不過為了保護孩子的隱私，我們能不能先瞞著學校？**

在了解孩子的病史和目前狀況的過程中，他的學業表現和同儕關係是很關鍵的兩個面向。學校或幼稚園、托兒所可以提供這些方面很重要的訊息，所以醫師如果想要正確的判斷，一開始就會需要這些資料。但保護孩子的隱私也是對的，有關病人的資料，醫師應該要嚴格保密。學校也應該要保密處理這些診斷和治療的資料，可是他們有時候就是做不到這一點。通常我會要求家長簽名同意之後，才把孩子的資料轉給學校，可是既然你也不能確定之後是誰追蹤孩子的學校生活，我會建議家長不要把所有的評估內容都告訴校方。校方沒有必要知道跟學校並無直接相關的評估資料，比較適當的反而是請負責治療的醫師簡短地寫封

信，列出主要的診斷以及要和學校溝通的原因，比如說孩子在學習上可能有哪些特別的需要，或是孩子目前服藥的狀況。

最近剛修訂的隱私權相關法律已經開始限制學校和家長之間的資訊流通。很多州都規定，學校職員或教師不可以建議家長說孩子可能有問題，該去接受精神狀態評估；在藥物嘗試的過程中，校方也不能提供他們所觀察到孩子的情形。顯然，這代表了和過去比起來，現在孩子的隱私更能受到保護，但這也意味著，家長和學校要為了孩子的心理健康通力合作就會大大受限了。另一方面，如果你能授權學校和長期照顧孩子的醫師之間的所有溝通，你就不會遇上這個問題。

至於評估者可能需要跟校方了解的事項，請記得在電話預約看診時也先列個清單。

不管是社交或是學業方面，不良的表現對孩子的自信和未來的成人階段都可能有毀滅性的影響，這也是大多數學校在發現孩子有學業或行為困擾時，會很積極通知家長的原因。而且事實上，很多孩子一開始就是經由學校轉介去接受評估。課業和同儕關係上出現問題的時機，可能就是診斷的重要線索，比如有長期的學習困難可能有注意力不足過動疾患的問題。相反的，如果孩子的成績突然變差，可能表示有創傷（創傷後壓力症候群）、適應不良（對壓力的持續反應）、嚴重憂鬱、物質濫用，或是雙極性疾患；而在某些課堂上才有學習困難的話，可能透露著師生間發生衝突或是孩子有些學習（如閱讀）障礙。

的確你也可以提供你對孩子人際世界的看法和了解，可是孩子畢竟大部分的時間還是在學校，通常他和同輩或成人的社交舞台也大都在這裡；藉著提供孩子人際關係的資料，校方可以告訴我們更多線索來判斷到底哪裡出了問題。

和正常的同儕團體有穩固的人際關係對孩子來說有正面的幫助，但自閉兒或廣泛性發展疾患的小孩常常無法和他人建立有意義的人際關

係。自閉兒可以和其他小朋友一起玩，可是卻沒辦法和他們直接互動：八歲大的喬伊就是這樣，當別的小孩都在玩小汽車的時候，有自閉症的他雖然也在玩小汽車，卻從不會跟其他孩子直接互動，不會去撞別人的小汽車，甚至不曾對著人家的小車子按喇叭；憂鬱的孩子可能會躲開人群，把自己孤立起來；焦慮的孩子則可能拒絕接觸新的同伴。學校除了可以描述孩子現在的人際關係，還可以告訴我們他的人際關係有沒有什麼變化：過去很外向、現在卻變得畏縮的孩子，可能正受憂鬱症所苦，而一個從不和同學或家人互動的孩子可能有自閉症的問題。

🎱 我得自己去跟學校要資料，還是醫師會直接跟校方聯絡？

如果家長可以提供些有關學校表現的資料，不管是從學校或托兒所調來的有用資訊，都會幫上很大的忙。同理，學校所做的測驗以及最近孩子的進度報告也很有意義。我們也可以寄些表格到學校，讓校方填寫有關孩子的行為和學業表現情形；醫師可以好好利用這些資訊，給各種疾病相關因素打個分數。最常見的兩種教師在評量行為時可用的量表是「兒童行為檢核表」（針對許多行為和情緒問題）和「康納氏評量表」（針對注意力不足過動疾患）的教師評量部分；不過每位醫師對這些評估結果都會有不同的處置。比較省時的辦法是，在打電話約診時先問清楚需要哪些資料。

🎱 孩子要直接參與整個評估過程嗎？

對於醫護人員應該要和哪些家庭成員討論，有時會有不同的想法。有時在評估過程中，我們會需要與家長（或監護人）及孩子討論孩子的問題，以及可供選擇的治療方式。雖然直接和孩子會談很重要，但文獻顯示關於兒童的情緒和行為問題，尤其是對於十二歲以下的小朋友，家

長的報告會來得更精確。在我的執業經驗中，常常有小孩子雖然已經當掉了四科，每個星期還有三天放學後會被老師留下來，自己卻還是說：「沒問題，都很好啊！」

如果會談之外還需要心理、認知、神經心理等等測驗，顯然孩子應該親自參與。若想知道對這些測驗能期待些什麼，可以直接詢問醫師。

🔊 我要怎麼幫孩子做好評估的心理準備呢？

首先，孩子對於評估的態度左右著他可能需要做的準備，而且兒童和青少年聽到父母要帶他們接受心理衛生評估的時候，也可能有各種不同的反應。如果孩子反對，請記住，你一定是有很好的理由才會決定找人評估；我也建議你直接告訴孩子這個決定沒有討價還價的餘地。畢竟，最重要的是要讓孩子進入評估階段。

和孩子討論你的決定時，要誠實告訴他為什麼你覺得他需要接受檢查，當然，要用適合他年紀的解釋方式。不要怕提起你們碰到的問題，但要試著避免任何負面評論或指責，比如與其說「你給鄰居找太多麻煩了，所以我沒有別的選擇」，不如說「我知道你和朋友之間相處有些狀況，讓你很困擾」。

孩子對評估的接受程度也和他的問題形態有關：有情緒、焦慮、強迫以及精神病症狀的年輕人通常比較願意走進診間，因為他們比較能了解生活中的苦惱和某些思考問題有關。如果是屬於外化型的疾病，像對立性反抗疾患，那孩子可能會否認自己有問題，反而怪罪他人，也因此比較會拒絕接受評估。

孩子的反應也可能隨著年紀而不同。通常小一點的孩子比較聽話，但也可能有害怕醫生的正常反應。如果你知道你的孩子害怕打針，就可以事先告訴他，這是個「聊天的醫生」，不用打針。

青少年可能就比較麻煩，甚至可能故意睡過頭、放學後故意晚歸，

因而錯過和醫師約定的時間，種種作法就是要試著破壞你為他做的一切努力。再次提醒，簡短地和他討論他的問題可能有所幫助，可是如果講理不成，為了重要的評估過程稍稍賄賂他一下也情有可原。你不用講明這是交換條件，而是告訴孩子你很謹慎地選了這個醫師，相信整個評估過程不會太糟，當然也絕不是好玩的事，所以如果他能配合參與，事後會給他一點獎勵；視他的年紀和興趣而定，可以提議一起去看場電影或回家路上到玩具店走走。在青少年階段，疾病種類也和他的配合度有關，焦慮或憂鬱的青少年通常比較願意接受評估，而反叛或易怒的青少年就比較不聽話了。

　　不管小孩多大，你還是要有心理準備，他到了診間可能什麼話都不肯說。雖然青少年這種狀況比較明顯，但事實上所有小孩都不喜歡跟陌生人談論自己的問題。你可以跟他保證不管他跟醫師說了什麼，都會保密。不過就算小寶貝堅拒和醫師說話，你也別太介意，單從觀察孩子就可以慢慢蒐集到可觀的資訊，而且評估者要下結論前，不會只憑第一次印象。所有的專業人員都曉得孩子在診間裡的表現和在家、在學校，或和朋友一起時通常不太一樣，所以他們也不會完全依賴與孩子面對面接觸時看到和聽到的資訊。

　　除了要孩子接受專業評估，幫助孩子度過整個過程的最好辦法，就是確定你自己了解也坦然接受接下來會發生的事。生命中遇到這樣的困境，家長和孩子都會很慌張，這些恐懼和懷疑可能一起發生，也可能不同調，但無論如何，如果你不能用可靠的知識先讓自己放鬆點，也就沒辦法好好安撫驚惶失措的孩子了。

　　如果進行某些問題或測驗前沒有先說明目的為何，可想而知父母和孩子就可能會有負面反應。若是你不太確定測驗結果或你對某個問題的回答跟之後的確定診斷有什麼關係，也不太了解最後這些東西會怎麼幫助孩子，就先停下來問問醫師。記住，還沒弄清楚前不要再繼續受測。

有些家長和孩子事先並不知道測驗會包含所有面向，也不清楚我知道有些問題可能不適用於所有個案；若以這樣的情形接受測驗，他們就有可能會被有關孩子的精神和情緒狀態的某些問題激怒。我也碰過有些孩子在接受電腦斷層掃描或核磁共振時非常躁動；這些檢查雖然沒有侵襲性，但其實有些小朋友（甚至大人）還是會有類似幽閉恐懼症的情形。

評估過程有包括身體檢查嗎？

這就要看看之前小兒科醫師做的檢查夠不夠完整，有沒有包含所有精神科診斷和精神用藥前評估需要的所有項目。一般來說，所有可能需要用藥的孩子都應該接受小兒科醫師完整的體檢，包括一般身體檢查，目的是要確定：(1)孩子身體狀況良好；(2)目前並沒有潛在的身體疾病（如甲狀腺功能低下）導致或惡化孩子的精神疾病；(3)孩子沒有嚴重內科疾病，比如心臟病，可能讓藥物的使用更加複雜化。

不管有哪些內科問題，都要記得告訴評估孩子狀況的精神科醫師，特別是和精神疾患有關的神經科或其他病史等等，都要弄清楚。另外，任何之前或現在的內科問題，只要可能會讓孩子在服藥時產生危險，就應該讓醫師知道，比如心臟病、骨髓疾病、肝臟疾病，都包括在裡頭。

評估者建議我們做「心理衡鑑」，其目的是什麼？

轉介孩子給另一位心理師做額外測驗的原因有兩個：(1)懷疑有不是由精神疾病所導致的學習障礙；(2)目前所知的資料不足以讓評估者下診斷。從某些認知測驗可以看出閱讀或數學等特定的學習問題；人格問題、區辨現實的問題，以及某些焦慮狀況，可以經由**投射測驗**揭露出來，這類測驗包括了有名的羅夏克墨漬測驗等等，可以幫助了解孩子到底是哪兒不對勁。

目前心理衡鑑要價大約五百美元，其中包含測驗孩子的思考過程和

智力（認知），以及其他可以檢視孩子如何看待自己、看待自己與他人、自己與環境關係的羅夏克墨漬測驗及其他投射測驗。

🔘如果孩子的腦部有問題，難道不需要做神經科檢查？

不一定需要。舉個例子，我們知道注意力不足過動疾患是由於腦部失衡所造成，不過單從行為量表顯示出的特定症狀，通常就足以診斷這個疾病；相反的，對於有明顯幻覺的孩子來說，我們卻常常要做完整的檢查，包括抽血檢驗。

如果醫師懷疑孩子有某種癲癇發作，可能會安排腦波，這種不痛的檢查可能會要求孩子（當然還有勇敢的家長）整夜不睡，這樣檢查中那段需要睡眠期的時間才能睡著，因為異常的腦波活動常常會在睡眠中顯現出來。

> 腦波：用來測量腦部電氣活動的檢查。

你的醫師也可能考慮到腦部構造是否天生就有問題（先天畸形），或者腦實質是不是有什麼進行性的變化，縱使這些病變在兒童及青少年身上都很少見，但是若要區別是否有動靜脈畸形、腫瘤、腦梗塞等疾病時，腦部攝影還是很重要。

主要的腦部掃描有兩種：腦部電腦斷層掃描和核磁共振，這兩種對兒童青少年都很安全，但即使不痛，很多孩子卻會在檢查室裡出現幽閉恐懼，或者因為裡頭的敲打聲響而變得很焦慮、煩躁，我就有不只一個病人在掃描室裡出現恐慌發作。你可以先跟孩子談談這個檢查機器是什麼、會怎麼進行檢查，也要先知會技術員有關孩子對檢查的看法，還有他可能有哪些反應（比如揍技術員）。有時候，我們也需要使用一些輕鎮靜劑，從抗組織胺到較強的像Valium類藥物或其他鎮靜劑（如Chloral hydrate），以便孩子不至於在檢查時亂動得太厲害。

> 電腦斷層掃描：使用Ｘ光給身體和腦部拍攝精細的構造切片
> 圖。
>
> 核磁共振：一種不具放射線的檢查方式，跟斷層掃描提供的
> 身體和腦部構造圖比起來，解析度更高（意即圖
> 片更清晰），圖像也更多樣化。

醫師開立抽血檢驗的目的是什麼？

　　有很多因素會影響抽血的必要性。通常抽血的唯一目的，是要得到某些特別的資訊以協助醫師判斷孩子的疾病；重要的是，你要了解這個目的，才能跟孩子保證抽血有正當理由，特別是當你面對的是個怕打針的孩子，或者是你之前已經跟他保證過醫生不會幫他打針的時候。如果有必要，可以問問醫生有沒有兒童比較容易理解的一種說法，以便給孩子多一點心理準備。

　　比如說，有行為障礙的孩子可能會被要求檢查轉銅素（ceruloplasmin）或血中的鉛濃度，因為鉛中毒可能引起行為和智力障礙，而轉銅素升高代表一種可以治療的代謝性疾病**威爾森氏疾病**（Wilson's disease）。至於甲狀腺素過高或過低，也都會導致或惡化孩子潛在的行為或情緒問題。同樣的，基因檢驗可能會找出某些比較罕見的疾病，像Ｘ染色體易裂症（fragile X，會導致智能不足），而代謝檢驗可以協助診斷某些可能影響精神健康的代謝性疾患。但是，雖然我們一直在努力尋找，家長也都引頸盼望著，但目前**並沒有任何一種抽血檢驗能診斷出我們可以治療的兒童及青少年精神疾病**。

🔍 我們怎麼知道醫師建議太多測驗了？

　　跟所有其他內科檢查一樣，重要的是我們要了解醫師安排的所有檢查應該是為了幫助釐清病情、治療疾病，而不只是為了避免醫療糾紛、為了學術上的興趣、未經同意的研究，或是為了打平醫院或診所的收支。例如，特殊的神經心理衡鑑收費可能高達一千二百至二千五百美元，應該保留給那些基本心理衡鑑不足以評估的複雜學習障礙個案；同理，開立實驗室檢查也應該要有合理的原因。舉個例子，有些診所會建議給孩子的腦部和血液做些「生化分析」，而這些耗費可達一千五百美元之多的檢驗，甚至可能還沒經過科學驗證，對診斷也毫無用處。所以我再次重申，避免無意義檢查最好的辦法，就是一項項問清楚「為什麼需要做」。

　　如果醫師開了很多昂貴檢驗，卻花很少時間會談，你要特別當心。在診斷的功能方面，完整的病史詢問絕對是神經心理衡鑑無法取代的事。

🔍 醫師一直說孩子的問題是個「疾患」，而且重複提到某種叫 DSM 的東西，我們的小兒科醫師從沒說過這些名詞，它們到底是什麼？

　　疾患是一群有共通點的症狀或問題組合，而所謂的共通點可能是病因、病態生理、病程、預後或是治療方法。在評估過程中，醫師的主要（但非全部）焦點是找到一個可以囊括所有主要症狀的**核心疾患**。比如說，有注意力不足過動疾患的孩子可能有某些行為，像是發脾氣，但是這個疾患的核心問題是注意力不集中／分心、衝動、過動。孩子們的疾患可能還有後續發展（**後遺症**），所以分清楚疾病的核心特質與它所導致的結果，可能會有很大的幫助。有憂鬱症的孩子（憂鬱是傷心、易

怒、無精打采等症狀的核心）可能逐漸變得沒有自信，而「沒有自信」就不是所謂的核心症狀。

DSM 的全名為《精神疾病診斷與統計手冊》（*Diagnostic and Statistical Manual of Mental Disorders*），是由美國精神醫學會出版，敘述診斷出人類從小到老嚴重精神疾病的標準方法。這本手冊〔目前出到 1994 年第四版，*DSM-IV-TR*（2000）〕的原則是根據科學研究的兩個重要面向：效度（這真的是疾病嗎？）與信度（同一個病人由不同醫師看，診斷是否相同？）。這本手冊對精神醫學的重大貢獻，在於它承認了這套系統背後的「經驗法則」，而這點非常重要，因為畢竟精神科的診斷無法單靠實驗室和影像學檢查；另外，由於 DSM 中給每個疾患都賦予精確的定義，所以也給新的治療建議提供可靠的背景原則。舉例來說，假設一位醫師想閱讀有關精神分裂症的新療法，那麼透過 DSM，他就可以確定研究者所謂的「精神分裂症」跟自己所了解的精神分裂症是同一件事。

在評估會談中，醫師問的問題多到把我嚇到了，比如說他問我兒子有沒有想過要自殺。這類問題難道不會反而只是給他灌輸危險的想法嗎？

詢問有關自殺之類的這些精神醫學敏感問題，並不會無中生有地教壞孩子，事實上，如果能在安全的環境裡敞開心胸談論這些內心感受，年輕人常常反而會覺得是一大解脫（我之前提過，通常是有外顯行為問題，如品行疾患的孩子，比較沒辦法開放討論自己的問題）。就拿十六歲的席恩來說吧，他被帶來是因為他的小兒科醫師認為，他的無精打采可能跟憂鬱症有關。除了很多從沒跟任何人提起過的憂鬱症狀外，席恩還說自己想自殺已經快三個月了，可是他又覺得把這種事跟爸媽說很丟臉，而且自己也「怕死了」這種感覺。所以這次會談就像催化劑一樣，

不只讓親子之間更親密，也讓他的父母可以比較大方地討論他的憂鬱症，對於治療效果也可以評估得比較清楚。

　　十五歲的蘇珊當著父母的面告訴我，她已經去複製了槍櫃的鑰匙，打算下個星期就用槍把自己打死。我看過有些家長聽到我和孩子的問答，或是聽孩子說出他的憂鬱或焦慮感受、強迫症狀或幻覺時，嚇得呆住了。所以身為家長的你一定要記得，這些討論過程雖然可能讓你很緊張，可是也可能反而是救了孩子一命。

　　雖然這些問題聽起來都很直接，但背後這個稱為「精神狀態檢查」的過程卻是精神醫學中的基礎檢查，是基本會談不可或缺的因素，也是所有精神用藥評估的標準流程之一。通常這包括直接詢問孩子一些問題，了解他的感受，評估他的思考能力與思考過程。醫師可能會問孩子有沒有什麼特別困擾的事，是否很傷心或很生氣，還有是否聽到或看到一些別人聽不到、看不到的東西。有時候問題可能針對你；有時候孩子則是要做些簡單的算術題，或倒著唸出一組數字。不要為了這些問題發脾氣，再提醒你一次，有很多問題可能不適用於你的孩子。

　　精神狀態檢查也可能涵蓋評估過程中專業人員對孩子的客觀印象。當醫師在觀察孩子並和你們面談時，他的腦中可能正跑過這些關於病人的問題：他的穿著如何？說話的方式？現實感好不好？有沒有記憶喪失的可能？專心接受檢查嗎？他看起來會不會很焦慮或很憂鬱？他和父母、評估者的互動怎麼樣？不過，雖然這個檢查是個探索孩子感情與思考的很好時機，可是如果孩子不坦白，或者他在評估者前面看起來沒「問題」，你也不必太緊張；真正有實力的兒童精神科醫師會了解，孩子在會談中可能看起來一點困擾也沒有。

🌑 我們還沒收到醫師的最後報告，現在我很擔心醫師會說什麼問題也沒有，畢竟那天我家珍妮在診間裡的表現可說是再正常不過了！

　　當孩子和醫師真的碰面時，如果根本就沒有表現出症狀，很多家長就會很不安。請記得，疾患的症狀發生在孩子和環境之間的互動中，有些問題（比如學習障礙）就可能只發生在學校。想想看，心臟科醫師不會因為你爬樓梯才出現的胸痛在診間沒發作，就說你的胸痛不存在，同樣的，精神科醫師也不會只根據孩子在診間裡的表現就下結論。在醫院這樣的環境中，小朋友可能不會有不專心或過動的樣子，可是到了學校或家裡，就可能會表現出嚴重的注意力不足過動疾患，因而影響他的生活。同樣的，憂鬱的孩子可能在檢查時會拚命隱瞞，可是回家就崩潰了；受過創傷的小朋友可能大部分的問題都發生在深夜，而有精神病的孩子可能在醫師面前就是沒有出現幻覺。相反的，有些小朋友可能在評估時看起來比平常更糟，我也常看到孩子變得很暴躁易怒，其原因若非是在抗議看醫生這件事，就是因為來看我之前爸媽不准他先喝杯可樂。

🌑 我們終於讓孩子完成所有測驗了，可是現在醫師卻說他還不太確定到底是什麼問題，診斷真的這麼難嗎？

　　評估的目的本來主要就是要找出一個最接近的診斷，不過，有可能就醫時疾病才正要開始加重，也有可能正好孩子有不只一種疾病，這些狀況都會讓醫師很難篤定地確立一個病名。如果醫師說他也不很確定，那就問問他到底是哪裡讓他不確定。你也要記得，如果你觀察到某些被忽略掉的症狀，或是發現時間、環境變動後出現新的問題或是症狀加重，這些都是很重要的線索。

　　舉個例子，孩子的情緒疾患有時候不容易診斷，尤其是雙極性疾患。大人通常能說出自己情緒低落，也常有典型的悲傷反應；但有憂鬱症的孩子常常沒辦法清楚描述自己的感受，而且可能有一些令人迷惑的症狀，例如憤怒、脾氣不穩等等，而不是悲傷表現。在這樣的孩子身上，確立診斷就需要你觀察的能力及洞察。

　　最近我在治療一個十二歲的男孩子，他有憂鬱症的家族病史，這次被帶來求診的原因是最近父母覺得他看起來很焦慮，把自己孤立起來，有時候又很悲傷的樣子。他覺得自己好像哪裡不太對勁，可是又沒辦法講清楚怎麼回事，也直接否認有憂鬱症狀或任何心情低落的感覺。我們後來決定繼續追蹤他的狀況，他的父母也都一直很仔細地觀察他的情形，發現在接下來的四個月裡，他在家庭和朋友間愈來愈退縮，上學有困難，也開始注意到自己的悲傷情緒。之後的幾次回診中，他的憂鬱症愈來愈明顯，於是開始接受心理治療。

　　這個典型的例子說明了正確診斷必經的合作過程：我把我觀察到的現象和心裡的假設告訴家長，然後請他們一起幫著注意孩子是否有某些症狀。有時候這樣的建議會讓家人把疾病的程度放大很多倍，但是總體看來，找到可能的症狀總比忽略症狀來得好。如果你擔心自己觀察到的行為其實並不存在，就和醫師討論討論，他應該能幫你分辨哪些是有意義的發現。還有，你會發現自己愈來愈懂得如何區分哪些是真的症狀，哪些又是孩子在發展過程中可能會短暫出現的正常現象，正如同過去你也曾學到孩子在嬰兒期的行為，哪些不過是在耍脾氣，哪些又是真正的疾病。

　　釐清兒童精神和心理疾患的過程充滿了挑戰，甚至對最敏銳的診斷者也一樣艱困，其中最難的就是找到正常和異常中間那條隱微的界線。我們診斷出的疾病之一部分症狀，可能與壓力事件的典型反應有所重疊。舉例來說，如果有個他很愛的人死掉，孩子當然會覺得很傷心、緊

張；但是如果這種憂鬱和焦慮的反應持續太久，那可能是這個壓力引發了孩子的憂鬱症。或者，如果孩子開始天天都過度擔心失去父母，他就可能有分離焦慮疾患。再度強調一次，對診斷過程來說，長期觀察孩子非常重要。或許只有你才有辦法告訴醫師，孩子的症狀出現多久、持續多久，還有看起來有多嚴重；另一方面，醫師扮演的角色就是區分精神疾患和某些可能有相似症狀的身體疾病（如甲狀腺功能低下）。在用心的評估之後，醫師也應該看出孩子是否因為受了某些創傷（如性侵害），才有這些看起來像精神疾病的症狀。

　　如果我們把孩子的年齡和發展階段都考慮進去，就會產生另一種挑戰。簡而言之，對兩歲小朋友來說屬於正常的行為，如果發生在八歲小孩身上，可能就是疾患的徵候。以學齡前兒童的過動情形來說，活動量大或許不是病，可是如果完全停不下來、活動量太大，或者伴隨別的問題，像欺負其他小朋友，那可能就有問題了。很多孩子在上幼稚園以前就很好動，可是只有很少數非常好動的孩子沒辦法忍受幼稚園的結構性，沒辦法符合幼稚園要求的「暫停、休息一下」，而最後的結果就是被「退學」。這些太好動的小朋友可能就有注意力不足過動疾患，或者他們也可能只是需要多一年的時間來長大，以準備好進幼稚園。究竟是何者，有時候只有時間能告訴我們答案。

　　我們已經討論過，兒童精神疾患通常根源於體質和環境兩方面的交互作用。對診斷者的挑戰也就在此：評估的時候到底這兩個方面各佔了多少比重。之前我們曾舉過例子，訴說環境如何讓生物脆弱性暴露出來，進而引發憂鬱症；而其他某些疾病，如自閉症和廣泛性發展疾患，遺傳的影響顯然比環境大得多。對有些個案來說，環境則是對日後的問題衝擊甚巨。很多重大精神疾病會發生在曾被嚴重忽略或虐待的孩子身上，有時就算只遭受過一次創傷經驗的兒童，也可能短暫出現一些症狀。不過，對每位個案來說，我們仍然必須衡量環境的影響與孩子的異

常反應之間到底有怎樣的關係。

　　很多孩子都遭受到環境壓力的影響，如父母分居，但只有少數會有持續干擾生活功能的症狀。這時，就要依賴評估來鑑定孩子的症狀是單次創傷經驗引起的暫時影響，或是某些根深柢固的性格異常造成的長期問題。還有第三種更複雜的狀況：極度嚴重、反覆發生的創傷，如持續忽略或虐待所導致的永久不良後果。因此，決定哪裡不對勁以及是否可算得上「精神疾患」的過程中，很大的部分是要決定病因的生物（遺傳）成分佔多少，環境成分佔多少，而這兩者之間又有什麼交互作用。

　　兒童情緒疾患就是個很好的例子，可以說明對環境刺激的固有反應：即使只是掉了頂帽子、輕微的挑釁，這些孩子就會大哭或者生氣，我們把這叫作**情緒反應性**（mood reactivity）──對事情的過度反應。這些孩子可能會對別人的規定有很強烈的反應，就像六歲大的爾瑪，只要叫她收好玩具或上床睡覺，她就會大發脾氣。

　　當家中真的有重大壓力事件發生時，要區分孩子的病因是外來或內在就更困難了。舉例來說，經濟問題和父母分居都是常見的不幸事件，孩子在適應這些情況的過程中，常常會發生某種特定反應。這些反應什麼時候可以叫作疾病，就要看反應有多強烈、持續多久、對孩子的生活又造成多大的損害。研究顯示，父母分居或離異的孩子大部分都有些像傷心、焦慮的狀況，嚴重的可能出現情緒失控、叛逆的行為。這些行為通常自行緩解，而且父母手足如果利用討論、維持溫暖的家庭環境等方法，就可以有效地處理。但是，少數孩子可能會有長期的嚴重困擾，比如不願意離開僅存的家長、保母，因而拒絕上學或和朋友一起玩。透過個別或團體治療，這些孩子能夠好好談談父母的分開以及分開這件事對他們的意義，因此可以得到幫助；或者，他們也可以接受比較特別的治療來處理長期的焦慮。

　　在這樣的個案中，兒童所經歷到的嚴重焦慮會影響生活功能，而且

回溯起來往往源頭是家中發生的特殊事件。問題是，對很多個案來說，我們太過強調孩子問題背後那個導火線。雖然有些時候，我們可以很清楚判定某個壓力源就是孩子異常行為的主因（如嚴重創傷），但是重要事件卻也可能跟疾患無關。例如，很多家長想知道，他們的孩子罹患注意力不足過動疾患的原因，是不是因為他從高腳椅上摔下來，但是事實上往往是因為孩子過動，所以才會跌倒。既然我們還沒有辦法確實評估何者為因、何者為果，這時就要謹記，環境和孩子的體質之間總是存在著很重要的交互作用。

事實上，你可以協助評估者分清楚環境和體質兩者在孩子的疾病中，各自佔了多少分量，這也是身為父母很重要的角色。我碰過一些兒童，他們的父母堅持寵物的死亡是讓孩子一直心情不好的唯一原因，但事實上如果憂鬱持續達六個月，通常代表著本來他的體質（所謂**情緒反應性**）就容易得到憂鬱症，這些寵物死亡等等的事件不過是個引子。只要你善用你的常識，想想受到刺激時的正常反應該是什麼樣子，你就可以分出正常和過度的反應了。

> 情緒反應性：對某個一般性的環境刺激或壓力產生的過度反應，比如父母的要求雖然沒什麼特別，孩子卻非常生氣。

所以，時間是診斷疾病不可或缺的要素。如果你能幫忙指出孩子在一般壓力下是用哪種**模式**來應付，一定對了解他精神疾患的體質大有幫助。**持續**的過度反應可能暗示著有什麼問題，如果連家長尋常的管教（看電視之類的）都讓孩子**屢屢**大發脾氣，那麼或許這個孩子就有反抗性疾患或情緒疾患。

在以上所提到的例子中，孩子根深柢固的稟性會和環境互動，最後

讓他的疾病爆發出來。如果你和醫師不能了解這兩個因素在孩子的問題中扮演什麼角色，就很容易誤解孩子的不當行為，也就很難解決問題。例如，旁觀者可能自然而然地認為，一個就是不肯聽爸媽的話關上電視的小朋友不過是管教問題，而不可能有對立性反抗疾患之類的病。如果爸媽不懂自己的孩子本身有容易緊張的體質，最近在學校壓力又大，那這個拒絕上學的孩子可能就被誤會成「懶」或「笨」；在不清楚問題源頭的情況下逼著孩子回校，可能反而害他更焦慮、更不肯上學。上台口頭報告兩個月前就開始非常緊張的孩子，或許不只是「反應過度」，而是患了社交畏懼症。

　　組織適當的治療計畫前，一定要徹底了解孩子的困擾發生在什麼環境。要評估一個對學校非常焦慮緊張的孩子時，我也會評估學校的分班狀況、孩子的家庭環境，而如果找不到什麼明顯的焦慮源，就會建議孩子接受行為治療；如果症狀嚴重，或者在開學等預料會發生問題的時候，就可以考慮使用藥物治療。這些簡單而有效的治療常常能大幅減低孩子的焦慮對生活造成的衝擊、減少家庭衝突，並且有助於孩子的社交和情緒狀態。不過你也知道，挖掘疾病的根源、找到治療的方針，這可是條很漫長的路。

第三章

診斷與治療計畫：建立幫助孩子的策略

　　既然評估已經完成，評估者會提供你初步的診斷及治療建議。此階段很可能是整個診斷及治療過程中最辛苦的部分，你必須開始去面對孩子問題的真實狀況以及可能的治療方法，之前揮之不去的懷疑或害怕也將浮上檯面：「醫師的診斷正確嗎？」「治療方法合理嗎？」這是每位父母都會問、也**應該問**的問題，當醫師提供的解釋尚未讓你滿意之前，不要讓孩子接受治療。

　　一旦你與醫師找到幫助孩子的正確方向時，開始嘗試藥物治療的點點滴滴是很重要的。要如何知道孩子服用的藥物是否安全？適當的劑量是如何決定的？學校在治療過程中扮演什麼角色？嘗試藥物治療的過程需要醫師和所有相關人士的耐心及努力，了解愈多就愈能幫助你和孩子找到最佳的治療方式。

醫師在評估後告知了診斷，但我和妻子仍有些疑問，是否應該同意醫師建議的治療呢？

　　在你認為醫師清楚評估了孩子的問題，並了解你們真正關心的部分之後，再接受治療。假如你不同意診斷，可向醫師解釋有疑問的原因，如此或許會因發現了先前忽略的事件而促使你重新思考；同時也可以請醫師說明下此診斷的理由，這些新資訊可能使你同意原來的診斷，或者至少可以知道要注意哪些症狀，以便在更仔細觀察一段時間後，可以確認醫師的診斷。

　　初次看到十歲的蘇時，我能下的診斷只有分離焦慮的可能，因為她每天早上上學前都會感到焦慮。這女孩看起來很內向，且在會談中也拒絕說話，所以沒有提到任何經歷到的困擾。她的父母對初步診斷不認同，於是我們決定讓父母回去仔細觀察是否有我所指出的分離焦慮症狀，同時也多了解一些她的情緒或感受。後來他們很快就發現問題所在，原來蘇是因為上學路途太遠而暈車，因此我開了 Dramamine 這種紓解暈車的藥物，於是焦慮也跟著消失了。

　　這是個簡單的案例，不過也讓我們看到孩子的行為其實很容易被誤判。你孩子的問題有可能更複雜而無法直接診斷，但重點是不管你或醫師，只要對評估有任何疑問，就應該繼續尋找確切的答案。然而，若是你對醫師的診斷不滿意，而醫師也不願讓步，你可以詢問其他專家的意見。

　　假如你實在不願意讓孩子接受藥物治療，可以研究一下其他有效的治療方法（或可參考本書第二及第三部分的章節）。你可以參考本書的「資源」名單或直接詢問心理健康專業人員，或是跟有相同經歷的父母談談。這些可以協助你確定醫師的建議，或是指出不同的方法讓你與醫師討論，甚至能激發出更多問題，以便從醫師那邊取得更多的資訊。

　　網路是另一個相當豐富的資源，許多專家會警告你要小心查證所接受的資訊，這是很好的建議。你應該已經會藉著輸入關鍵字來取得所需的資訊了，有些私人網頁可能提供不完整或錯誤的訊息，要從中去蕪存菁並不容易，但不要因此而放棄這個豐富資訊的來源。常見的兒童精神疾患（自閉症、焦慮／恐慌症、強迫症、妥瑞氏症、雙極性或情緒疾患、注意力不足過動疾患、學習障礙、物質濫用）多半已有相當完整詳盡的網頁，同時也有相當友善的支持系統。這些網頁可以提供連結、聊天室、一般常識、轉介資源或專業機構資源，也會有一些建議與知識。這些聊天室是提供家長們互相支持和討論訊息的一個不錯地方，尤其是

因為忙碌而無法定時參加支持團體者，也允許不透露自己的身分便可取得資訊。

舉例來說，有位自閉範疇疾患兒童的家長經由網路上的資訊，而認為自己應該是患有自閉症的一種變型——亞斯伯格症，他表示這些資訊對孩子及他自己都相當有幫助；也有些家長藉此發現自己有一些類似於孩子的症狀，常見如注意力不足過動疾患、焦慮疾患、抽動疾患或憂鬱症等。

要謹慎參考主要目的是賣產品的網站，但其實有些藥商網頁做得不錯，時常更新、提供連結，也有藥物相關的資訊（尤其是通過食品藥物管理局認可用於治療兒童的藥物）。一般來說這些網站訊息大致正確，也能提供家長支持系統或國家健康機構的相關資訊。要小心求證並比較各種資訊，不要拒絕對你有幫助的網站訊息。

有一點很重要，你若感到不自在，就不要接受進一步治療。**短期內**不治療並不會對孩子造成影響，通常我與家長都會觀察、評估幾個月後才開始藥物治療，雖然一般症狀很少自動緩解，但仍看過幾個憂鬱或焦慮症狀消除的個案，後來也不需要任何藥物治療。例如，有位十二歲正開始有月經的女孩，曾經有過四個月的中度憂鬱，沒有明顯的壓力源，也對心理諮商沒有反應。我與她的父母堅持選擇心理諮商，只有在病情惡化時才考慮使用藥物，結果兩個月後她逐漸好轉了，後續追蹤兩年的情況也良好。在這個例子裡，我與其雙親密切注意個案的病情發展，並清楚計畫好何時需要藥物的介入。

因此不要太著急，假如你對藥物治療非常疑惑，請耐心等候並仔細觀察孩子隨著時間進展的症狀變化，同時與醫師保持密切聯絡。假如孩子狀況好轉，那麼之前的擔心猶豫自然就會消失了；但若沒有改善或甚至變得更差時，你就有更多資訊來幫助自己做決定。不論如何，仔細觀察孩子的狀況就對了！父母多半不喜歡讓孩子接受藥物治療，但當你考

量過所有的風險並選擇了藥物治療時，你應該要對自己的努力感到滿意才對。

有些狀況會讓家長不願意接受診斷結果，例如，評估過程太草率、有些資料沒列入考量、未注意到問題的重點、醫師的診斷與他們原先的想法落差太大、診斷描述不符，以及家長否認孩子有問題等。我通常在說明對孩子的初步診斷後，會告訴家長很重要的一點，就是我的診斷必須符合他們所觀察到的情形。換句話說，家長必須要確認評估者所描述的症狀核心與他們所看到的相符。

有時我會明白告訴家長，孩子可能有哪些症狀傾向，或是我擔心有些症狀正在形成（如重鬱症或精神分裂症），但是症狀尚未多到讓我有足夠的信心下診斷或回答問題。這時我會請家長追蹤觀察我所需要的其他資訊，如此，家長就可以成為我的眼睛及耳朵，同時參與了整個過程，而我也能在下診斷時更有信心。

我們何時該考慮尋求第二意見？

尋求第二意見的用意是讓孩子有機會獲得不同觀點的評估，這可以幫助你提高對初步診斷的信心，或是反而證明了你原來擔心的合理性。當然並非每個人都需要這麼做，如果你認為醫師對孩子的情況已相當明瞭，且治療方法也相當清楚，那就沒有必要再去徵詢第二意見了。

現今的醫療環境中，醫療人員多半歡迎有其他的意見。但提醒一下家長，當你想尋求其他的意見時，尤其是那些較難處理或是對治療無反應的個案，最好直接跟原來的醫師談談。假如你希望繼續與這位醫師合作，建議你對其建議的處置表達支持，並保持真誠坦白、客氣及尊重的態度，同時觀察一下他是否能接受外來的意見。

當然去尋求其他更專精的醫師時，就必須再等一段時間才能看到門診；同時要記住，如果這位醫師的患者安排很滿，也許就比較沒時間全

程追蹤你孩子的治療狀況。

　　最後，你必須思考：第二意見如何與現有的治療計畫整合？兩位醫師的診斷也許相同，但是對治療方式卻有不同的想法或計畫，甚至兩種方式可能都是「錯的」。當他們對治療方式都不願意妥協時，你必須決定要接受哪位醫師的建議。你是否準備好必要時可能會換醫師？

　　假如你得到的第二意見是完全不同的診斷，這時可能又需要第三意見來確認了。因此你應該在尋求其他意見之前，就先確定想要的答案或目標為何：是基本的診斷？預後的情形？還是治療的意見？不要期待第二位醫師會帶來奇蹟或治療上的重大突破，也不要只是針對想要證明孩子沒有問題而去蒐集資料。當你找到對孩子的狀況有幫助的資訊，或是證實現在的診斷及治療是對的，你就相當成功了。

● 為了節省時間，我們可不可以請另一位醫師在回顧第一次評估所蒐集的資訊之後，直接給我們結論？

　　這麼做或許可以節省時間和金錢，但是為了要有客觀的意見，最好還是重新評估臨床狀況及先前的治療。雖然我們的團隊時常詢問彼此有沒有其他意見，但留下來的資料仍是主要醫師所觀察到的。也就是說，假如前一位醫師蒐集到的資料有錯誤或有個人的偏見，然而現在這位醫師並不知道，他很難從你提供的資料中發現原先的錯誤。所以，重新評估才能更有效的幫助你確認之前的診斷，而不致陷入類似的偏差之中。

● 去詢問其他醫師的意見，會不會讓現任醫師覺得被冒犯而不想再繼續合作了？

　　你有權利在沒有告知醫師的情況下去尋求第二意見。**身為家長，你當然會以孩子的利益為第一優先考量。**不過假如可以的話，還是建議你與第一位評估者討論看看，或許他還能建議你一些合適的醫師，如此反

而可以讓這個過程成為共同合作的計畫。大多數醫師都很歡迎其他的專業意見，尤其是對治療無效也感到挫折的醫師。你可以感謝他到目前為止的努力，也讓他知道這些資料對未來的治療很有幫助。

如何找到最適當的醫師來提供我們第二意見？

一般來說，第二位醫師通常是次專科或是更加專精的醫師。例如，有行為或情緒障礙的兒童會轉介給兒童精神科醫師、兒童精神藥物科醫師（專長在診斷及藥物治療的兒童精神科醫師）、專長在兒童發展的醫師，或是小兒神經科醫師等。雖然兒童心理師對藥物不見得了解得很仔細，卻也能對診斷及醫療系統提供很好的建議。你的醫師或保險公司可以提供你一些推薦醫師，或者你也可以從神經精神科或精神科相關的協會或團體，找到其他家長，並與他們討論。

醫師表示不確定孩子的問題是什麼，但是 Ritalin 已被證實對活動量過大的孩子——像我們的小孩——很有幫助，我們應該嘗試看看嗎？

我強烈建議要有確切的診斷後才進行治療。你的醫師好像確定孩子出現了一個症狀（symptom），但卻沒有達到症候群（syndrome）的標準，因此也不足以確定可能的疾患（disorder）；區分這三者對評估、診斷及給與治療建議相當重要。儘管有些藥物可以改善特定症狀，但醫師仍應該要針對由症狀形成的疾病整體來進行治療，因為如同我曾提過的，很多時候可能甚至合併有一個以上的疾患。盲目配藥並期待可以找到萬靈丹來治療所有的疾病，是非常不負責任的方式，也無助於確立診斷；我們不能用藥物是否有效來決定疾病診斷的正確性，即使藥物確實減緩了過動症狀。外科醫師們通常會在手術進行之前，細心評估個案的情況，確定問題以後才開刀；你也應該不會盲目的吃止咳藥，而不去管

咳嗽的**原因**到底是肺炎、感冒，還是氣喘吧？

　　有時要下確定的診斷不太容易，因為孩子可能只出現某種疾患中的部分症狀，而不是全部。所以有時診斷後面會加 NOS（not otherwise specified），意即「其他未註明之疾患」。任何診斷都可能有這種狀況，例如「躁鬱症NOS」就是指孩子已經出現許多躁鬱症的症狀，同時也造成他生活上的困擾或功能降低，但尚未達到確定診斷的標準；這時醫師仍會建議一些介入的方法來治療。

> 症候群：一群相關的症狀及其他客觀的觀察發現。例如，創
> 　　　　傷後壓力症候群，便是指在遭受到重大創傷後的人
> 　　　　們身上所觀察到的一群症狀。

我應該直接接受醫師建議的藥物治療，還是考慮其他侵入性較低的治療？

　　應該針對孩子個人的情況來考量治療方式的優缺點。有時候在問題嚴重的情況下，應該馬上開始藥物治療；只要不傷害孩子且有療效，就可再加上其他的方式。我了解身為家長的你必須非常注意孩子到底吃了什麼，但是通常不用擔心藥物治療，對於某些症狀，例如躁鬱症及精神分裂症，藥物治療已被認定為第一線治療了。假如你仍然擔心，請參考第二部分中相關疾患的章節，你可以找到一些其他的治療方法。

> 第一線治療：針對某種疾病或狀況優先使用的治療，因為這
> 　　　　　　是最有效、也是最能被身體接受的方式。
> 第二線治療：當第一線治療無效或身體無法負荷時，接下來
> 　　　　　　所採取的治療方式。

你是否該發出警報,就要看開立處方的人是誰、是否對你的孩子有足夠的認識、看他治療你的孩子有多久、他已經先試過什麼,以及診斷是否正確。

🔘 我願意配合醫師所建議的藥物治療,但我先生認為泰勒並沒有問題,他只是需要好好管教而已。我們該如何知道誰的決定才是對的?

這是很常見的兩難問題,跟以下幾點有關:家長對孩子的理解與觀察程度、誰跟孩子相處的時間比較長、家長自己的成長環境與角色模範、家長各自的管教方式、孩子跟誰的特質比較相配,以及父母任一方是否有精神疾病(通常有此疾病者較容易發現孩子有類似的問題)。

之前我曾說明了難以區分真正行為疾患與過渡性問題的理由。專業人員應該可以克服這些難題,但對一般人來說就有點困難了。不幸的是,父母彼此意見不合很常見,我擔心這對整個家庭可能有害。我腦海裡馬上想起一個案例:

羅斯太太帶著九歲的莎拉到我們的門診,因為莎拉不聽父母或師長的話,會打其他小孩或欺負弟弟,並常大發脾氣。由於莎拉對父母的管教都沒反應,最近他們也忍不住開始對她大吼,但事後又感到非常自責與內疚。現在父母兩人已經走投無路了。羅斯太太另一個小兒子很正常,而且她親姊妹或朋友們的孩子都沒有類似的行為或神經方面的問題。目前夫妻間偶有爭吵,都是為了這位女兒,婚姻狀況因此有些不穩定。原來,羅斯先生是從嚴厲的大家庭中長大,他認為太太需要更強硬的去管教莎拉。而羅斯太太則是從女兒身上看到很多她酒癮父親的影子,因此覺得女兒的行為問題有些是故意,但有些是自己無法控制。

羅斯太太在女兒三歲時參加過父母教育課程,也在小學階段參加過父母成長團體。此外也聽了各方的意見,例如莎拉的外婆說這孩子沒有

得到足夠的愛，校方認為這是管教的問題，她的姊妹認為孩子無理取鬧時父母太放縱她了，好友們則認為可能夫妻間的爭執「傷害」了孩子；先生只希望孩子的問題盡快處理好，因為「那是太太的責任」。羅斯太太覺得自己是不好的母親，她有個「神經病」的父親及疏離的母親，也因此她沒有好的角色模範。她自認在養育莎拉時犯下很多錯誤，因而導致這些問題。

很顯然的，羅斯太太找到的很多意見幾乎都告訴她結論就是這樣。聽起來或許很怪，但家人通常對行為議題較不支持，有時甚至衝突。親戚也常有獨特的觀點來解釋父母親的錯誤導致行為上的問題，他們認為有義務讓個案的父母了解這一點，也慢慢的在影響父母。的確，一個人對家庭的觀點受其成長環境及父母教養態度影響很大。在嚴厲家庭中長大的人也比較會用相似的模式來帶小孩；相反的，在較放任或是家人有精神疾患的家庭中長大的父母，則容易怪罪孩子的潛在問題或外在系統（如學校或同儕）。

然而，有時就算我確定診斷孩子有嚴重疾患，許多家庭仍不願意接受孩子的行為表現實際上是生病了，例如，妥瑞氏疾患就與教導方式無關。也許是家族成員會因為「遺傳」或幫不上忙而感到內疚，有時也會更誇張的描述和孩子的互動經驗。其他親戚則多半是藉由小道消息得知你與孩子的事，因此他們的觀點可能建立在一些錯誤訊息之上。要去改變親戚們的觀點既複雜又費時，但也是重要且可行。堅持並教育其他人有關孩子的問題是最有效的方法。當然，家庭治療可能很有幫助，它不只教導你有關孩子的問題，也協助你認清並改變可能會惡化孩子行為問題的家庭互動。

孩子的問題可能帶來另一個壓力，影響照顧者間的關係。通常主要照顧者跟照顧者的重要他人對孩子的處理方式會分歧，可能有一位家長能體諒孩子，將問題的結果歸納於行為障礙；但照顧者的重要他人（或

其他家庭成員）則有不同的意見，他們可能認為孩子的行為是一種操縱，只需要更嚴格的管教。一般來講，兩者都算是部分正確，但這常常會造成照顧者間的摩擦。因此，若能彼此互助並共同參與，對兩位照顧者都會很有幫助，重點是要作法一致並互相支持，盡可能一起安排相處的時間。至於那些仍被困住，或是本來的問題因孩子的狀況而加重的父母，選擇婚姻諮商可能更有幫助。

這並非指羅斯先生是錯誤的，不良的教養方式的確可能導致孩子行為或情緒上的困擾，當然這也能透過治療來處理。例如，我曾治療過一些孩子，是在更年幼時曾被身體虐待或性侵害，因而有創傷後壓力疾患併有嚴重焦慮的狀況。相反的，天生有精神疾病的小孩也可能影響父母的教導方式，然後導致兒童的問題更加嚴重。例如，物質濫用父母所生的小孩，常有較多的精神困擾、受到嚴苛的懲罰、較難養育，小孩的這些行為加上父母的問題（很多是物質的濫用已復原，但仍有其他問題），因而變得難以收拾。較佳的處理方式就是讓孩子進行治療，而家長也進行治療或參加支持團體。在我們的精神藥物門診中，多數孩童都有同時接受藥物及心理治療，而父母或整個家庭也常接受心理治療。

有些醫師會有先入為主的觀念，很容易忽略孩子、家長以及家庭之間的平衡，而把問題都歸咎於教養方式，事實上我看過一些好心的醫師抱有如此觀念。例如，我治療了一個被領養的十歲男孩，他在充滿關愛的家庭中長大，但他有憂鬱症和行為疾患。前一位處理他問題的醫師不喜歡孩子被貼標籤（診斷），多次告訴家人說他的問題是，他幻想能與親生父母相認，同時擁有像養父母對他們親生孩子般的愛。其實醫師知道這孩子的親生父母有精神問題，生父有反社會人格及物質濫用。在經過正式的診斷後，這孩子除了憂鬱症與行為疾患，還有閱讀障礙；在服用 Zoloft 和 clonidine 之後，現在情況已經好轉，也接受閱讀訓練，而他的養父母也用行為矯正原則來幫助他。

💿 女兒還小，看起來很脆弱，我們怎麼知道她的身體可以承受這看似強烈的藥物呢？

有些實驗室的測驗可以在開始吃藥前，用來確認孩子是否能承受這藥物（見第三部分），包括很多生理機能的測試，如肝功能、腎功能及心電圖。有些藥不需要做血液測試，如 Ritalin 或 Prozac，但有些像 imipramine 或 lithium 就可能需要做心電圖了。

這些藥物的額外測試可以讓我們更知道較小的孩子適合什麼劑量範圍。例如，我們最近發表了一項報告，就是服用 Prozac 時，兒童應該從 10 毫克開始嘗試，成人或青少年則是從 20 毫克開始。過去的方法是讓孩子從更高的劑量開始服用，雖然沒有任何的問題，但我們現在知道 10 毫克就足夠了。這類看起來很簡單的研究，可能改變醫師的開藥方式；而家長也可以放心，因為我們都會盡力找出對孩子最有效且傷害最低的劑量。

> 心電圖：是一種將心臟電氣活動的情形描繪下來的無痛檢查，英文簡寫稱為 ECG 或 EKG。

💿 我該如何知道醫師所建議的藥很安全？

這本書常提到藥物對某種症狀的治療，但很少提供有關治療兒童疾患的資訊，例如，有關某種藥物或合併藥物治療的療效或安全性等。目前雖然已有二百五十篇以上關於過動兒的研究，但像青少年憂鬱症或雙極性疾患的藥物研究則少之又少。

幸運的是，多年來豐富的臨床經驗顯示，兒童精神藥物相當安全有效。通常只有在傳統藥物沒效後，才會嘗試新的藥物，這些藥也像一般

藥物一樣，多少都有些副作用或不良反應。所以詳細了解要治療的問題及不治療的後果，再決定什麼是必須做的事。像書中提到的憂鬱症，不加以治療的話，可能會導致孩子功能缺損甚至有生命危險，因此治療的好處遠勝於使用藥物的副作用。

> 副作用：開立藥物希望產生的療效以外，其他不需要的作用。副作用有時可以預先知道，例如疲倦，有時純屬個人體質的特別反應，像是肝臟問題。
>
> 正向效果：有益的治療結果，也就是開藥預期想達到的結果。

　　醫療人員必須根據孩子的狀況、科學研究、專業書籍、其他專業意見、自己的臨床經驗及成人對藥物的反應，來考量藥物的合適性及安全性。最近也有許多網路上的留言板在討論兒童及青少年的藥物治療，不過要注意有些資料並不正確。

　　從嚴謹的病歷回顧或控制型臨床研究所蒐集的系統性資料，是最可靠的資料，也是臨床工作的主要依據。我在照顧個案時，若沒有這類的資料時，與我的同事討論如何選擇單一或合併藥物治療，就變得相當重要了。

> 臨床試驗：一種系統性和科學化的療效評估過程。

　　事實上，只仰賴個人臨床經驗的醫師並不少見，也有人常常持續使用已發現對症狀沒有療效的藥，例如，在自己臨床上的案例成功過後，就一直只使用nortriptyline一種藥物來治療焦慮症，或是只為了治療某些單一的症狀，就將自己知道有效的某些藥物合併起來治療。

　　你可以放心，現在醫師在開藥及診斷評估上都更完整了。雖然有些人仍會直接訴諸「有名」的藥物，例如，用抗精神病藥物來處理行為疾患（如用Risperdal來處理過動兒），這並不是合宜的作法，所幸我看到在過去五年來，這樣錯誤開藥的例子迅速減少了。

　　不過請你記得，許多選擇性血清素再吸收抑制劑可以治療青少年不同的問題（主要是強迫症）；Strattera可以治療注意力不足過動疾患兒童、青少年及成人，而食品藥物管理局也即將許可Risperdal用來治療孩子的干擾疾患（對立性反抗疾患或品行疾患）。許可的程序將會不斷持續進行，隨時都會有新藥被許可用來治療各種問題。

　　長期使用可能的副作用仍然為大家所擔心。在本書第二及第三部分，我們會提供一些目前已知的副作用。相關的長期研究並不容易做，因為不但需要很大樣本，更需要研究的受試者接受某種藥物或治療長達幾年，實際操作起來很困難，因為孩子可能搬家、不願意繼續參與，或他們的治療方式已有改變等等因素，都會影響結果。很幸運的，目前已有許多研究都顯示出正向的結果。選擇性血清素再吸收抑制劑藥物已使用於兒童青少年超過十年，目前沒有任何研究或案例報告有長期的副作用，而最有問題的長期副作用，大概是非典型抗精神藥物，如 Zyprexa與 Risperdal，在增加體重及影響代謝方面的負面效應，見第十七章詳細說明。

　　有一些最近的研究結果仍必須提出來。有人發現某些選擇性血清素再吸收抑制劑藥物與自殺意圖有關，雖然只是少數，而自殺的狀況並無實際上的危險，但仍應該注意。有些選擇性血清素再吸收抑制劑（例如Prozac）在治療憂鬱方面的效果，比對照組（使用安慰劑）好，但有些（例如 Effexor 與 Paxil）的療效則不明顯，因此食品藥物管理局建議對於兒童及青少年憂鬱症，在藥物與自殺的情況尚未完全釐清之前，最好不要使用 Effexor 與 Paxil。不過，這些研究並沒指出任何藥物造成自殺

的實際情形，數十年來的研究仍指出這些藥物在治療憂鬱症方面扮演重要角色。儘管如此，在孩子服用任何治療憂鬱的藥物時，特別是前面六週，你必須密集觀察孩子是否出現諸如自殺意念等副作用。

在報章雜誌及電視上看到許多濫用或錯用藥物的例子，我們不該擔心嗎？

假如你聽到有關孩子所服用藥物的報導而有所擔心，可以直接與藥師或醫師討論。假如過去你相當相信這些專業人員，最好還是繼續保持對他們的信任。出現錯誤的訊息總是無可避免，不管哪個領域都是如此，而且錯誤觀念有時候並不容易消除。一種看法是否會被當真，就取決於當時情緒氛圍、聽者的智慧、資料的本質，以及說者的說服力了。

然而不可否認，至今仍有許多迷思影響著臨床工作。例如，有少部分的資料顯示 Ritalin 會導致癲癇或使癲癇更惡化，事實上較新的研究早已否決了先前的看法，但這些舊的資料仍充斥在一些相關的參考書籍中，如《醫師桌邊手冊》（*Physicians' Desk Reference*）——就是記錄疾病種類及常見治療藥物的手冊。許多家長仍莫名地相信，使用藥物會導致個案成癮的傳言，但事實上許多的研究都一致指出，孩子本身的問題才是導致酒精或其他藥物濫用的主因。

提醒一下，對於在網路上看到「最新」藥物，你要保持懷疑的態度。愈來愈多父母在網路上面下載各種藥物資訊，但有很多是錯誤、不能使用的資料，所以要非常小心，不要輕易將網路上的資訊當作權威。目前並沒有管理網路資訊的規範，所以必須要再三確認你所得到的資訊及其來源，最好的方法是參考可信度高的網站，那些通常是由非營利的機構所贊助。

大多數臨床工作者都能完整及誠實的給與家長有關藥物的資訊。我自己也相信，一位有完整資訊的家長是治療孩子過程中最好的合作者，

也因為如此，我會盡量坦誠回答所有關於藥物安全的問題。

🔘 我查了一下醫師想開的藥物，發現美國食品藥物管理局仍未核准用於兒童，我是否應該拒絕讓兒子服用？

　　醫師有義務和你討論任何醫療上的風險，但沒有必要特別提到藥物在食品藥物管理局申請的現狀，因此不要以為他刻意隱瞞實情。身為一位臨床醫師，我參與了許多藥物研究，有些是正要申請食品藥物管理局核准，但申請的過程非常複雜、麻煩及漫長。醫療人員沒必要與你討論申請核准的狀況，但必須與你討論藥物的風險。

　　《醫師桌邊手冊》常常會提到許多藥物「不建議使用在兒童身上」。許多藥廠的精神藥物被核准用於成人身上，但並沒有對兒童方面做深入的研究，也因此尚未被食品藥物管理局許可用於兒童及青少年。例如：使用 clonidine 或 desipramine 治療過動兒、lithium 治療青少年情緒疾患，或是 Ritalin 治療學齡前兒童，這些都尚未通過食品藥物管理局許可，但是臨床上卻經常如此使用。獲得食品藥物管理局許可，代表政府已經了解藥物的療效及耐藥性，而且認定這些藥物可以適用於特殊年齡層的特定疾病；不過，尚未通過食品藥物管理局許可並不表示這些精神藥物不適用於兒童。有關食品藥物管理局核可藥物所限定的年齡，例如，Luvox 可被用於八歲以上的孩子，只是代表沒有八歲以下孩子的相關研究而已；也就是說，沒被許可不代表藥物不安全，而是沒被研究過。因此，臨床醫師使用藥物的原則常與食品藥物管理局的指引有所不同，像阿司匹靈用於預防心臟病就是一個很好的例子。

　　《醫師桌邊手冊》也與藥物的行銷或廣告有關，例如，所有新的選擇性血清素再吸收抑制劑對兒童的強迫症都有效，但只有 Luvox 及 Zoloft（sertraline）有被食品藥物管理局正式核可，因此在《醫師桌邊手冊》

以及在廣告中，只能提到這兩種藥物對兒童強迫症的療效。再者，這兩種藥雖然用於治療兒童憂鬱症或焦慮症時相當安全，但這部分仍未被食品藥物管理局正式核可。因此，申請食品藥物管理局認可的這個過程非常複雜，也有很多限制。不過，透過醫師主動的報告，食品藥物管理局得以密切掌控藥物使用所引起的問題；透過這類問題審查，食品藥物管理局也可以提供醫療人員有關藥物的問題警訊。

🔘 假如孩子使用的藥物並不一定需要食品藥物管理局許可，我該如何知道它們的安全性及療效？

之前提過醫師對藥物療效的資訊大都來自臨床的證據，包括一些人體試驗或一般的實務經驗。用來確認藥物是否有效的研究方法可能包括詢問病人問題、驗血以及腦部功能檢查等。

我們對藥物的了解大都來自於兩種研究形態：開放型研究以及安慰劑控制型研究。兩者都包括了解孩子的困擾（診斷）、密集監控藥物是否產生作用（療效），並觀察是否有副作用。在開放型研究中，患者、家屬及醫師都清楚使用何種藥物，例如，一個小孩可能因某種診斷而接受某種藥物治療，並在六週中固定每週追蹤監控，每次看診時，孩子及家長（有時包括老師）會被問到有關藥物反應及副作用的問題，並測量孩子的血壓及脈搏。通常在控制型研究（參見下文）之後，會接著一段長時間的開放型研究，主要目的是評估長期使用之後是否產生副作用。

較可靠、也是較精確的作法，是加入一個毫無作用的物質來比較，此物質即稱為安慰劑。多年來科學界持續嘗試要了解安慰劑的效用，但至今仍不清楚為何有些人對無療效的合成物有反應，也沒有任何人格特質可以預測是否會對安慰劑有反應。在安慰劑控制型研究中，安慰劑與治療藥物的外表一模一樣。

> 安慰劑：一種無療效的合成物，如糖丸，在科學研究中用來檢驗療效確實來自藥物本身的部分有多少，或者有多少是來自於其他因素，例如規律看醫師門診。

　　為了更進一步控制可能的誤差，有些研究會讓孩子、家長或醫師不知道孩子所服用的是安慰劑還是藥物。若是只有使用者不知道自己接受的是否為藥物，此方式稱為**單盲**（blind）；如果孩子／家人及醫師兩邊都完全不清楚孩子服用安慰劑或藥物，稱為**雙盲**（double-blind），此方式可以排除接受藥物治療後受到未意識到的偏見所影響。

　　有些研究採取**平行設計**，孩子在研究中只會接受安慰劑或藥物；而在**交叉研究**中，這兩種合成物輪流被服用，所以孩子會在不同時段接受安慰劑及藥物其中一種。簡單來說，整體的反應就是對藥物的反應減掉對無效安慰劑的反應。不難想像，這些研究通常會在很多地區同時進行，需要大量的經費、人力和時間，而且多半要三、五年方可完成。

● 《醫師桌邊手冊》中列出那麼多嚇人的副作用，醫師開的藥真的安全嗎？

　　基本上，《醫師桌邊手冊》會列出病人服用藥物之後曾經出現的所有副作用，但大多數人並不會經歷到這些副作用。你可以放心，因為大多數醫師會盡量使用最少的劑量去達到治療的效果，同時避免副作用。不過還是要記得，沒有真正無副作用的藥物，雖然你孩子接受的是「治療腦部」的藥物，但整個身體透過血液循環仍會接觸到藥物，舉例來說，Zoloft 及 Prozac 作用的主要區域是腦部，但它們會循環整個身體系統，包括胃部和腸道，這也就是為什麼會有腹痛、腹瀉等副作用了。

🔵 面對安全性及副作用的問題，醫師是如何決定選擇使用何種藥物呢？

不管是藥物或其他的治療，醫師都會考量治療方式的好處與危險性，包括服藥之後對症狀的減緩和預防惡化的效果是否超過副作用等危險性。若是某種治療的好處多於危險性，它就可能會被使用；至於好處必須超過危險性多少才值得使用，則取決於症狀對孩子及家庭造成困擾的嚴重度。

事實上這些副作用並不一定只有壞處，有些醫師會善於利用這些副作用，例如，某些藥物的鎮靜副作用可讓孩子有更好的睡眠；相反的，比較退縮或沒精神的孩子可能就適合接受讓他比較有能量的藥物。像在治療憂鬱症時，沒精神的孩子可以用 Prozac 或 Paxil，而無法入眠的孩子則可以使用 Luvox；有些藥物有增重的作用，像治療過動兒所使用的 nor-triptyline，此時就可使用於幫助體重過輕的兒童；像 Topamax（topirimate）與 Kepra（levetiracetam）經常被醫師使用的原因，是它們可以造成體重減輕，因此適合用來處理妥瑞氏症、精神病，或雙極性疾患患者在接受藥物治療之後，所產生的體重增加副作用。

其他 Prozac 類的藥物（Lexapro、Celexa、Zoloft、Luvox、Paxil）或刺激劑（Ritalin、Dexedrine、Cylert、Metadate、Adderall 和 Concerta）也適用於體重過重的孩子，因為它們不會增加體重，甚至還可以減輕體重。用於治療注意力不足過動疾患的新藥物——Strattera，也適合治療併有睡眠問題的注意力不足過動疾患病患。由此可知，醫師會盡量讓藥物的副作用變成好處而不是危險。

> 鎮靜作用：促進睡眠的作用。

🔵 我十一歲女兒的藥物劑量跟我已經是成年人的表妹一樣，醫師是不是搞錯了？

假如你對藥物劑量有疑惑，可以詢問醫師並向信任的藥劑師求證。雖然兒童體型比較小，但通常仍需要較高的單位體重劑量，因為他們可以分解並排掉藥物的效率更快；另外，兒童可能有比較嚴重或多重的疾病。而有些藥物像 lithium，雖有效但效價較輕，故需要較高的劑量來達成治療效果。

年紀愈小，孩子的身體能愈快分解藥物，使藥物失去活性或被排出，也因此他們需要更多藥物來治療疾病。有些嬰兒用的成藥配方比兒童配方濃度更高，有時家長會忽略了這一點而不小心給兒童過量的藥物。

> 成藥：市售藥品，不需醫師處方。

肝臟與腎臟是分解藥物的主要器官，lithium 和 Neurontin 由腎臟分解並由尿液排出，不過多數精神病藥物，包括抗憂鬱劑、抗焦慮藥物、抗痙攣劑及刺激劑，都是由肝臟分解並由糞便排出。

> 刺激劑：藥物的一類，包括 methylphenidate（Ritalin）、amphetamines（Dexedrine、Adderall），及 pemoline（Cylert）等，都是在促進中樞神經系統的功能。

兒童代謝藥物的速度是成人的兩倍，所以十二歲的小孩和大人一樣需要 150 毫克 imipramine 劑量是很正常的事。以前有效的藥物逐漸沒反應了，這可能是因為給的劑量沒有跟隨孩子的成長而增加；但有時反而

要逐漸降低劑量，原因是孩子長大後的代謝率已降低，因此不需要那麼多藥物了。

🔍 開立處方的醫師如何決定適當的劑量？

醫師會依據藥物的安全性、強度及療效來考慮劑量。更明確的說，**療效**（efficacy）指的是藥物使症狀改善的程度，而造成反應所需的藥物量就會決定一種藥物的**效價**（potency）。一個類比就是九五無鉛汽油比九二無鉛汽油更強。若使用效價高的藥物，需要的劑量就比較低，如 Haldol；反之，效價弱的藥物所需劑量就較高，如 Thorazine。常見的是兩種藥物的療效差不多，但要達到相同的反應卻需要用不同的劑量，抗憂鬱劑就是很好的例子，當孩子患有憂鬱症時，他可能只需要 20 毫克的 Prozac，但卻需要 100 至 150 毫克的 Zoloft；同樣的，100 毫克的 desipramine 大約等於 50 毫克的 nortriptyline 或 25 毫克的 protriptyline。至於抗精神病藥物，1 至 2 毫克 Haldol 大約等於 100 毫克的 Thorazine。在上述這些情況下，不同藥物對治療疾病的療效相似，但效價因化學成分而有差異，因此使用的劑量也有所不同。另外，每種藥物有其特定的副作用，而 20 毫克的 Prozac 造成的副作用與 100 毫克的 Zoloft 相似。所以，每種藥物有其特性，這會決定它們在治療某種疾病時的療效和效價，而這種評比通常因藥物不同而有所差異。

因兒童的體型有很大差異，醫師常需要根據孩子的體重來決定藥物的劑量，例如，Strattera 或三環類抗憂鬱劑（desipramine、nortriptyline 和 imipramine），通常採用公制：每公斤體重多少毫克藥物（毫克／公斤），在表 3 有列出在治療兒童及青少年情緒或行為疾患的一般藥物劑量。

因為考慮到副作用的緣故，精神藥物都會從最低劑量開始嘗試，然後逐漸增加劑量，直到有正面效果、無法忍受副作用，或已達建議的最

高劑量為止。

　　雖然劑量大都是取決於孩子的體重，但有些藥物仍有每天服用的劑量範圍，例如，醫師通常會給一般就學的孩子一次約 5 到 15 毫克的 Ritalin。

🔘 在孩子開始服藥後，醫師如何決定藥量是否正確？

　　在第四章部分，你將會知道有很多方法可以監控藥物的效果。簡單地說，確定藥物劑量是否太高或太低的最好方法就是觀察孩子。假如孩子的情形有改善，但有不舒服的副作用，醫師應該會考慮降低劑量；假如沒有副作用，而改善程度頗小，或許就可以考慮增加劑量。

　　其他常用的監控方法就是做血液測試。血液測試藥物濃度可以看出孩子是否有按時吃藥、劑量是否太高而造成副作用，或是太低而無效果。另外，血液測試也可看出哪些孩子在分解藥物方面特別緩慢──比例約佔十分之一。為了避免代謝特別緩慢的孩子血液中有過高的濃度，醫師開立某些藥物時都會要求做血液測試，例如，抗憂鬱劑或抗痙攣藥物。同樣的，服用不只一種藥物的兒童也該做血液測試，因為有些藥物會有交互作用或抑制代謝，Prozac 就是其中一種，它常用於治療兒童憂鬱症，但會抑制 desipramine 分解，後者被用來治療注意力不足過動疾患，所以，因同時有這兩種疾患而接受兩種藥物治療的兒童，desipramine 的血中濃度可能會太高。**要經常與孩子的醫師討論藥物之間的交互作用**，精神衛生專業人員必須知道孩子正在服用的所有藥物，而孩子的其他科醫師也要知道他吃的精神藥物是什麼，尤其是當他們想使用 Acutane 治療青春痘，或使用抗生素治療感染等情況時。

> 血中濃度：藥物在血液中的濃度。
>
> 藥物交互作用：藥物的濃度或療效因其他藥物出現而產生的改變。亦即某種藥物促進或抑制另一種藥物療效的作用。

　　綜合以上的資訊可知，每個孩子要降低症狀所需要的治療劑量都不太一樣，但沒有簡單的血液測試或其他測驗可以立刻找出正確劑量，而是要經歷一段嘗試治療的期間。

表 3　兒童使用精神藥物的一般劑量

藥物	每日劑量	依體重換算的每日劑量	每日服藥計畫
刺激劑			
Dextroamphetamine/amphetamine compounds	5-60 毫克	0.3-1.5 毫克／公斤	二到三次
Methylphenidate	5-90 毫克	1.0-2.0 毫克／公斤	二到三次（長期釋放型一次）
D-Methylphenidate	2.5-45 毫克	0.5-1.0 毫克／公斤	二到三次（長期釋放型一次）
Magnesium pemoline	37.5-150 毫克	1.0-3.0 毫克／公斤	一到二次
Atomoxetine	18-100 毫克	0.5-1.2 毫克／公斤	一到二次
抗憂鬱劑			
三環抗憂鬱劑 　Imipramine 　Desipramine 　Amitriptyline 　Nortriptyline 　Clomipramine	10-300 毫克	2.0-5.0 毫克／公斤（nortriptyline 及 protriptyline 則是 0.5-3.0 毫克／公斤），須考量反應及血中濃度	一到二次

藥物	每日劑量	依體重換算的每日劑量	每日服藥計畫
選擇性血清素再吸收抑制劑			
Fluoxetine	5-40 毫克	0.25-0.70毫克／公斤	一到二次
Sertraline	25-200 毫克	1.5-3.0 毫克／公斤	
Paroxetine	10-30 毫克	0.25-0.70毫克／公斤	
Fluvoxamine	50-300 毫克	1.5-4.5 毫克／公斤	
（Es）Citalopram	5-40 毫克	0.25-0.70毫克／公斤	
非典型			
Bupropion	37.5-400毫克	3-6 毫克／公斤	三次
Venlafaxine	25-150 毫克	1-3 毫克／公斤	二到三次
Nefazodone	50-400 毫克	1-8 毫克／公斤	兩次
Trazodone	50-200 毫克	2-4 毫克／公斤	兩次
抗精神病藥物			
Phenothiazine			
低效價	25-400 毫克	3-6 毫克／公斤	一到二次
（如 Mellaril、Thora-zine、Clozaril、Se-roquel）			一般一到三次
中效價	5-60 毫克	1-3 毫克／公斤	
（如 Navane、Trila-fon、Stelazine、Geo-don、Zyprexa）			
高效價	0.5-20 毫克	0.1-0.5 毫克／公斤	
（如 Prolixin、Hal-dol、Orap、Risperi-dal）			
降低躁狂的藥物			
Lithium carbonate	300-2,100毫克	10-30 毫克／公斤（參考血中濃度）	一到二次
Valproate	250-1,500毫克	15-60 毫克／公斤（參考血中濃度）	兩次

藥物	每日劑量	依體重換算的每日劑量	每日服藥計畫
Carbamazepine	200-1,000 毫克	10-20 毫克／公斤（參考血中濃度）	兩次隨餐服用
Gabapentin	300-1,200 毫克	10 毫克／公斤	三次
Lamotrigine	50-200 毫克	1-3 毫克／公斤	兩次
Topamax	50-400 毫克	3-6 毫克／公斤	兩次
Gabitril	4-32 毫克	0.1-1 毫克／公斤	兩次
Trileptal	300-1200 毫克	10-20 毫克／公斤	兩次
抗焦慮藥物			
Buspirone	5-45 毫克	0.5-1.0 毫克／公斤	三次
高效價苯二氮平類藥物			
Klonopin（長效）	0.5-6 毫克	0.02-0.10 毫克／公斤	二到三次
Xanax（短效）	0.5-6 毫克	0.02-0.10 毫克／公斤	三次
Ativan（短效）	0.5-6 毫克	0.04-0.15 毫克／公斤	三次
低效價			
Valium、Tranxene	3.75-30 毫克	0.1-1 毫克／公斤	三次
降血壓藥物			
Clonidine	0.025-0.6 毫克	3-10 微克	二到四次加睡前
Guanfacine	0.25-4 毫克	0.02-0.10 毫克／公斤	二到三次
Propranolol	20-240 毫克	2-8 毫克／公斤	兩次
其他			
Naltrexone	25-75 毫克	1-2 毫克／公斤	二到三次
Desmopressin（ddAVP）	每晚一到二次	3-10 微克（0.1-0.2 毫升）	由鼻腔吸收，一到二次
	0.2-0.6 毫克	不適用	睡前一到三顆

🔘 為什麼我的孩子必須吃三種藥物而不是一種？

　　你大可放心，其實臨床上或研究上常見使用多種藥物來治療兒童及青少年精神疾病，而且一般的治療也多半如此。醫師選擇使用多重藥物的原因如下：(1)有些疾病容易同時出現，也就是共病（comorbidity），

如憂鬱症與焦慮症；(2)對單一治療反應不佳，如治療兒童恐慌症時，除了使用 Paxil，還會用 Klonopin 輔助；(3)兩種藥物會相輔相成，如使用 desipramine 與 Adderall 治療注意力不足過動疾患；(4)處理治療藥物本身的副作用，如 Cogentin 可用來減緩 Haldol 帶來的肌肉攣縮。

共病：與其他問題或疾病一起發生的疾病。

　　有時多重用藥的目的是要達到最佳療效，同時避免副作用。為了完全治療某一種疾患，有時需要用到較大劑量，但這麼做有時會產生難以忍受的副作用。例如，Ritalin 可以有效治療注意力不足過動疾患，但會導致食慾不振、易激動或失眠，如將 Dexedrine 與低劑量的 nortriptyline 一起使用，可以使藥物反應更好，並避免了 Dexedrine 的副作用。過度焦慮的孩子常常都需要抗憂鬱劑如 Zoloft 以及 Valium 類的藥物，來處理恐慌及焦慮問題。另外，服用高劑量的 Depakote、Trileptal、Neurontin、Lamictal 或 lithium 後仍有情緒起伏的孩子，通常在合併服用多重情緒穩定劑後，都會明顯改善，例如，有位患有躁鬱症的十七歲少年，服用了適度的 Depakote （1,500 毫克／天）就有了明顯改善，但情緒上仍會定時「爆發」，使他被學校禁課，在家中也產生一些問題，後來每天加上 300 毫克兩次的 lithium，個案的情緒起伏次數減少，最後只要每天服用 1,000 毫克的 Depakote 就可保持情緒穩定，且 Depakote 所帶來的嗜睡也減輕許多。要減緩抗精神病藥物帶來的肌肉攣縮，除了常用的 Cogentin、Artane 及 Amantadine 之外，β-阻斷劑（beta-blocker）如 propanolol 就常被用來處理刺激劑所帶來的易激動副作用，而 clonidine 也常被用來處理藥物引發的失眠。

　　在使用多重藥物時，有些事情必須列入考慮。雖然很多領域都會使用多重藥物，但同時使用不同藥物的安全性及有效性卻仍缺乏科學研究

的詳細探討。再加上一次服用多種藥物之故，孩子的服藥配合度可能也較低。你也應該要詢問藥物之間的交互作用如何，像是新的抗憂鬱劑中 Prozac 之類藥物與 Atomoxetine 的交互作用就須注意。最後，費用可能也是一個考量，因為多種藥物的費用比單一藥物高，尤其在有藥費部分負擔時。

藥物的交互作用是不是會使服藥的時間變得很重要？假如我們無法剛好配合那個時間怎麼辦？

事實上，不論孩子是服用一種或多種藥物，確實服藥比是否準時來得更重要。除了短效的刺激劑和 Valium 類藥物，家長可以配合日常生活給與孩子藥物，以便達到最好的療效（放學後服用 Tegretol）、增進服藥配合度（一天吃一次比一天分三次更容易配合），或減輕藥物帶來的副作用（在睡前才服用會嗜睡的 imipramine）。大部分的藥物並沒有規定必須在一定的時間服用，不過在固定時間服用會使服藥配合度更高，一天只服用一次藥物的確更容易配合——回想你一天要吃四次抗生素的經驗即可體會——但孩子若真的需要分成較多次服用，只要在家庭行程上盡可能配合即可。一天三次並不是說一定每八個小時要服用一次，一般來說配合三餐時間也就夠了。許多行為或情緒疾患的藥物都可以隨餐服用，除了容易配合，也會使副作用降低，特別是 Tegretol 或 lithium 與食物一起服用，可以增加對藥物的忍受度。

比較有刺激作用的藥物，如刺激劑或抗憂鬱劑（Wellbutrin 或 Prozac），大都是在早上服用。治療焦慮或注意力不足過動疾患時，最好在早餐之前服藥或是和早餐一起吃，而會使人感到疲倦的藥物則應在晚餐或睡前服用，睡前服用通常是指在睡前一個小時和點心一起服用。

開始服用新藥物時，務必詳細觀察孩子任何細微的反應，有了這些資訊，能讓醫師更有效的處理擾人的副作用，例如，我有位十四歲的女

性個案想停用 Zoloft，雖然藥物對她的憂鬱症有幫助，但因上課時間感到嗜睡而影響上課，因而想要停止使用藥物，後來只是將服藥時間改到晚餐時間就解決問題了。

很難避免的，孩子可能會忘記吃藥，通常忘記吃藥不是大問題，但假如你打算把這些藥量加到隔天（如睡前吃的抗憂鬱劑改到隔天早上吃），就必須注意他到學校後可能會沒精神。比較大的問題是因疏忽而不小心吃了兩次藥，一般這並不危險，但還是可能造成其他問題，因此最好與藥劑師或醫師討論，大多數藥局會提供少吃或多吃的處理方法。此外，你也應該知道哪些藥物在孩子不舒服時就該暫停服用。當孩子感到噁心或嘔吐時，有可能就是他無法忍受某些藥物（如 lithium、Wellbutrin，及刺激劑），所以建議暫停服藥。

🔘 我孩子對藥物是否有耐受性了？

對藥物產生耐受性是兒童神經藥物學中最使人困擾的事，雖然大部分孩子沒有這問題，但 10% 至 25% 的孩子會逐漸對藥物失去反應，所以最好還是先做好準備。在穩定孩子的狀況之後，看到藥物漸漸失去療效是很令人沮喪的事，有時候，孩子的問題行為可能會再次出現。

> 耐受性：因持續使用而對藥物失去反應。

假如你懷疑孩子對藥物的反應逐漸下降，要聯絡醫師並準備討論可能造成問題的原因。首先，先問問孩子、確定藥丸的數目，並且了解他是否有吃其他的藥物或健康食品，這些都可能會影響到藥物的代謝。同時也要考慮孩子是否出現其他的問題，如憂鬱症或焦慮症。我一位患有憂鬱症的十三歲男孩，因之前給的 Luvox 失去療效而再來就診，在經過一些測驗之後，發現他有分離焦慮的問題，在調整藥物之後，治療也有

了正向反應。

> 代謝：合成或分解化合物的持續化學過程。

　　在你的孩子對藥物失去反應後，有很多種方法來應對。在孩子快速成長期間，可以加強劑量；使用低劑量的輔助性藥物，如 Buspar 或 lithium，可以增進對藥物的反應；或在同類藥物中使用不同的藥，例如，有些研究指出在兒童對 Concerta 或 Ritalin 沒反應後，對 Dexedrine 或 Adderall 反應仍相當良好。相同的，在孩子對刺激劑或 desipramine 失去反應後，對 nortriptyline 仍有反應，反之亦然，所以在孩子對抗憂鬱劑或抗精神藥物失去反應後，應在同類的藥物中嘗試不同的藥物。

> 輔助性藥物：用來增進治療藥物療效的另一種藥物。

　　有些家長向我詢問有關利用「藥假」（medication holiday）來避免耐受性的問題。除了帕金斯症相關的治療之外，並沒有任何科學證據讓我們支持或否定這種作法，你要細心的去衡量不治療孩子的潛在風險以及運用藥假的可能效果。

● 醫師不斷的改變治療我兒子的藥物，他是不是不清楚該做什麼？

　　醫師的不明確態度並不代表臨床技術或專業不足。事實上，你反而應該慶幸，醫師願意坦承疑慮並與你討論。我與同事在治療上的確也會對這種猶豫感到不安，部分原因是兒童精神疾病的診斷不容易，又加上要找到最適當的藥物及劑量更是一大挑戰。但是在形成最好的劑量、藥

物種類或藥物治療及心理治療的搭配過程中，持續的嘗試錯誤是唯一的方法。

藥物嘗試會有幾次？我們該如何去經歷這段過程？

了解治療過程中所要涉及與要達成的事，對我們相當有幫助。在嘗試過程中，家長及孩子都應該避免感到無助或無望。盡量不要專注在症狀或每個小時的改變，而要觀察較整體的改變，例如，每週的變化。

> 藥物嘗試：一個系統化的藥物測試，通常要一至三個月。

一般的用藥規則是使用適當劑量至少一個月，但是必須確認孩子有服下藥物。在嘗試兩種藥物但卻不成功時，必須重新評估診斷，以確保治療的方向正確。不過，只要有正向的療效，就沒有所謂的時間上限。切記，若不及時處理這些疾病，這些疾病很可能在孩子步入成人期時導致許多問題。

藥物嘗試對孩子的學業有怎麼樣的影響呢？

藥物嘗試本身不一定會影響到孩子的學業，但其實精神疾患就常會影響孩子的學習能力，或造成課業上的學習困擾，只是你沒注意到罷了。你應該與學校方面共同努力，協助孩子排除這些可能的障礙，建立最好的學習空間。

假如孩子在學業上有困擾，應該確保他有接受認知功能測試，以評估孩子的學習潛能（也就是智商）、已獲得的知識，或特殊的學習障礙。此時，與學校心理師的溝通非常重要，因為根據測驗所得的資訊，孩子的學習環境可能需要某些改變或調整。

除了讓學校心理師評估學業及認知功能（包括是否有學習障礙）

外，也應該安排時間與校方討論孩子的額外需要。一般來說，校方會主動安排機會與家長會談，討論可協助孩子的行為管理並提供其他外在資源。

　　告知校方有關孩子的持續精神科治療是有益的，不過，通常學校對於「保密原則」的堅持沒有像醫療人員那麼嚴謹。假如他們要求完整的精神測驗報告來證實孩子的問題，我建議讓醫師簡短的描述孩子的診斷、治療，及學業或行為上需要的協助即可。與醫師討論孩子在矯正上的需要，並且寫在信上，可以協助學校擬定較有效的教學計畫。

> 矯正：用來改善或治療某種功能的缺陷，如學習問題。

　　教學計畫擬定後，你仍可選擇接受或拒絕它，倘若你不滿意，你可以要求做修正或改變。雖然不一定需要，但有些專業人員可以協助並代表你和孩子與校方討論，並安排出一個時間，如計畫改變之後一個月，以便檢驗計畫的成敗。

　　也可以考慮找一位倡導者，例如輔導老師或導師，成為你、孩子及學校之間的聯繫。他應該要平易近人，讓你與你孩子都可以輕鬆表達意見，你的孩子應該固定跟他見面，而他應該在孩子需要幫助的時候可以隨時伸出援手。你也應該與這位倡導者有緊密的聯繫，好讓你可以知道孩子在學校的狀況，尤其是在治療過程中可以代為監督治療的情形。最後，這位倡導者應該要能在你與某位老師或其他校方人員之間做溝通。

🔘 對於接下來的藥物嘗試，我們應該如何跟校方溝通？

　　理想上最好與校方有密切聯繫，尤其是像注意力不足過動疾患，最大的問題通常是在學校發生。你可以根據校方規定與法律許可範圍之內，蒐集孩子在學校內的情況以及對藥物治療反應的重要訊息。盡可能

在藥物嘗試的初期能夠定時聯絡（例如每週一次），有些家長會提供校方有關藥物治療的劑量與副作用等特定訊息，但有些家長會只詢問孩子在學校的行為表現，而不想讓校方知道有關藥物治療的事。

當然，這兩種方法各有利弊。讓校方完全知情能讓他們有參與感，更願意配合並體諒當中的辛勞，也會帶來更多的回饋——包括你想要及不想要的建議。在這種情況下，要小心他們的偏見，因為有些人會以自己有限的經驗堅持某項藥物較有療效。單純只要求得到每週的行為報告就不會有這類的問題，但就會少了共同合作人員的意見。有個折衷的方法就是讓校方知道孩子正在接受許多藥物的治療，希望校方每週提供回饋報告，這樣就是所謂的「盲性測試」（blinded trial），讓觀察者——老師——在不知道藥物種類及劑量的情況下觀察孩子。如果選擇這個方式，務必要向校方人員解釋清楚，讓他們知道你這麼做的原因，並促使他們與你合作，以避免不必要的麻煩。

假如孩子在上課時段有服藥，那麼校護就是最重要的聯絡人了。學校護士（如果沒有護士，請向學校確認相關的專業人員）通常負責管理及處理要給孩子服用的藥物，所以在照顧孩子的角色上佔據了不可磨滅的重要性。通常短效的刺激劑如Dexedrine、Ritalin該在中餐時間服用，好讓下午的行為保持良好，此時學校護士就會參與這部分，同時能有效的幫你觀察孩子，告訴你在學校觀察到的副作用及療效。她對孩子治療藥物可能相當了解，也可以提供你充足的資訊。學校醫護人員的多寡會影響到你所能獲得的協助及資訊，有些學校有專職的護士，但有些學校可能只有兼職的人員，或甚至完全沒有醫療人員。

愈來愈多的孩子需要在學校服藥，因此多數學校都有完整的分配藥物的方式。大多數州法律規定孩子不可以自己拿藥到學校；相同的，學校也會要求家長及醫師詳細填寫分配的藥物資料，才願意協助給藥，並且會要求由照顧者事先將填寫的資料表格及藥物送到學校。建議你最好

多拿幾張表格預備著，以便看完門診後，萬一藥物劑量／種類有改變或調整，你就可以隨時更新資料。

　　確認醫師開立足夠的藥物，讓孩子在學校及家裡都可正常服用。有些學校會要求把在學校服用的藥物分裝在不同的罐子裡，並標明服藥的時間及劑量；有些不需要特別分開，只要明確標示服用方法即可。例如，通常 Focalin 是在早上及中午服用，因此在藥罐上寫著「在早餐及午餐各吃 5 毫克的錠劑」，這能讓校方明確知道在什麼時間要給孩子吃多少藥物。

第四章

治療與後續：在孩子的持續照護過程中彼此合作

　　經過了計畫的階段，現在要專注在治療上了。孩子也許第一次藥物嘗試就相當成功，或可能經歷過好幾次才找到合適的治療；但不論如何，隨著孩子發展階段的改變，他的需求也可能不同，你必須保持敏銳的觀察力與良好的溝通管道，並有智慧的面對不可預測的事。

　　在後續的精神藥物治療階段中，我常聽到許多角色定位的問題，如：「我要如何確保孩子能維持良好表現？」「孩子在自我照護方面該負多少責任？」「我什麼時候該與醫師聯絡？」每個關心你孩子的人都該在以下所描述的方法上扮演重要角色。一些實用的小細節也都相當重要。該不該改變孩子的飲食起居來達成更好的治療呢？使用的藥物該選擇學名藥還是商品名藥呢？如何安排最好的服藥時間來達到最好的療效及最低的副作用呢？對其他處方藥物及成藥，還該注意什麼呢？這些問題的答案能夠協助整個家庭去適應孩子的治療過程。

🔘 在兒子開始藥物嘗試之後，身為父母的我該做些什麼？

　　你可以盡量學習關於疾患的資訊、治療方式或藥物，如此你就可以成為積極的參與者，而不是被動及無助的旁觀者。有關藥物的額外資訊除了來自本書或醫師外，也可以從藥劑師、圖書館，或是其他有相似問題的家長支持團體得來。

　　有許多支持措施對有精神疾患的孩子很有幫助。堅定、一致但又體諒的管教方式，可以讓孩子的壓力降到最低。不要只專注在學業成績

上，要確定孩子對知識有適當的了解，並持續給與他**愛**及**信心**。假如孩子真的很難纏，你可以考慮接受親職訓練。學習如何向其他人為孩子辯護，也讓孩子知道你們是同一國的。當然除了照顧孩子以外，也要懂得照顧自己；可以安排休息計畫，例如在週末讓孩子與別的家庭同住，那你就可以喘口氣；同樣的，你也可以在他人需要的時候提供協助，甚至可以定期安排晚上或週末的活動。不管如何，絕對要保持一顆幽默、開朗的心。

你也應該詳細記錄孩子治療和藥物嘗試的過程，並完整的保存下來；許多醫師對孩子的問題也會有類似紀錄，並另外記錄治療過程所用的藥物。我在治療一位孩子多年、用了不同藥物之後，仍認為這紀錄相當有幫助。因此，我鼓勵家長應該要有本筆記來記錄孩子的治療過程，以及所有測驗及評估的影印本；同時最好有個藥物日誌，記下關於藥物的資訊，像是什麼時候服用、劑量多少、使用後的反應、結果是否如預期，以及有沒有副作用等。以下表格是實際例子，也可參考附錄中的藥物日誌。

表 ④　注意力不足過動疾患兒童接受治療的藥物日誌

藥物	起始日期	每日劑量	反應	副作用
Ritalin	1/03	40 毫克	可	食慾不振、體重減輕
Dexedrine	9/03	30 毫克	好	緊張、摳手指
Clonidine	1/04	0.3 毫克	無	鎮靜
Strattera	3/04	50 毫克	好	口乾、注意力時好時壞
Strattera + Adderall XR	5/04	50 毫克 10 毫克	很好	口乾

　　保有完整治療紀錄的父母就不用只依賴診所的紀錄，尤其是可能會因為一直換醫療保險，或有些保險會拖延，而使病人必須不斷的轉診、看不同的醫師。這時，有完整治療紀錄的父母就會比較吃香。

　　你也可以對醫師表達允許，讓他知道你同意必要時可以有其他專業人員一同來協助任何出現的問題。最近有位同事與我討論，他治療的孩子需要很高劑量的imipramine才能處理注意力不足過動疾患合併憂鬱症；在我們仔細討論之後認為，應在治療中加入低劑量的Effexor，如此也可以降低imipramine的劑量。有些家長甚至會主動要求有不同醫師參與，或許是透過電話一起來處理及討論，甚至願意額外付費。

　　你也可能會發現自己成為不同醫療照護提供者之間的協調人，舉例來說，假如孩子不是在開立處方的醫師那裡接受心理治療，你就應該要確定兩者的照護能夠協調。因為心理治療師見到個案的次數通常比醫師還多，所以最好能有機會讓心理治療師向醫師傳達他對孩子、家庭，或其他系統（學校及補習班等）的印象。你也應該准許照護機構之間互相聯絡，這樣不僅能有最新的資訊，使你知道治療的進度及不足的地方，也可以讓治療師在後續的藥物嘗試過程中持續協助你。

　　既然你扮演治療團隊隊長的角色愈來愈重要，你在孩子的照護過程中需要處理多件事務：與教育單位之間的互相配合，以及與州立或私人保險單位接洽，以便孩子能有更完善的評估與治療；同時你可能需要安排心理治療與藥物治療，取得藥物後還要確認孩子有配合服藥。

　　最後，你最重要的工作就是觀察孩子，你是唯一可以在一般情況下觀察他的人，可以看見每天的改變與進步。你是專業醫療人員不可或缺的眼睛與耳朵，但不需要專注在每分鐘的改變，太過專注對孩子和家庭的適應與日常生活功能都不好，這會使家長忽略了整體表現——因為可能會見樹不見林。

⚫ 我是否該調整女兒的日常生活作息，好讓她從藥物治療中獲得最大的利益？

這是開藥者應該要想的問題，因為這取決於藥物本身、疾患，及你女兒個人的特殊狀況。有許多因素可能會影響藥物代謝，不過我和同事最常看到干擾藥物代謝的是，個案可能在服用其他藥物、中藥、健康食品，或接觸有害物質（吸入汽油蒸發物質或工作上接觸有機洗潔劑——通常含有甲苯）等。當藥物嘗試開始後，告知醫師所有可能影響你女兒治療的環境和物品，並詢問相關的處理方式以及是否還有其他影響。

⚫ 孩子是否需要改變飲食？

大部分的精神科藥物並不需要搭配任何的特殊飲食，但有非常少數的例外，例如，Parnate 及 Nardil 等單胺氧化酶抑制劑（monoamine oxidase inhibitors, MAOIs）就需要有飲食上的改變，但兒童很少服用這些藥物，假如你的孩子必須服用這些藥物，醫師及藥劑師會給你該避免的藥物及食物清單。

⚫ 服用醫師所開立的藥物時，是否還可以服用成藥？

兒童所服用的成藥多半可以安全地與本書中提及的藥物一併使用，但還是與醫師或藥劑師談過比較好。大部分的藥物交互作用都很輕微，例如，與一般的抗組織胺使用會嗜睡，與解充血劑一起使用會較躁動。對於一般感冒或過敏，Benadryl（diphenhydramine）、ChlorTrimeton（chlorpheniramine），或類似的藥物都相當安全及有效。大部分治療胃痛或頭痛的藥物並不會影響孩子正在服用的藥物，但Tagamet、Pepcid及Axid或許會提高某些藥物的血中濃度。假如你孩子正在服用下列抗憂鬱劑——Prozac、Paxil、Zoloft、Luvox、Effexor 或 Serzone——也準備服

用較新、較不會有鎮靜作用的季節性過敏藥物，如 Tavist 或 Hismanal 時，最好與你的醫師聯絡。由於兩類藥物有潛在的交互作用，抗組織胺最好選擇Claritin、Zyrtec 及 Allegra。假如孩子服用的是較少用的抗憂鬱劑——單胺氧化酶抑制劑，除了嚴格飲食配合之外，還禁止在沒有醫師或藥劑師許可下服用成藥。

> 抗組織胺：一種會阻斷組織胺接受器或組織胺釋放的藥物，主要是用來治療過敏，但因有鎮靜的作用，在精神科也常使用。

💊 正在服用其他醫師開的藥物怎麼辦？

你一定曾經有因為孩子生病，而徹夜未眠陪伴他的經驗，那麼不需要我來提醒，有時當孩子生病時，他會需要合併其他藥物的治療。當此狀況發生時，不管他之前是否記得服藥，都應該將孩子的情況告知正在檢查的醫師。大部分的抗生素可以安全的與精神藥物一起服用，codeine 與其他麻醉性止痛劑的劑量通常可以減少，因為孩子所服用的精神藥物能夠增強這些藥物的療效。同樣地，止咳藥物的劑量也要降低，而治療胃灼熱或胃潰瘍的藥物則必須要與服用精神藥物的時間分開。

請務必讓孩子清楚知道要避免使用非法藥物，包括大麻。要跟他們解釋，我們並不完全了解藥物之間所有的交互作用，同時使用非法藥物對人體的傷害可能很大。除此之外也應該避免飲用酒類，因為正在服用精神藥物的人喝酒比較容易醉、感到噁心，並容易有嚴重宿醉。

💊 我可不可以用學名藥物取代商品名藥物？

或許你早就知道商品名藥物（像是 Ritalin）是藥商在發展某種藥物

之後所特別命名，而一般學名藥物（像是 methylphenidate）只是藥物的化學名稱。商品名藥物通常也比學名藥物貴。本書所提到的商品名藥物都以大寫字母開頭，學名藥物則是小寫。

在食品藥物管理局的規範及監督下，商品名藥物都經過藥商詳細的研究，藥物本身以及使藥物穩定及方便服用的賦形劑都經過評估，藥物也會分批被檢驗，以確保每顆藥物的劑量及填充劑保持一致，而學名藥物就沒有如此嚴謹的要求。此外，很多藥商都有生產學名藥物，並且會以每月不同的成本費來定價。雖然對你或保險公司來說，商品名藥物比較昂貴，但藥商其實透過學名藥物所賺的錢比較多。

大部分學名藥物的製造過程及藥物性質也都還不錯，也因此可成為較廉價的替代品。有些家長表示商品名藥物與學名藥物之間並無差異，但部分家長認為學名藥物的療效較低、容易有過敏現象，或有較多的副作用。醫療文獻發現兩者有時會有明顯的差異，特別是抗痙攣劑學名藥物有較高的癲癇危險性，舉例來說，商品名藥物 Tegretol 比學名藥物 carbamazepine 來得好。

在開始治療時，我建議先使用商品名藥物，假如你的孩子有良好的反應，可以再換成學名藥物，如此就可以避免不必要的失敗或副作用了。不過目前並沒有明文規定在什麼情況下該用哪種藥物，有些家長選擇的方式是先用幾次學名藥物，在確定有療效且沒有不良作用時，就繼續使用該藥物。

有關使用何種藥物的問題或疑慮，都可以跟你的藥劑師討論。知道孩子所服用的學名藥物是哪家公司的產品，或許更能幫助我們掌握藥物治療的一致性。有幾家專門在做學名藥物的公司，像 Geneva、Zenith 和 Burr，它們的產品相當可靠。有些學名藥物也有可能是其他知名藥廠的產品，像 nortriptyline 的學名藥物也被以 Aventyl 這個商品名來銷售。假如孩子有固定在服藥，且本來有的良好反應變差或消失時，先與藥劑師

聯繫，詢問新批的藥物是否有改變，或是有沒有人反映過類似的情況。雖然很少見，但還是有家長跟我說過有某一批藥物比較沒療效。

合作帶來安全

　　假如你的孩子有嚴重的精神症狀或是物質濫用，你必須加倍努力與孩子的治療師及醫師溝通。治療師應該讓你知道，孩子是否有自殺意圖、幻覺、物質濫用，或傷害自己、他人的可能。假如孩子需要精神科住院或處理物質濫用，治療師也應該跟相關人員合作，並且在與孩子有關的不同系統中協調，尤其是學校系統。

● 我覺得自己現在太常黏著孩子了，有什麼其他方式可以監督藥物嘗試的反應呢？

　　監督並不代表要黏著孩子。事實上，當你逐漸建立常規之後，就不會再時時刻刻急著想要檢視孩子了。

　　藉由仔細觀察孩子對藥物的反應，你就能在治療上與醫師一起合作，同時能降低你對孩子問題的無助感。

　　你應該持續觀察的事情，包括藥物的施用、孩子對治療計畫的配合度、治療的療效及副作用。你的藥物日誌就是個很有效的記錄工具。首先，你必須設計一種系統來達到以下的目標：

1. 提升孩子準時及正確服藥的可能性，建立起例行的藥物管理系統。不管你是把藥物的服用與某件例行事情（三餐）連在一起，或在特定的時間點服藥，目的都是要讓孩子能輕鬆的將這件事變成他例行事務的一部分。

2. 配合服藥對孩子的治療效果非常重要，所以你除了觀察，也要跟孩子談服藥的重要性，要盡量確保孩子有確實服藥。青少年藥物

治療失敗的最主要原因之一，就是服藥遵從度不好。

3.你可以從孩子或家人那裡獲得回饋，這樣你就可以獲得許多有關藥物療效及副作用的資訊，而不用一直黏著孩子，所以要定期與孩子及家人討論。

> 醫囑遵從度：遵從醫師所給指示的程度，如依處方服藥。

藥物嘗試的主要目標就是找到最適合的劑量。詳細的觀察可以幫助醫師知道是否劑量太低導致沒有療效，或是劑量太高導致不良反應，或者是兩者中間的情況。雖然副作用一般說來只是小麻煩，但也可能代表藥物有導致不良反應的危險性；同樣地，輕微一點的副作用，如腸胃不適，卻也可能會使孩子的配合度降低。觀察到副作用不僅可以促進安全性及配合度，也能幫助醫師更快找到最適當的劑量。

人都會犯錯，所以在治療一開始，醫師就應該先告訴你服用過高的劑量會有什麼狀況，例如，服用過多刺激劑的孩子會有發呆、摳皮膚，以及不舒服的感覺。

孩子白天大部分時間都在學校，我該如何觀察他？

若是使用治療過動兒的長效藥物，家長在孩子回家後仍然可以觀察，此外，你也可以在週末、下午、傍晚，及早上來觀察藥物的療效。假如情形允許，學校也可以定期告訴你孩子的近況，或使用行為量表評估。孩子的課業表現事實上也是評估療效的方式之一。你也可以遵照前面所提到的建議，來與倡導者及護士討論。

我們該如何區辨藥物是否有效？

首先，當你在留意正向效果以及副作用時，要保持客觀和開放的態

度。有時候父母會受到醫師的期待或希望所誤導。向醫生詢問該觀察什麼（針對所治療的主要問題），以及在什麼時間點應該會出現。

　　假如孩子的問題是過動或焦慮之類持續的症狀，要觀察藥物是否有效就比較簡單；反之，要觀察藥物對間歇性發脾氣或偶發恐慌的療效就困難許多，最好是以發作的頻率及嚴重度來描述。另外，睡眠、精力、社交及情緒都是觀察憂鬱兒童對藥物是否有反應的指標。若是治療有效，焦慮的孩子除了感到比較不焦慮之外，也應該較少出現肚子痛；雙極性疾患的孩子應該比較少出現暴怒和發脾氣；有強迫症的孩子應該花比較少的時間在儀式行為及強迫症狀上面；注意力不足過動疾患孩子應該可以改善注意力、衝動及活動量。這些都只是一般的例子，假如你與醫師對孩子的問題相當了解，你們就可以共同找出要觀察這個孩子的徵候：假如平常湯姆在憂鬱的時候，一從學校回來就會躲在房間裡，但是現在會願意與你談話，或是會出去玩，那就有可能是藥物產生作用了。假如唐娜最大的問題是無法集中精神在功課上，那麼獨立完成一項十五分鐘的課業就是很大的進步了。

　　大體來說，通常約需一個月才能斷定一種藥物是否具有療效，這也就是為什麼許多醫師會要求每四個禮拜要回門診追蹤。在開始治療的頭幾個月，固定每個月一次或兩次回診是相當常見的，醫師會在回診時評估療效、副作用，以及孩子的醫囑遵從性。一旦處方有效，而且孩子的情況改善很多或是相當穩定時，回診的時間就可以拉長。假如孩子患有情緒疾患之類的某些狀況，那他就可能需要比較長時間的頻繁回診。

　　若是孩子對某種藥物有反應，身為家長的你應該感到滿意。從與孩子的互動，以及從學校所得來的客觀訊息中，你應該可以看出藥物療效的證據。若是你和校方的看法與孩子的看法不同，不要感到意外，通常孩子對藥物效果或自己的狀況都不是一個很好的觀察者，所以常會有兒童或青少年表示自己的行為沒有任何改變，但校方及其他家人卻覺得藥

效良好。這在過動兒及躁鬱症是經常出現的情形；相反的，焦慮或憂鬱的孩子卻比較能清楚反映他們自己的進展。

🔘 我應該注意哪一類的副作用？

孩童或家長都會預期副作用的產生，因為多數的藥物都有副作用。詢問孩子有出現什麼副作用，但不要專注在先前就有的問題上，太注重細節可能會使你觀察到本來就有的生理或行為上的問題，如失眠。例如，「太專注」曾使一位母親告訴我說，我開的 Ativan 導致她十四歲的孩子唐脾氣暴躁，他的臨床症狀除了焦慮，還包括嚴重的行為失控。當我與這位母親細談後，我們發現脾氣的問題與吃藥前是相同的，只是她現在更會留意孩子的狀況了；同樣的，刺激劑相關的研究也指出，許多宣稱是服用刺激劑所產生的副作用，其實在服藥前就已經出現了。

我建議大家向藥劑師詢問並取得藥物相關的副作用及使用方法的單張，大多數的藥劑師都能提供詳細的資訊。

跟有孩子服用過精神科藥物的家長談過，很容易的就會聽到一些有關副作用的可怕消息。不論是成人還是孩童，副作用至今仍是用藥上很大的困擾，不過大部分的藥物都有這問題，所以了解醫師處理副作用的一貫作法，對我們也相當有幫助。

大部分的藥物副作用都可以從藥物的性質來預測，像是接受 clonidine 或 Valium 治療焦慮的兒童常會抱怨感到疲累——至少在一開始。比較新的抗憂鬱劑像是 Prozac 或 Zoloft，可能會使人感到腸胃不適或頭痛，Trazodone、imipramine 或其他舊一代的抗憂鬱劑則可能導致口乾及便祕。接受 Adderall 或其他刺激劑可能就會使人胃口降低，但抗精神藥物如 Risperdal 或 Zyprexa 則會使人胃口提高。 服用 lithium 的孩子會比較常需要喝水及小便。

其他的副作用比較少見，所以也比較難預測，因為與個人體質有

關，像是起疹子、血液問題，或是使潛在的問題更惡化。癲癇也可能會出現，但這可能表示潛藏有尚未發現的問題。以下就是我實務過程中經常發現的一些副作用。

　　鎮靜　鎮靜是常見的副作用，會隨著時間逐漸減緩。當鎮靜出現時，務必確認鎮靜是在服藥後一到三小時開始，或是在療效耗盡時；在服藥後很快就發生的鎮靜應該就跟藥物本身有關。在服用抗精神藥物如 Trilafon 或 Seroquel，及 Valium 之類的苯二氮平類藥物都有鎮靜的副作用。假如這藥物使孩子感到疲累，那就讓他在睡前服藥，如此一來，當鎮靜的副作用開始在影響時，他早就在睡夢中了。換句話說，副作用可以幫助不易入睡的孩子有更好的睡眠。假如鎮靜是在服藥後幾小時才開始，有可能是藥物的作用已耗盡，許多刺激劑如 Dexedrine 都可能會有類似的情況，通常在改用長效藥或者再加用一次較低劑量的藥物，就可以避免這個問題。

　　疹子　常見但很難預測的副作用，通常在服藥二到六週後開始出現，大部分使用精神藥物所出現的疹子只會使人感到不舒服，而不像因服用抗生素所出現的疹子會造成生命危險。一般的疹子都是紅色，出現在身體上並且會癢。不一定要因為這些疹子就停止服用該藥物，但是若有疹子出現在嘴裡、手掌或腳掌上則須注意了，因為這有可能跟 Tegretol 被報告引起的罕見但嚴重的副作用有關。當孩子在服用某種藥物而起疹子時，很有可能這孩子在服用其他的同類藥物時也會有相同的反應，例如，服用 desipramine 而起疹子，那改用 nortriptyline 時也可能會起疹子，所以只要疹子不嚴重，醫師可能就會持續使用再做觀察。通常，Benadryl 會被用來減緩因疹子而帶來的搔癢感及其他不適，這種藥物也能安全地與大部分精神科藥物一起使用。

　　相反反應　另一個令人感到很無助的副作用，尤其是在治療過動或情緒爆發的兒童時，那就是藥物可能使原來的問題更嚴重。少部分兒童

在服用輕鎮靜劑如 Valium 或 Klonopin 後，他們的焦慮或躁動不但沒有變好，反而更加強烈（可稱為**解除抑制**現象），這時孩子的行為表現可能很沒意義、荒唐，甚至是很瘋狂。有些兒童會在服用抗憂鬱劑後變得更憂鬱，而服用 lithium 來治療情緒疾患的兒童，反而更加躁動及情緒化，也有些接受刺激劑治療過動的兒童會變得更好動，就算服用助眠藥物也無法入睡。七歲的喬依有嚴重的焦慮問題，也表現出緊張、無法與家長分離，及社交退縮，在服用兩劑的 Ambien 後，喬依開始會亂碰其他孩子、不恰當的笑、說很多話，也愛嬉鬧。這些情況與他之前的個性截然不同，但兩個小時之後，喬依的「解除抑制」反應就消失了，現在喬依改換成服用 Buspar，他的情況就好轉了。較新的研究指出，若有這相反療效，使用其他同類的藥物仍有 50%的機會有類似的問題。

生理反應　有些影響到血液或內臟的副作用，你與孩子就無法觀察到了，也因此可能必須要定期監控。有關精神用藥的監控最常見的應該就是心電圖及驗血。心電圖通常是在開始服藥前、藥物嘗試初期，及偶爾在服藥期間測試，因為有些藥物如 imipramine 或 desipramine 可能會影響心臟的電流系統，心電圖測試就是要確保電流改變不至於太大。其他藥物像 Tegretol 與 Clozaril 也可能會影響紅血球及白血球的功能或製造，我建議在服用 Tegretol 時定期監控白血球數目，在服用 Clozaril 時就應該每個禮拜或每兩個禮拜監控紅血球及白血球數目。驗血也可協助監控孩子的腎臟在代謝某些藥物如 lithium 或 Neurontin 的功能；同樣的，在服用 lithium 的兒童也該檢查甲狀腺的功能。服用 Cylert 與 Depakote 的孩子也有必要定期驗血，如此才能確保他們的肝功能正常運作。

生理：指相對於心理的身體部分。

🔮 觀察到孩子有副作用時該怎麼辦？

如果可以的話（不確定的話可以問醫生），你可以用一些方式來抵消副作用，像是在晚上服用引起鎮靜的藥物，而不是在早上。假如副作用影響孩子的功能或學校表現，請通知醫師。不同的醫師其處理方式也不盡相同，因此要向醫師詢問平常或緊急時候如何聯絡到他。若能事先擬好應變計畫更好，在你無法聯絡到醫師時可派上用場。事實上已經不止一次，我發現我根本沒察覺到呼叫器沒電了。因此，你最好有備用的計畫，以應付孩子對自己或他人造成危險時的情況，計畫的選項包括聯絡心理衛生危機處理中心、急診，或在孩子嚴重行為失控時聯絡警察，這些事情都應該與醫師討論過。

大部分的問題都可以請門診接待員留話，或是在醫師的語音信箱或電子郵件留下訊息，清楚記下可以找到你的時間和電話就足夠了。你會發現自己的語音信箱或答錄機有時很有用，在你無法接到醫師回電時，它能幫你留下精簡的解答。在更緊急的情況下，就直接用呼叫器找他，假如需要醫師馬上回覆你，就不要讓電話線佔線，並提供孩子相關的基本資料給他；假如是由其他的醫師代班，請你要告知這位醫師關於孩子的簡短病史，例如：「我的孩子現在十四歲，患有躁鬱症，是由史醫師照顧。最近孩子告訴我說，他聽到腦子裡有很大的說話聲。因為他有憂鬱的情形，兩個禮拜前史醫師開始用 Zoloft 治療，同時史醫師也擔心孩子可能會變得更躁動，要我在這種狀況出現時立刻通知他。」透過她這些有效的資料，孩子的母親讓我能做出適當的調整，同時也防止其他問題的發生。這個孩子的幻聽在停止服用 Zoloft 後一天就消失了，我請孩子的母親隔天要通知我情形如何，所以她在我的語音信箱留言告知。

假如病人的家長發現有我沒提到的副作用，且感到擔心時，我都會請他們打電話到我辦公室；像是出現疹子、頭痛、動作性抽動、噁心，

或睡眠不佳時，都該與醫師聯絡。並非所有的問題都與藥物有關，因此只要討論一下，就可以釐清藥物與副作用之間的關係了。假如藥物與副作用有關，你的醫師應該有減除副作用並讓你孩子感到更舒適的建議，例如，把讓孩子感到噁心的藥物與餐點一起服用。

若有嚴重的副作用，例如，呼吸急促、胸口不舒服、嚴重躁動、昏倒，或失去定向感，就算不常發生也要立刻聯繫醫師。

對於打電話（或偶爾打呼叫器）給醫師詢問一些建議或告知孩子的狀況，你應該感到自在。當孩子對藥物有相反反應（例如，服用治療焦慮的藥物卻使孩子產生恐慌）、有嚴重的副作用，或是孩子可能傷害自己或他人時，打呼叫器來聯絡醫師可能就是必須做的事。請記得，對你而言這可能是特別的狀況，但你的醫師有很多病人，有很豐富的經驗可以幫助你處理藥物方面的問題。

🔮 我認為藥物的療效不佳，但醫師請我們再持續一段時間，我該如何知道醫師的決定是否正確？

在治療的過程中，不宜對藥物嘗試的期待過高，並且要知道可能會遇到一些小困難，這樣對你可能好一些。醫師沒有水晶球，他們並不能預測哪一種藥物最有效、最能被孩子的身體接受，所以在這個治療的旅程中，你與孩子都要準備好要嘗試不同的藥物，以了解嘗試結果是成功或失敗。重要的是要能堅持並系統性地嘗試不同的藥物。

我曾經治療過患有焦慮症與注意力不足過動疾患的十一歲個案——金，刺激劑如 Ritalin 與 Cylert 對過動症狀並沒有效，而且還使焦慮加重；Desipramine 讓他感到難受；Effexor 對焦慮有效卻使他感到噁心；Wellbutrin 對過動有幫助卻無法治療焦慮，在我加用了 Valium 之後，他的行為卻變得有點失去抑制；Buspar 也無法治療焦慮；最後我試用了 nortriptyline，他的焦慮就有明顯的降低，對治療過動也有點幫助，後來再

加了 Dexedrine 來治療過動，金與母親長達五個月來的堅持與努力終於換得大幅改善。

　　就算某種藥物嘗試失敗，你還是要抱著這種堅持很值得的態度，直到找到對孩子有幫助的藥物為止。相當重要的是你的醫師也必須抱持相同的態度。

🔘 我們已經試過三種藥物，這些都有很難受的副作用又幫助不大，我們是不是應該去嘗試藥物以外的方法？

　　在幾次藥物嘗試之後仍沒幫助，的確應該詳細回顧所有情況。首先，要與醫師討論你們是否仍認同原先的診斷假設，假如孩子的症狀有改變或是有新的症狀出現，最好重新評估一次。其次，注意一下可能相關的壓力源、孩子的服藥遵從性，以及任何其他可能影響治療的醫學情況。

　　需要對過去的治療嘗試和結果有完整的回顧。透過保存藥物嘗試的日誌紀錄，包括藥物的最高劑量、結果及主要的副作用，你就可以與醫師一起討論該考慮用什麼還沒用過的藥物類型（像是刺激劑）和特定藥物（Klonopin 或 Ativan）。建議這些沒試過的藥物時不要不好意思，曾經不只一次，家長要我試試某種藥物，因為他們聽到朋友的孩子用了之後有改善，雖然這本來並非我認為應該要嘗試的下一個藥物，但孩子使用之後也的確反應良好。

　　另一方面，有時候也會建議先暫時中止藥物嘗試一段時間。假如孩子因藥物嘗試而出現令人相當困擾的副作用，如很痛的疹子或嚴重恐慌發作，不難理解家長與孩子會因此而害怕再嘗試。不幸的是，我們仍須依賴「嘗試錯誤」來找到最適合孩子的精神藥物，所以最好是讓孩子與家長先休息一陣子，等他們重新準備好了再開始。

🔘 目前為止我們跟醫師處得還不錯，不過好像無法找到合適的藥物，大家都開始感到不耐煩了，我們是不是該找新的醫師？

你與醫師的關係通常在危機時刻以及藥物嘗試一直沒有成功時經歷考驗。當然，在這過程中，你與治療者之間有良好的溝通是非常重要的事情。就像生活一樣，在跟醫師訴說你的挫折時，仍應保持幽默感，這可以讓你維持心理健康，同時也讓彼此的溝通持續。

你可能因孩子對治療沒反應而感到憤怒、激動及無助，但請試著不要去怪醫師——只要醫師和你一起努力，也有系統性地嘗試合理的藥物。醫師也是凡人，也像患者或家屬一樣因情緒或失望而感到脆弱。我會盡量試著把治療無效的個案當作一種挑戰，但有時候這種情況更像是個負擔。在無法弄清楚狀況的時候，有些醫師可能會因治療結果不佳而怪罪患者或家屬，也可能下意識地不去回應病人的需要，或只是讓自己變得忙於其他的事情。有關何時可以考慮尋求第二意見，請參考第三章。

八歲羅伯的父母曾與小兒科醫師認真談過，醫師表示治療失敗的主因，是因為父母沒有嚴肅面對情況，所以傳統治療過動兒的藥物失效。原來他們常拿他衝動的問題開玩笑，公開地說他的糊塗就像他的梅姑姑一樣，也會說孩子很聰明，不過太好奇，班上什麼事都知道，都可以當校長了。然而事實上，全家人對治療都很認真，彼此都以幽默的方式來互動，他們明白孩子正在接受治療，為了不傷害孩子的自尊，他們以較不直接的方式來提這問題。這事件最大問題是在醫師，他因治療無效而感到失望、生氣及受傷。最後羅伯有了不錯的反應，因為合併使用了降血壓藥、抗憂鬱劑……以及「幽默」。

> 降血壓藥物：一種用來降低血壓的藥物類別，也被發現可以用來治療某些精神疾患，例如注意力不足過動疾患或妥瑞氏疾患。

假如孩子的醫師讓你感到是這樣的態度，盡可能跟他討論一下。要讓醫師知道，只要對孩子有幫助，你願意在治療上與醫師全力配合，這或許可以增進你們之間的合作關係。除此之外，你也應該保持準時就診的習慣，並坦承面對治療過程中彼此所遇到的無助感。

當然，假如你對現在的治療感到不滿意，你也可以選擇尋求其他的觀點。除了聽取第二位醫師的意見，你也可以詢問和孩子有接觸、並對藥物治療有專業知識及經驗的治療師。

對於治療反應不佳的第二意見諮詢，應該要注重在藥物回顧、學業回顧、家庭系統評估及心理側寫。為了提高效率，我建議你事先寫好想問的某些問題，你想知道的可能包括：哪裡出了問題？孩子的疾患一般的病程是如何？什麼治療最有效？接下來可能考慮嘗試的藥物是哪幾種？如果孩子仍然狀況不佳，醫師建議下次該在什麼時候回診？

🔘 花了一整年的時間嘗試了四種不同的藥物，才讓我們找到有效的藥物，這兩年來都很正常。他仍持續在服藥，但現在症狀又出現了，為什麼會這樣？

藥物失去療效最常見的原因是，對藥物產生耐受性以及隨著孩子成長而需要更高的劑量。還有一些原因可能導致藥物突然失效，包括：不配合服藥、服用其他會互相影響的藥物、父母分居等環境壓力、用到一批品質較差的藥物，或改換成學名藥物。

雖然沒有很清楚的原因可說明為何藥物失去療效，不過有三個可能的主要解釋：(1)大腦習慣了藥物，而在神經之間的傳遞產生了些微的改

變；(2)傳送到腦部的藥物量可能改變了；(3)孩子可能有另外的疾病。

當孩子疾病的症狀愈來愈活躍時，永遠要視作警訊。有時候疾病可能受到控制，但孩子卻出現社交問題、課業成績不佳，或顯現出並非短暫性的不快樂，在這種情況下可以考慮換個環境（轉學），或是加上其他治療，如心理治療、團體治療、活動營或其他資源——醫師應該可以告訴你最適當的資源。

❓ 我孩子已經接受一年多的治療，現在他的情況很好，我常在想他是否還需要吃藥。是不是可以嘗試讓他停止服藥呢？

在還沒跟醫師討論過就停止藥物治療是很不明智的舉動。有些藥物需要慢慢的停止使用，但也有可能是醫師不認為孩子目前應該停止服藥。精神藥物無法治癒精神或心理疾病。不過，有些疾患的確會隨著成長而自我康復，這也就是為何要定期降低劑量或停止用藥，以重新確定孩子是否還需要繼續使用藥物。只有在孩子已經一段時間都沒有症狀的時候，才會考慮降低劑量，且應該由醫師決定。我讓十四歲的瑪莉亞每天服用 20 毫克的 Celexa，就成功的治療了她的憂鬱症，在一年半之後我們覺得可以嘗試停止服藥了，首先我們降低劑量到 10 毫克，觀察兩個月都沒問題之後，我們再讓她改成兩天服用一次 10 毫克的 Celexa，再觀察兩個月之後也沒發現任何症狀，我們就決定停止使用 Celexa，在兩年的追蹤裡，瑪莉亞的情況都很不錯。

> 自我康復：個體自動回復到病前的正常功能。

很可惜的是，大部分精神藥物的療效只有在服用的時候有效，並沒有長期的效果，所以在停止服藥後，療效也隨著消失了。

🌑 每個人都看到新的治療已經改善女兒的狀況，不過不知道什麼原因，她還是盡可能在逃避吃藥，為什麼？

Ross Baldessarini醫師是哈佛醫學院的精神科教授，他曾說過使藥物無法有效進入血液裡最大的原因，就是病人不服藥。兒童或青少年有各式各樣的原因拒絕服藥，最常見的原因就是副作用，通常孩子頭痛或胃痛都不會告知家長，他們就只是不願服藥；有些孩子也會抱怨藥物的味道不好或是會卡在喉嚨——那是一種相當難受的感覺。假如這是困擾的話，可以讓孩子練習吞嚥，從沒什麼危險的東西（如涼糖）開始，也可以跟藥劑師討論是否有不同形式的藥物（可噴灑或咀嚼的形式），或是有不同的方法（例如，可以剝開的膠囊）來服用，藉此來降低這些困擾。只要藥劑師說可以，你也可以讓孩子將藥物與零食一起吃下，而不用搞得像在打仗一樣。不過還是要注意，改變任何服藥行為之前必須跟專業人士談過，例如要注意不讓孩子咀嚼長效錠。

有時候孩子停止服藥的原因只是因為「感覺不一樣」，所以在認定是副作用的關係之前，先看看孩子所描述的反應是否是預期中的藥物反應。

有些孩子不願服藥的原因是他們會覺得很丟臉，尤其是在學校服藥的時候。與孩子解釋為何必須服藥可能會有幫助，或者也可以請醫師開長效劑型——例如開長效 Dexedrine 膠囊而不是藥丸——來降低孩子上課時間的服藥次數。

有些年輕的患者也會擔心服藥的後果，這時他們需要清楚明白醫師所開立的藥物與非法藥物的差異為何，只要直接讓孩子明白並降低副作用，應該就可以增加服藥遵從性。

🔘 我正值青少年的兒子不願意服藥，他說服藥會不斷提醒他是「不正常」的人，我該如何幫助他？

跟大人一樣，兒童與青少年都會擔心自己的身體或心理是否正常，所以必須讓他們了解他們的問題可以被治療，不是他們做了什麼而引起那些問題，也不是智能的問題（通常不是），更不是他們的錯；藥物可以使腦部的化學成分達到平衡，同時解決問題。

假如你能使孩子了解這些最好，但你也可能需要幫助，不要擔心提出這樣的要求；孩子不願服藥是治療過程中滿常見的問題，醫師也應該處理。這常是「控制權」的問題，孩子可能認為你在強迫他吃藥，這時不管你作何解釋都沒有什麼說服力了。只要你認為孩子曾經傳達出，他需要吃藥的原因是你覺得他病了或發瘋了，你就可以找機會和醫師或治療師談談。

為了和青少年同步，有時候就算我覺得太早，仍會同意漸漸停止用藥，但是我們都會達成共識，萬一問題又出現時，就恢復用藥。

假如問題的所在是孩子因這個疾患而感到羞恥，你可以指出有很多人有類似問題的例子——從你知道的朋友、親戚，甚至是很成功的名人等。在關於這些疾病的網頁或書籍中，你都可以找到相關的資訊。

🔘 要為服藥負責的應該是青少年自己，還是家長？

身為孩子的家長或監護人，你就應該負責監督孩子服藥狀況直到他滿十八歲。當然這不是說你不可以隨著他的成長而增加他的責任感，只是說你有義務照顧孩子，讓他順利成長，所以你應該為孩子保存及分配藥物。

有許多藥物服用過量會致命，所以你應該保存在安全的範圍，避免讓家中的孩子以為是糖果而誤食。不幸的是，有許多藥物服用過量或導

致死亡的狀況，不是發生在患者本身，而是手足。兒童有時也會誤食父母的藥物，家中若有物質濫用或自殺傾向等危險性的孩子，更該密切注意藥物的保存。可能被濫用的藥物，如 Valium 類藥物（苯二氮平類藥物）或刺激劑，都應該小心配合醫師的指示，並存放在安全的地方（不要放在藥櫃裡）。有些家長會用有鎖的櫃子來儲存藥物，有趣的是，通常並不是應該服用藥物的人在濫用藥物，而是他的朋友，甚至是朋友的朋友。即使如此，最近有一個研究指出，少於 1%的高中生在不是患者的狀況下，嘗試過 Ritalin、Adderall 或其他化合物，而且絕大多數只試過一口。正如其他藥物，刺激劑還是有濫用的可能性，其中Cylert最少，Ritalin 中等，而以 Desoxyn（methamphetamine）最多。長期釋放型刺激劑濫用的可能性最低。

● 我對於刺激劑擺在房裡感到擔心，什麼是避免所有人、任何形式誤用的最佳方式？

　　安全的第一守則是，不論孩子的年紀多寡，所有的精神用藥必須確實監督及保管，只要家中有藥物，你就應該注意並避免服用過量藥物。這意味著，正確的保存與家長的監督一樣重要，除了家長以外，其他人不應該能輕易取得藥物。像三環類抗憂鬱劑（desipramine、imipramine 與其他藥物）、lithium、Tegretol，Depakote 及 clonidine 等藥物，服用過量都會有嚴重的後果；舊的或療效不佳的精神藥物都應該馬上丟掉。

　　如前所述，許多服藥過量是意外狀況，且很可能不是發生在病人身上。然而，如果你的孩子正處於憂鬱狀態，並有誤用藥物的危險，可以與醫師討論每次只開一星期的藥物，或使用危險性較低的藥物，例如Prozac、Zoloft、Luvox、Celexa、Lexapro 及 Wellbutrin。

🔘 除了確實服藥之外，我的孩子在藥物治療過程中應該扮演什麼角色？

應該鼓勵孩子參與整個治療過程，從一開始診斷評估到配合服藥，再到觀察藥物療效。他們也應該被教導如何去區辨及報告副作用。

就算受到疾病的干擾，仍要鼓勵孩子在自己的課業、社交、人際及行為等部分繼續努力。我常跟孩子開玩笑說，我從來沒看過 Ritalin 藥丸會自己跳上書桌來幫他們寫功課。避免將進步的部分單單歸功於藥物本身，這非常重要，也要幫助其他家人或學校師長們盡量避免這樣告訴孩子：「你這禮拜狀況那麼好，一定是有在吃藥的關係！」反而要去強調藥物只是整個治療計畫的一部分，而且你知道孩子盡他所能地在努力著。藥物只是用來幫助孩子達到可能的最佳狀態。

當兒童長大成青少年，對服用藥物應該更有意見了，此時可以讓你的孩子與醫師討論他自己的狀況以及藥物的好壞處。有些青少年會要求先嘗試停藥，以便確定是否的確需要藥物；一般來說，我都會同意先停藥，但要求他出現症狀時就必須重新使用。若能小心進行這部分，我發現很有助於讓孩子對自己的治療負起責任。

🔘 什麼是藥物假期？

藥物假期（medication holiday）是一段（通常是一至三個月）可以停止服藥的時間。它通常用於注意力不足過動疾患治療的暑假期間，因為注意力不足過動疾患主要是影響孩子的課業表現，或者用於主要焦慮在於課業的孩子，在不用上課的時候就可以停止服用藥物。藥物假期可以用來減少孩子的藥物負荷，也可以減少副作用的干擾。例如，有些兒童服用 Ritalin 會食慾降低，此時暫停服藥可以讓他恢復食慾並增加體重。然而，對於某些問題較為廣泛、造成社交或家庭困擾的兒童或青少

年，藥物假期就不合適了。

一旦孩子需要住院

接受藥物治療的兒童，其中有少數因疾病本身的關係仍可能需要住院。當然，是在考量疾病嚴重性，並知道單獨藥物可能無法控制孩子的情況下，才會決定讓孩子住院。這當然會引起家長的焦慮，他們對於孩子必須住院的時間、原因及方式都充滿了問題。現今孩子住院後很快就會出院（約一星期），家長或家裡的人仍須照顧情況尚屬嚴重的孩子，而門診系統（包括諮商師或學校）也需要照顧這些情況仍不穩定的孩子。

由於住院期間縮短，使用日間病房（在白天提供一種半結構性的環境來照顧孩子）的比率便逐漸增加，這可能意味著，在孩子出院之後，你可能要有輔助性的協助以及更多的時間在家中監督他。

孩子為何需要住院？

醫師在決定需不需要住院時通常有幾項考量。我自己最先考量的是孩子對自己（自殺）或他人（傷害兄弟姊妹、家長或其他同儕）是否會造成危險，其他原因就包括情況突然惡化、家中或社區中沒有足夠的資源保護孩子、嚴重的副作用、不穩定的飲食疾患，或是在門診時無法進行完整的評估（尤其是要區辨假性癲癇）。

假如我認為孩子需要這樣的照護，我可以怎麼做？

在不同地方都有不同的方式，一般來講，你若擔心孩子的情況，可以與治療他的醫師聯絡。假如你的孩子突然失控或對自己或他人造成危險，你可能就必須將孩子帶到最鄰近的急診或當地的精神衛生危機中心，孩子若不願配合，你就必須考慮是否要請警察及救護車來帶他到最鄰近的評估中心。

我們到醫院後會怎麼樣？

在危機處理中心或急診，孩子將會接受評估是否需要住院，假如醫

師認定他對自己或他人可能有危險，醫師將會讓他住在醫院的精神科病房，同時會請家長簽署住院同意書。一開始可能會先住三天，醫師將會與孩子的照顧人員討論孩子是否需要持續住院治療。在評估過程以及轉送到醫院精神科住院的這段時間，家長應該全程陪在孩子身邊。你可以很有幫助的地方是在轉送醫院的時候幫助他，以及提供住院醫療團隊一些重要的資訊。

醫療保險是否會給付孩子住院的費用？

是否會給付就要看保險公司之前做過的評估如何，所以孩子是否住院，除了看是否有病床，也要看保險公司的決定。假如保險公司不願意給付，你就必須選擇要自己付或是將孩子轉到州立醫院；若保險公司願意給付，院方將需要提供持續住院的證明。我建議家長要與醫院及保險公司保持聯繫，以確認孩子是否能持續住院。假如你或院方不認同保險公司許可的住院時間，請掌握你能上訴的機會。

我孩子需要在醫院住多久？

住院的時間要看孩子的病況、家庭與孩子的配合度、出院後的資源，以及院方其他考量而定。我在 1990 年代早期受訓的時候，當時的青少年常常一住就是一至兩個月，但近年來住院的平均期間已降至一到三週。之後孩子可能會從住院病房轉到日間病房，日間病房就是白天讓孩子在醫院，晚上及週末在家。總之，處理孩子醫療照護的方式有許多種，端賴你如何考量現有的資源、專業照顧者的建議，以及醫療保險所提供的範圍。

醫院是否能查出我孩子問題惡化的原因？

讓孩子住在醫院這樣安全的環境，提供了一個機會可以重新去了解孩子的狀況。有些情況下，我也在孩子住院時，請其他的專業人員來評估我的診斷及藥物使用是否有改進的地方，同時利用醫院這樣安全的環境來開始藥物嘗試，以密切觀察孩子對藥物的生理及行為反應。

我如何讓這個過程對孩子更有幫助？

　　若要促進孩子的治療過程，務必確保住院醫療團隊與門診醫療照護團隊有聯繫。要抽空參加個別或家庭的會談，並且在醫療人員詢問時提供相關的資訊，同時要多多熟悉院方對帶玩具、外食、探病及打電話的規定。

我要怎麼做，才不會讓自己感覺很糟糕？

　　要做好心理準備，在這過程中你將會感受到強烈的情緒。孩子入院可能是你有史以來所經驗到的最大衝擊。首先最重要的，如果孩子威脅要自殺，你認真的看待並採取此行動以保護孩子，是非常正確的作法。有些家長可能害怕面對這個情況的真實面，便認為孩子只是想要引人注意，或是希望透過與孩子長談而來勸服他們不要自殺。事實上，這類的情況很嚴重，需要專業人員的介入，而醫院是可以提供幫助的很好資源。

　　在孩子住院期間，家長可能會經歷罪惡感、分離焦慮及無助感（缺乏控制感）；不需要對你的憤怒、悲傷、焦慮、疏離而感到意外。家長們曾跟我提過，這段期間中來自於朋友或家人的支持變得很重要，而若是能與自己或孩子的治療師或是院方的社工討論，應該可以得到專業的意見並感到放心及獲得支持。此外，更有其他的壓力加諸己身，例如在忙於與不同機構（如保險公司及學校）接洽過程中，還要擔心家中其他孩子的照料。盡量試著避免不適當地發洩怒氣，雖然可能有很多人並未提供孩子適當的協助，但為了孩子，你要更有建設性地將自己的力氣用在建立新的完整策略上。總而言之，住院可以是有效照顧孩子的可行方法。

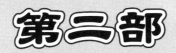

第二部

常見的兒童期精神疾患

　　這個段落會描述在兒童及青少年身上最常見的情緒、行為和發展疾患。由於每個孩子都有其獨特性，而且其中有許多人有不只一種疾患，你的孩子有可能未能剛好吻合這些類型中的某一種。儘管如此，在診斷評估過程中，若能知道這些症狀和行為模式的總結情況，這是一件相當有幫助的事情。在本書所看到的疾患寫照，是否吻合你在孩子身上看到的徵狀，或是臨床工作者對你報告的症狀呢？假如不是，那麼你在這裡所讀到的東西，也會有助於你構思出你想問的問題，以便將整個評估的過程推向更正確的假設。

　　假設你注意到你孩子在行為或其他症狀方面有了改變，你可以再回到這個段落來。有可能是產生新的問題嗎？在你孩子長大到比較大的年齡之後，這些徵狀通常還會出現在孩子的疾患中嗎？疾患的預期病程又是怎樣呢？

　　以下幾章中的基本訊息可以作為你和醫師之間持續溝通的跳板，以便確保你孩子可以獲得持續的良好照顧。除了描述症狀以及利用一些例子來說明各種不同症候群在真實孩子身上的表現之外，每一章都會告訴你，到目前為止我們所知道的神經學及其他生物學病因。在描述每一種疾患之後，你看到的就是我們目前如何治療它——包括化解某些治療的副作用之方法——及其道理。在治療中所使用的藥物之完整描述，將在第三部中呈現。

第五章
注意力與干擾行為疾患

注意力不足過動疾患

　　在小兒科醫師、家醫科醫師、神經科醫師及精神科醫師治療孩子的過程中，注意力不足過動疾患（attention-deficit/hyperactivity disorder, ADHD）是最常見的精神疾患。它影響了 5%到 9%的學齡兒童，其中至少 70%在進入青少年期之後，仍受到這個疾患的影響。大約有一半的注意力不足過動疾患兒童在進入成人期之後，仍有這個疾患纏身。隨著年齡增長，過動及衝動通常會減少，但注意力問題依舊存在。

🔵 疾　患

　　過去你可能聽過一些都是在指稱這個疾患的不同名稱，例如，兒童期的過動疾患、輕微腦部失功能、注意力不足疾患（ADD）、注意力不足疾患合併過動（ADDH），或是注意力不足疾患合併或未合併過動。目前這個疾患被統稱為注意力不足過動疾患，如 *DSM-IV-TR* 所定義。注意力不足過動疾患的重要症狀是注意力差、易分心、衝動以及過動，而且症狀出現的程度已經超過這個孩子的發展階段所應該要表現的程度。也就是說，四歲的孩子「坐不住」，不應該懷疑他有注意力不足過動疾患，但是若一個十二歲的孩子有同樣的問題，我們就要懷疑他有注意力不足過動疾患。一般來說，注意力不足過動疾患孩子的挫折忍受力低、

經常變換活動、很容易感到無聊、缺少組織能力,而且經常在做白日夢。由於注意力不足過動疾患有其非典型的感覺、思考及行動方式,它被視為一種情緒、認知及行為疾患。

注意力不足過動疾患的症狀通常很廣泛——在幾個月的期間裡出現在許多情境中——但可能並不是所有的症狀出現在所有的情境中。舉例來說,主要問題是注意力不集中的孩子,可能在學校或在完成家庭作業方面有困難,但是跟同儕或家人相處卻沒什麼問題;主要問題是過動或衝動症狀的孩子,可能在學校裡相對來說還好,但是在家裡或是在引導和結構性不足的環境下卻發生諸多困難。注意力不足過動疾患的症狀可能會影響孩子的學業表現、整體行為及社交／人際關係,不過,由於症狀因人且因地而有差別,這個疾患並不一定都很容易診斷出來,特別是當注意力不集中是主要症狀的時候。

舉例來說,十五歲的史提夫在學校的表現愈來愈差,他必須花費比別人多了很多的時間才能寫完作業,但是挫折感及鬱悶感卻愈來愈重。認知測驗顯示他的智商在平均以上,而且沒有學習障礙。完整的評估顯示史提夫的注意力相當差且很容易分心,無法完成作業,而且經常在做白日夢。在經過早上服用一次 20 毫克的持續釋放型 Ritalin 之後,他的注意力及學校表現都有進步,進而使得他的自尊提升,而挫折感也減少了。

若是過動這種明顯症狀並沒有呈現,有時必須花費較多時間來詢問,才能診斷注意力不足過動疾患,不過,很重要的是父母和其他成人千萬不可忽略像史提夫的這種症狀。未獲適當治療的注意力不足過動疾患孩子中,有許多人不僅因這個問題而顯得喪氣,有時還會產生續發性的問題。

研究顯示,注意力不足過動疾患經常與對立性反抗疾患(40%至60%)及品性疾患(10%至20%)同時存在,而比較新的研究也顯示,

注意力不足過動疾患亦常與情緒疾患（10%至20%）及焦慮疾患（35%）並存。注意力不足過動疾患孩子中有高達三分之一同時有學習疾患，因此，對所有注意力不足過動疾患孩子都必須懷疑是否有此問題存在。假如你的孩子在某些科目（如閱讀、書寫或數學）有特殊的學習問題，你就應該帶孩子去接受進一步的評估——孩子的學校或小兒科醫師應該會知道該轉介到哪裡去。

　　多數的基礎科學研究指出，注意力不足過動疾患與兩類神經傳導物質的失衡有關，最重要的是多巴胺，其次是正腎上腺素，這也說明了為何注意力不足過動疾患被稱為神經精神疾患，在這些病患的腦中某些區域，這些化學物質有所欠缺。

　　最近，研究者轉而注意到其他可能與注意力不足過動疾患有關的神經傳導物質，特別是乙醯膽鹼（acetylcholine）及尼古丁（nicotine），這兩種化合物是屬於**膽鹼系統**這類神經傳導物質的家族成員。這些神經傳導物質聚集在與注意力不足過動疾患有關的腦部區域，包括注意力及記憶中心。有趣的是，對膽鹼家族的許多研究構想來自於以下的觀察：注意力不足過動疾患兒童、青少年及成人抽煙的比率是其同儕的兩倍；母親懷孕時抽煙是導致胎兒將來成為注意力不足過動疾患的危險因子；膽鹼藥物有助於治療成人的記憶問題（阿茲海默疾病）。作用在膽鹼系統的藥物究竟對注意力不足過動疾患病患有何效用，此類研究已經正在進行中，初步證據顯示用來改善阿茲海默疾病思考功能的藥物（例如，Reminyl），可能也可以改善注意力不足過動疾患的某些思考功能，譬如組織能力。

　　腦部影像學的研究已經指出，注意力不足過動疾患病患腦中的某些區域通常與正常人有所不同，這些區域包括：額葉；紋狀體，富含多巴胺；扣帶回，與注意力、情緒及記憶有關；以及胼胝體（corpus collosum），負責大腦各葉之間的連結。腦部掃描的研究事實上已經確認了

神經心理學所發現的事情：這些區域都跟注意力、警覺度及專注程度有關。過去幾年的研究開始發現許多注意力不足過動疾患的遺傳基礎。舉例來說，注意力不足過動疾患兒童被發現其基因有一些不同類型的問題，而這些基因又牽涉到神經對神經之間的溝通中細微卻又很重要的一些問題。

雖然我們知道注意力不足過動疾患有其神經學病因，但是諸多測驗及檢查在診斷注意力不足過動疾患方面並不可靠，也不一定正確，這些檢測包括腦波、腦部電流活動寫像、單中子射出掃描儀等等。血液檢查也無法用來診斷注意力不足過動疾患。到目前為止，完整的病史仍是發現這個疾患最為有用的方法。在研究中使用的一些神經心理測試——連續操作測試（CPT）、威斯康辛卡片分類測試、Stroop 測試及 TOVA 等等——並不是注意力不足過動疾患標準的臨床評估之一部分，這些測試並未有足夠的科學證據，來支持它們在診斷注意力不足過動疾患以及指引藥物治療的有效性，因此，假如有評估者建議要做這類測試，你最好問他為何必須做這類測試，同時考慮尋求另一位專業人員的意見。

假如你的孩子是在 *DSM* 最新修訂版〔*DSM-IV-TR*（2000）〕出版之後被診斷為注意力不足過動疾患，那他應該有被判定為過動型次分類、注意力不集中型次分類或複合型次分類。不過，隨著我們更多了解這個疾患的病程以及它的不同表現方式，注意力不足過動疾患的診斷分類及準則會有不斷的變遷。以修訂版的準則來診斷，從小兒科轉介來的病患大約一半有注意力不集中型次分類，但是現存的爭議是它到底與複合型次分類有多大的關聯。舉例來說，注意力不集中型較少合併其他困難、可能有不同的認知形態（遲鈍），而且整體的損害較少。若是複合型次分類，長大之後沒有過動／衝動症狀，那它究竟是屬於注意力不集中型次分類，還是它反映出複合型次分類長大之後的真正樣貌？一般來說，不同次分類對刺激劑及非刺激劑藥物的反應很類似，也就是說，注意力

不集中型次分類對刺激劑及非刺激劑的療效反應，相似於傳統的複合型次分類對藥物的療效反應。

　　再者，過去認為注意力不集中型次分類中女孩比率明顯高出許多，但是最新研究卻不這麼認為。對注意力不足過動疾患女孩所做的最新研究指出，她們通常會內化諸多污名化，但是卻也同時擁有同樣疾患男孩相同的特徵及合併問題。例如，藥物對注意力不足過動疾患女孩及男孩同等有效。

🎧 治　療

　　藥物被認為是治療注意力不足過動疾患最重要的方法之一，事實上，對這個疾患的藥物使用所做的研究，比任何其他兒童期精神疾病的藥物治療研究都來得多。最近一個在紐約完成且針對未合併其他疾患的注意力不足過動疾患兒童之大型研究指出，與密集的多重模式治療（包含藥物治療及心理治療）相比，在兩年研究期間結束之後，單獨運用適當處方的刺激劑治療，就可以達到最大的正向療效。由國家精神衛生研究院資助的另一項重要研究也有類似的結果，它發現在治療注意力不足過動疾患的核心症狀方面，藥物治療優於行為治療；藥物治療加上行為治療是處理某些非核心症狀（自尊、同儕關係、家庭功能及社交技巧）最有效的治療方法。

> 多重模式治療：使用兩種或兩種以上的不同治療方法（例如，藥物加上心理治療）。

　　刺激性藥物——主要是 Ritalin（methylphenidate）、Ritalin LA（持續釋出型 methylphenidate）、Metadate CD、Focalin、Concerta（持續釋出型 methylphenidate）、Adderall（amphetamine）、Adderall XR（持續

釋出型 amphetamine）以及 Dexedrine（dextroamphetamine）——是治療注意力不足過動疾患的藥物中被研究得最多的藥物類別，對於大多數案例而言，它們是第一線用藥。一旦達到正確的劑量，刺激劑的藥效通常很快就有效。一般來說，孩子不會對這些藥物產生耐受性，不過，隨著年齡漸增，他們可能需要增加劑量。

臨床醫師發現假如其中一種刺激劑無效，可以試試看另一種刺激劑，但是，假如你的孩子對刺激劑沒有反應或是無法忍受刺激劑，或是有明顯焦慮或抽動，可以試試看 Strattera（atomoxetine）。Strattera 是最近被美國食品藥物管理局核可的一種非刺激劑類的正腎上腺性藥物，相當有助於注意力不足過動疾患的治療。必須連續使用 Strattera 幾個星期之後，才會看到完整的效果，因此有時候可以先併用刺激劑。

第二線治療的抗憂鬱劑包括三環類抗憂鬱劑（desipramine、imipramine、nortriptyline）以及 Wellbutrin。抗憂鬱劑有可能需要連續服用四週才能開始產生效果。如同刺激劑一樣，假如其中一種抗憂鬱劑無效，你孩子的醫師通常會試試看另外一種。

對於三到五歲的孩子，或是有攻擊性、特別好動的孩子，降血壓藥物 Catapres（clonidine）及 Tenex（guanfacine）可能會有用。對於注意力不足過動疾患孩子有時合併出現或是因使用刺激劑而引起的睡眠問題，這類藥物也會有所助益。

正被試用於注意力不足過動疾患的一些藥物包括 Provigil（modafinil）以及被稱為膽鹼酯酶抑制劑（cholinesterase inhibitors）的這一類藥物〔Aricept（donpezil）、Reminyl（galantamine）、Exelon（rivastigmine）〕。Provigil 不是一種刺激劑，但是食品藥物管理局核可該藥用於治療猝睡症（narcolepsy）。被稱為促進清醒的藥物，Provigil 在大型的注意力不足過動疾患成人研究中療效不一。在一個多處醫院合作的大型研究中，晨間劑量 200 毫克以及下午劑量 100 毫克用來治療注意力不足

過動疾患，結果發現在降低注意力不足過動疾患症狀方面有中等程度的效果，而且副作用輕微（最常見的是頭痛、胃痛、焦躁、失眠）。我的經驗是，對於使用傳統藥物效果不好的注意力不足過動疾患孩子，Provigil 可能會有所助益。

膽鹼酯酶藥物被核可用於治療阿茲海默疾病，以便減緩記憶功能的衰敗。這些藥物讓人感興趣之處，在於它們有助於非特定的認知功能運作，同時也可以特定地協助大腦執行功能的運作，諸如計畫能力、組織能力、計畫執行力等等。我們的經驗以及初步研究結果顯示，這些藥物可能必須服用三個月才能看到效果，而且可能會有噁心、腹瀉及暈眩等副作用。

假如你孩子的醫師最後處方了兩種藥物，例如，Ritalin 和 desipramine、Wellbutrin 和刺激劑，或刺激劑和 clonidine，你也不必太過訝異，因為有時候這是改善注意力不足過動疾患症狀最好的方法。假如你的孩子合併有其他精神疾患（大約有一半的注意力不足過動疾患孩子如此），這時也可能需要不止一種藥物的治療。當然，共病會使得治療變得更加複雜。當注意力不足過動疾患有抽動疾患、焦慮疾患或憂鬱疾患等共病時，atomoxetine 會是特別有用的單一藥物治療。

- 若孩子合併有注意力不足過動疾患和焦慮疾患，刺激劑可能會惡化焦慮，這時候使用 atomoxetine 或諸如 nortriptyline 等三環類抗憂鬱劑、其他抗憂鬱劑（包括 Wellbutrin、Effexor 或 Serzone）或是降血壓藥物可能會有用。你孩子的醫師也可能會合併兩種藥物，例如使用治療注意力不足過動疾患的藥物加上一種治療焦慮的藥物，如 Buspar 或 Valium 類的藥物。

- 若孩子合併有注意力不足過動疾患和憂鬱症，可以使用 atomoxetine 或抗憂鬱劑，諸如 Wellbutrin、三環類抗憂鬱劑（imipramine, desipramine 等）或 Effexor。或者，正如許多臨床醫師的經驗以及

一篇研究報告指出，合併使用 Prozac 之類的藥物及刺激劑也會有幫助。十五歲的莎拉已經服用 Ritalin 來治療注意力不足過動疾患，在她出現憂鬱症，並且病情無法由改換藥物加上心理治療來改善之後，她開始每天吃 20 毫克 Prozac 以及兩次 10 毫克 Ritalin，結果情況改善得不錯。

• 若孩子合併有雙極性疾患和注意力不足過動疾患，可以使用抗精神病藥物或情緒穩定劑來治療雙極性疾患，另外使用刺激劑、降血壓藥物或三環類抗憂鬱劑來治療注意力不足過動疾患。對成人的最近研究顯示，Wellbutrin 可以用來治療注意力不足過動疾患合併嚴重情緒起伏。

• 有智能不足或發展疾患的兒童及青少年當中，有為數不少合併有明顯的注意力不足過動疾患症狀，他們也可以從注意力不足過動疾患的藥物治療中獲益。雖然尚未有科學性的驗證，Strattera 也被認為可用於注意力不足過動疾患合併有亞斯柏格症候群或廣泛性發展疾患的情況，也有臨床醫師報告說注意力不足過動疾患症狀以及社會化和互動都有改善，同時焦慮也有減少。

• 你必須了解的是，包括學習障礙等特殊發展疾患的照護工作通常是屬於補救及支持性質，也就是說，藥物無法治療智能不足或學習障礙，但是可以幫助補救治療運作得更加順利。

• 有明顯組織能力及時間管理問題（執行功能問題）的注意力不足過動疾患孩子，可以從治療注意力不足過動疾患的一種藥物加上治療阿茲海默疾病的一種藥物（例如，Aricept、Exelon、Reminyl）中獲益。

不管最後處方的藥物是何種，何時該給藥通常取決於孩子問題的嚴重度及廣泛程度。你的孩子有可能只須在學校期間服藥，而週末和假日則不須服藥，但也有可能放學或假日期間也需要吃藥。舉例來說，假如

你的孩子只有在服用刺激劑之後，才能維繫持續的友誼關係，此時你可能不會只讓孩子在上學期間服藥；但是，對一個主要問題是在校不專心的孩子而言，週末和假日不吃藥倒是還好。刺激劑固然在週末時可以停藥，Strattera（atomoxetine）及抗憂鬱劑最好還是不要在週末時候改變劑量。

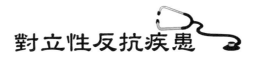

對立性反抗疾患

　　在受到母親限制時，十一歲的提姆會怒罵他母親、不斷地爭辯，同時經常罵髒話。他總是在手足間挑起糾紛，但最後總是將過錯推給別人。提姆是一位典型的對立性反抗疾患孩子，總是替家人或別人製造出許多問題，不過還不至於嚴重傷害別人、破壞物品或偷東西。

疾　患

　　像提姆這一類對立性反抗疾患的孩子通常相當難以照顧或相處，因為他們的行為已經不是屬於正常的範圍。父母及其他成人通常首當其衝，因為孩子的對立行為經常是針對權威人物。有對立性反抗疾患的孩子固然不一定會憂鬱，他們會不斷有負面態度，對你或老師或其他權威人物採對抗行為，自己做錯但卻責怪別人，經常咒罵別人，表現得很難纏，而且很容易激惹別人或被別人激怒。好消息是這些孩子當中大部分的人在長大之後就變好；壞消息是一小部分的人在很年輕的時候就變成品性疾患。

　　對立和有攻擊性的人其血清素可能有失調的現象，但是對立性反抗疾患孩子並未被發現腦中有特定區域出現問題。

● 治　療

　　假如你孩子除了對立性反抗疾患之外，還有注意力不足過動疾患或情緒疾患，那麼治療後者的一些藥物可能同時可以減輕對立行為的強度。降血壓藥物clonidine和Tenex、刺激劑、Strattera、抗憂鬱劑或Wellbutrin也可以減少一些跟這個疾患相關的症狀及損害，不過到目前為止，並沒有單一的藥物可以有效治療單純的對立性反抗疾患（對立症狀並非源自於另一個疾患）。Risperdal（可能包含其他非典型抗精神病藥物）被認為可以有效治療比較嚴重的案例。所幸，藥物並非你唯一的選擇──行為治療倒還可以幫助父母及孩子發展出一些策略，以便處理及降低症狀的衝擊。

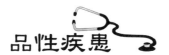

品性疾患

● 疾　患

　　精神衛生專業人員今日所謂的**品性疾患**（conduct disorder），就是以前非正式指稱的不良青少年（juvenile delinquency）──他們的行為不斷侵犯別人的基本權益，同時還罔顧社會的常規和規則。品性疾患孩子也經常欺負年幼孩子，對動物很殘忍，有時身帶武器，並且會故意破壞物品。正常發展的孩子偶爾也會出現偷竊、逃學和說謊，但有品性疾患的孩子則是不斷出現嚴重的這類行為。品性疾患的重要特徵是他們對這些問題行為並不自責，或是拒絕為此負責。

　　有品性疾患的孩子通常很有攻擊性，有些人的脾氣會失控，並且被認為是脾氣暴躁；他們的脾氣有時候會被一些個別事件所引發，或是與諸如情緒疾患之類的其他精神困擾有關。其他有些人則表現得更有掠奪

性，而且可能以一種冷酷、預謀的方式出現。

● 治　療

　　在某些案例中，品性疾患似乎是由父母親傳遞給孩子，尤其是父親若有酒癮和反社會傾向，兒子就特別可能有品性疾患。雖然研究顯示，品性疾患孩子及有攻擊性的成人其血清素濃度比較低，而且腦波的活性也有所不同，藥物治療至今並未被認為是令人滿意的治療方法。孩子若屬於突然爆發攻擊性的那一類型，藥物治療可能比較派得上用場；若是孩子屬於精心計畫攻擊行為的那一類型，藥物可能使不上力。不過，藥物倒是最能夠用來治療併發的問題，諸如憂鬱症或雙極性疾患。有一項研究發現，合併有品性疾患及憂鬱症的孩子若服用 imipramine，其品性症狀及憂鬱症狀都會顯著減少。若孩子合併有注意力不足過動疾患和品性疾患，服用 methylphenidate 將有助於兩類症狀的減輕。品性疾患及雙極性疾患所共有的攻擊症狀，都可以被非典型抗精神病藥物（例如，Risperdal、Zyprexa）減輕。在本修訂版發行之際，Risperdal（risperidone）即將獲得食品藥物管理局核可用於治療兒童及青少年的「干擾疾患」（對立性反抗疾患及品性疾患）。假如你懷疑你孩子有品性疾患，那你最好要求醫師看看孩子是否還有其他狀況：不只是憂鬱症，也包括注意力不足過動疾患、創傷後壓力疾患或焦慮疾患，因為這些疾患不只對藥物治療有反應，也對心理治療有反應。

　　孩子和家人雙方可能需要接受斷斷續續的行為治療及家庭治療。研究指出，大多數孩子可能持續一長段時間會保有這個疾患或攻擊性，但長期的追蹤資料顯示，在預測品性疾患孩子長大之後是否呈現正向演變方面，完整家庭可能是最重要的影響因素之一。

表 ⑤ 注意力不足過動疾患與干擾行為疾患的藥物治療

疾患	藥物治療
注意力不足 過動疾患	刺激劑——Ritalin、Dexedrine、Adderall、Concerta 　第一線用藥之第一選擇 　有抽動或明顯身高／體重問題的病患須謹慎使用 Strattera（atomoxetine） 　第一線用藥 　有共病的情況下可能特別有用 　有雙極性疾患者須謹慎使用 Cylert 　有肝臟問題者須謹慎使用 Clonidine、Tenex（guanfacine） 　對過動及衝動以及學齡前兒童適用 　合併注意力不足過動疾患及抽動的病患之第一線用藥 三環類抗憂鬱劑——desipramine、nortriptyline、imipramine 　刺激劑／Strattera 之後的第二線用藥 　合併有憂鬱、焦慮或抽動的病患適用 　有心臟問題者須謹慎使用 Wellbutrin（bupropion） 　刺激劑／Strattera 之後的第二線用藥 　有抽動或痙攣者須謹慎使用 　對合併有憂鬱或雙極性疾患者可能有幫助 頑強型案例可併用兩種以上藥物治療
品性疾患、 對立性反抗 疾患	對核心症狀無特別有效的藥物治療 找出並治療其他疾患（例如，注意力不足過動疾患、雙極性疾患、憂鬱症） 考慮刺激劑、Strattera、抗憂鬱劑（三環類或 Wellbutrin） 對於激動、攻擊及自虐 　β—阻斷劑（例如，propranolol） 　Clonidine、guanfacine 　苯二氮平類藥物（例如，Valium、Klonopin） 　lithium、抗痙攣藥物（例如，Tegretol、Valproate、Trileptal、Neurontin）

疾患	神藥物治療
	Naltreoxone 抗精神病藥物（例如，Seroquel、Risperdal、Thorazine、Mellaril、Zyprexa）

第六章

自閉症與廣泛性發展疾患

　　在成長的過程中，孩子在其精神及身體的發展上有極大的差異，其中有一小部分的人患有所謂的**發展疾患**（developmental disorders）——他們若非在達成發展里程碑方面有明顯延遲，就是無法達成這些里程碑。一個孩子可能在某個非常特定的領域有發展疾患，例如，在閱讀（發展性閱讀疾患）、書寫（發展性書寫疾患）或處理口語資訊（中樞聽覺資訊處理疾患）方面有困難；或者，發展疾患也可以很廣泛，影響了學習（智能不足）、情緒，或是說話和語言（自閉症及廣泛性發展疾患）。長到兩歲仍說不了幾個字的孩子，其發展有可能仍在正常範圍，但若是七歲孩子仍有同樣的問題，那麻煩就大了。

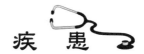

疾　　患

　　自閉症（Autism）和廣泛性發展疾患（pervasive developmental disorders, PDDs）的特徵是在數個發展領域方面有明顯障礙，但是父母認為最顯著及困擾的現象，可能是孩子與外在世界明顯失去聯繫感。許多父母描述廣泛性發展疾患孩子是「活在自己的腦中」或是「居住在自己的小世界中」。這些孩子看起來疏離、沒有情感、被動和退縮。許多父母提到從嬰兒期或學步期開始，這些孩子就顯得冷漠、疏遠，且對情感互動沒什麼反應。精神衛生專業人員目前認為這些疾患確實從兒童早期就已經開始；自閉症很可能早在產前就已存在，而且與某些遺傳體質有

關。

> 職能治療：幫助孩子獲得發揮功能所需的基本技能之治療方式。孩子在治療中致力於使用雙手來改善靈巧度，同時也做一些協調性的運動，以及利用藝術媒材來自我表達。

　　自閉症和廣泛性發展疾患孩子的互動性社交技巧通常非常局限，他們就是不太有人際之間的相互性，也不太跟別人有所連結。說話及語言溝通發展延遲或甚至不存在相當常見，而且連非口語溝通也很差。患有廣泛性發展疾患的孩子通常很少有眼神接觸，也很難讀取或詮釋社交線索，這些線索從微笑或生氣的表達到更為複雜的「身體語言」。

　　這些孩子的興趣和活動種類通常很局限，有些人還有相當活躍的幻想生活。沒有人知道為何如此，但是生活常規的改變及驚喜經常引發廣泛性發展疾患兒童及青少年相當大的憤怒及焦慮。

　　患有廣泛性發展疾患的孩子經常會出現稱之為**刻板行為**（stereotypic behaviors）的重複動作，而這些動作在旁人看來似乎有點怪異。這些行為包括搖晃身體、捻頭髮、咬自己和撞頭等等。刻板行為有時候由改變常規之後引發的焦慮所啟動；通常孩子顯然是在自我刺激。同樣地，我們仍不知道刻板行為的機轉為何。

　　有些孩子像十三歲的朗夫一樣患有一種稱為**亞斯柏格症候群**（Asperger syndrome）的少見發展疾患。朗夫長期有注意力不足過動疾患，但說話和語言發展正常。他的成績大致上還好，但是他沒有朋友，也沒興趣交朋友。朗夫對警車非常有興趣，把他所有的閒暇時間都花在看警車及聽警車的鈴聲上面。朗夫的情況被認為是一種「高功能廣泛性發展

疾患」，因為他的困擾主要是在社交互動，而且比自閉症或廣泛性發展疾患更為孤立，這使得他更容易在他自己的世界中運作。Metadate CD 改善了朗夫的注意力不足過動疾患症狀，而在小學階段接受的職能治療也使得他有更好的功能。在他較為成熟之後，他跟同儕相處的能力也有了改善。儘管如此，擁有及維繫友誼的困難在青少年期變得更為艱辛，使得他相當灰心和憂鬱。因此，假如你的孩子被診斷為亞斯柏格症候群，你應該與醫師討論如何注意憂鬱症是否出現。

在過去，自閉症之類的疾患被認為有一部分是因父母教養態度過於冷淡和疏遠所引起，但現在科學家已經同意沒有任何一種特定的教養或環境因素足以引發廣泛性發展疾患。根據腦部影像所做的科學報告反而指出，異常的神經發展才是這個問題的根源。這類孩子在腦部有許多區域與正常孩子有所不同，包括腦室（ventricles）大小等等。也有報告指出這類孩子的血清素濃度較低。由於患有這些疾患的孩子也可能有過度的焦慮和強迫思考、憂鬱症、雙極性疾患、精神病和注意力不足過動疾患，醫師應該要仔細評估孩子是否有其他的共病疾患。一旦其他的問題得以被發現並加以治療，你孩子的日常功能就更有機會可以改善。

每一萬個兒童中只有三十人患有自閉症、亞斯柏格症候群或廣泛性發展疾患，但是這樣的發生率在過去幾十年來已經算是增加了 50% 了。這樣的增加已經引起了極大的爭議：為什麼在診斷這些發展疾患方面會有如此大的增加呢？是我們過度診斷這些疾患嗎？另一個爭論點是某些介入方法及其對病因的立論基礎：飲食治療及其他周邊治療的運用。值得一提的是，患有自閉症的人有比較高的比率出現胃腸道問題，這方面是目前科學研究正在探索的領域。最近一個多醫院合作的大型研究顯示，risperidone 可以有效減少自閉症狀及自我傷害。近來對膽鹼酯酶抑制劑（Reminyl, Aricept, Exelon）所做的研究顯示，這些藥物可以很有選擇性地協助這些孩子的一般認知功能。相反地，過去認為胃泌素（gastrin）、腸泌素（secretin）和其他胜類激素可能會有幫助，但是控制型研究卻發現這些激素沒什麼特別助益。

🔮 治　療

行為治療及輕微的嫌惡治療（目標在於減少負面或壞行為的一種介入，例如處罰或使用微量電流刺激）仍是最常用於廣泛性發展疾患和自閉症的非藥物策略。不幸的是，即使是藥物治療也沒有特別的標準處方，因此在治療過程中可能要經歷嘗試錯誤的方式。十二歲的茜可就是一個典型例子。她被帶來給我治療是因為她的自閉症狀中夾雜有咬自己的行為，同時她也會搖晃身體，偶爾還需要使用頭盔來保護，因為她在常規受到改變的時候會用頭去撞牆。她的眼神接觸很少，語言發展也慢，也很少有非口語溝通。她的身體顯得不成熟，耳朵小小的，眼睛也經常閉上。我們曾經試過 Trexane、Depakote、Inderal、clonidine 以及 Klonopin，但全都沒效。最後她終於對 Zoloft 有中等程度的反應，這是一種屬於選擇性血清素再吸收抑制劑的抗憂鬱劑。

Zoloft 及其他藥物的問題就在於它們只能減弱某些症狀，但無法解決自閉症或廣泛性發展疾患所造成的全部障礙。除了 Anafranil 以外，選擇性血清素再吸收抑制劑類藥物 Zoloft、Prozac、Paxil、Lexapro、Cele-xa 及 Luvox，都可以降低強迫思考及行為、固著、焦慮及易怒，這些都是廣泛性發展疾患和自閉症經常出現的現象；然而，這些藥物卻對溝通及社交互動問題沒什麼幫助。有些報告認為，Strattera 可以幫助某些患有自閉範疇疾患的孩子降低焦慮及改善社會互動。

有兩類藥物，降血壓藥物及非典型抗精神病藥物，也有助於與發展疾患有關的某些行為。雖然用在茜可身上沒效，有愈來愈多報告指出，高劑量的 propranolol（高達每天 240 毫克）等β—阻斷劑以及 clonidine（每次 0.1 毫克，一天三到四次）有助於控制發展疾患的攻擊性，不管

這攻擊性是針對自己（撞頭或自殘行為）或是別人。過去對 Haldol 以及最近對 Risperdal 所做的研究顯示，它們對患有廣泛性發展疾患的孩子有幫助。針對 Risperdal 所做的多醫院合作大型研究發現，它不僅改善了廣泛性發展疾患的症狀，也改善了病患的整體功能。我曾治療過七歲的賈斯汀，他患有注意力不足過動疾患、廣泛性發展疾患，並有一些情緒症狀，他經常大發脾氣，使得他無法回歸主流教室，而且他的問題無法用選擇性血清素再吸收抑制劑以及治療注意力不足過動疾患的藥物加以改善。低劑量 Risperdal（0.5 毫克）卻相當有助於控制他的脾氣（通常是因挫折而引起），之後他在獲得額外的協助之下，就得以回到普通班上課。

　　也有報告指出，naltrexone 或 Rivea 每次 25 毫克，每天三次，可以減少自殘行為。

　　患有廣泛性發展疾患的孩子有許多認知及執行功能方面的問題。執行功能就像是大腦的祕書（或是類似母親或父親的功能！）──幫助孩子組織、規畫、執行及完成某個計畫。執行功能若有缺失，孩子很顯然就無法過一種正常的生活。最近的初步研究結果顯示，膽鹼酯酶抑制劑（Reminyl、Aricept、Exelon）可能很有選擇性地協助這些孩子的一般認知功能，並且對執行功能特別有助益，但是目前這類研究還相當稀少，這些藥物要被正式核可用來治療這些孩子之前，可能還有一大段路要走。相反地，過去認為胃泌素、腸泌素及其他胜類可能會有幫助，但卻沒有獲得控制型研究的證實。

　　對於有嚴重易怒、情緒化或憂鬱的孩子，上面提到的抗憂鬱劑可能會有用。假如孩子的情緒波動很明顯，情緒穩定藥物可能有效，包括 lithium、Tegretol、Trileptal、Depakote、Neurontin 或 Lamictal。若孩子有明顯焦慮症狀，Valium 之類的藥物（苯二氮平類藥物），諸如 Ativan 和 Klonopin，可能會有幫助。若孩子合併有注意力不足過動疾患或之類的

症狀，用來治療注意力不足過動疾患的藥物，如刺激劑、抗憂鬱劑及降血壓藥物，可以使注意力不足過動疾患症狀降低。值得一提的是，廣泛性發展疾患或自閉症孩子中有不少合併有痙攣發作，需要抗痙攣藥物治療。假如你的孩子是其中之一，你需要與醫師討論一下兩類藥物是否會有潛在的藥物交互作用。

在 2003 年 11 月，美國聯邦政府宣布從事一個十年的多領域合作計畫，以便處理美國兒童自閉症比率上升的問題。計畫的目標是放在整合生物醫療研究、早期診斷及治療方法。計畫中所列出的一項合理目標是與教育部合作發展出有效的介入方式。目前被認為更有挑戰性的目標是發展對這些疾患有效的藥物。由於這是一個尚待成形的長期計畫，可能必須等待多年才能有結果呈現，不過父母倒是可以期待這些努力的可能結果。

表 6　自閉症與廣泛性發展疾患的藥物治療

核心症狀並沒有特別的藥物治療
找找看有無其他疾患（注意力不足過動疾患、憂鬱症、焦慮症）
重複行為的藥物治療
血清素再吸收抑制劑——Prozac、Zoloft、Luvox、Paxil、Anafranil、Celexa、Lexapro
非典型抗精神病藥物（如 Risperdal、Zyprexa、Seroquel、Geodon、Abilify）
治療攻擊性及自虐
β—阻斷劑（如 propranolol）、Clonidine、Tenex
苯二氮平類藥物（如 Klonopin、Tranxene）
lithium、抗痙攣藥物（如 Tegretol、Valproate、Neurontin、Trileptal）、Naltrexone

第七章

情緒疾患

　　有許多父母是由於孩子的「心情問題」而將他帶到我們的門診，最後有很多被診斷為**情緒疾患**。情緒一般被認為指的是你孩子的持續心情狀態，若這類狀態的困擾連續超過兩週，或是一天裡面大部分的時間都存在著，且持續一段時間，那就應該接受評估，看看是否罹患了情緒疾患。

　　孩子的情緒疾患有兩種主要方式來分類：⑴只有憂鬱，或是躁狂─憂鬱（雙極性疾患）以及⑵重型或輕型。你可能很熟悉大多數典型的憂鬱症狀：悲傷、沮喪、失去興趣或對生活的愉悅感。當孩子的悶悶不樂落入這些類別時，孩子就很可能被診斷為憂鬱症。但是，若是出現與憂鬱剛好相反的情緒症狀──愉悅或嚴重易怒、爆發性的能量、思緒奔馳，以及許多目標導向的行動──雙極性疾患便要列入考慮。這些「高昂的」症狀被稱為**躁狂**，正好與「低落」或憂鬱形成對比，因此有了**雙極性**這個用語。

　　情緒疾患被認定為重型或輕型，是根據它的嚴重度以及它隨著時間經過的演變過程。影響孩子的重型情緒疾患包括重鬱疾患（major depression）及雙極性疾患（bipolar disorder），其他的情緒疾患還包括一種稱之為**輕鬱症**（dysthymia）的較輕度憂鬱症。輕鬱症常被誤認為是一種個性上的缺點，但事實上它應該要被嚴肅看待，因為它可能會對孩子的生活品質有很大的傷害。輕鬱症通常持續很久──通常超過兩年以上。它並未展現出完全的憂鬱症，但孩子可能有長期的負面及易怒情

緒、時常感到不快樂、能量低，並且對許多活動不感興趣；一般來說，這些孩子在與朋友及同學相處方面也會有問題。凡此種種通常都會傷害到孩子的自尊，而且只要輕鬱症持續多久，傷害就會持續多久。這個疾患也經常是更嚴重憂鬱症的前身。

　　憂鬱疾患之所以對孩子傷害如此大的其中一個原因是，憂鬱症和躁鬱症這兩者通常持續很久（慢性化），而且很少有自動恢復正常的情況，不像成人一般會有週期性的情形。另一個原因是孩子的這些疾患有時很難下診斷，尤其是憂鬱症。有時並不容易看到孩子有長時間的「低落」狀況，可能是孩子並不是很容易察覺到自己的感覺，也有可能是孩子太小，無法直接說出自己的情緒。同時，我們也必須考慮到，孩子顯得悶悶不樂，有時候是因為他有一些外在壓力，有時候是因為他正處於成熟的過渡時期。我們都知道青少年前期及青少年期看起來總是表現得相當乖戾或快快不樂，但是我們並不容易確定到底他們只是「經歷一些過渡階段」而已，或是事實上他們可能患有臨床上的憂鬱症而需要別人的幫助。最後，我們總是傾向於把「真正的」憂鬱症視為一種成年人的疾病，而通常不把一些較不明顯的症狀——疲累和無精打采、易怒、注意力不集中——跟情緒疾患聯想在一起。舉例來說，十四歲的唐尼被小兒科醫師轉介給我，因為醫師找不出足以解釋他能量低的內科疾病。經過精神科評估之後發現，唐尼無法舉出他最後一次快樂的時刻，只記得自己總是不快樂和憤世嫉俗，同時也觀察到他相當安靜及退縮。一旦我們真的去評估孩子是否有情緒疾患時，我們經常發現——正如我們在唐尼身上發現的一樣——孩子的問題早在一年或兩年前就已經開始了。

　　作為一個父母，知道憂鬱症的比率隨年紀增加而漸增這個事實對你可能有用。重鬱疾患大約影響 0.3%的學齡前兒童，1%至 2%的學齡兒童，以及 5%的青少年。換句話說，孩子的年齡愈小，就愈不可能得到重鬱疾患。到了青少年期，患有憂鬱症的男女比率差不多，但到了成人

期，憂鬱症病患有三分之二是女性。在較大的兒童以及青少年身上，憂鬱疾患經常與焦慮症、注意力不足過動疾患、品性疾患及物質使用疾患合併出現。

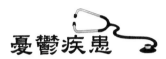

憂鬱疾患

疾　患

　　前面已經提過，孩子的憂鬱症有可能以悲傷或易怒情緒或是失去對活動的興趣或樂趣來表現。假如你詢問孩子的感覺，你必須知道孩子或許有可能分辨不出悲傷和生氣之間的區別。你的觀察很可能比孩子的陳述更有幫助。要特別留意課業困難、拒絕上學、退縮、孤立、身體抱怨、負面態度及／或攻擊、反社會行為——所有這些現象都代表孩子可能有了憂鬱症。許多憂鬱症成人有的身體症狀也可能出現在孩子身上：疲累；食慾及體重改變；不正常的睡眠形態（睡太多或睡得不好）；身體遲滯或激動；以及思考能力減退。憂鬱的兒童及青少年可能會感到自己沒有價值、無望、有罪惡感，或是不斷有自殺意念。有許多人無法思考未來的事。嚴重的憂鬱症有時甚至還會出現現實感的障礙（精神病），其中最常見的就是出現幻聽。

　　你可以看出為什麼父母很難真確地發現憂鬱症。過度關心或不夠關心都有可能會讓你誤入歧途。除非你很仔細地看待你孩子的情緒脈絡，否則你可能很難區分憂鬱症與氣質（例如，容易發脾氣的傾向）及一過性的情緒（例如，在兒童期常見的不快樂或失望）之間的差別。一個很好的區別原則就是，假如在引發挫折或悲傷的壓力源消失之後，孩子的情緒問題仍繼續存在，那麼孩子可能是患有憂鬱疾患。即使症狀最後緩解，但假如孩子對於像是考試成績不好這種常見的壓力源都會產生長期

及強烈反應的話,那我們也要考慮孩子是否有臨床上的憂鬱症存在。有些孩子遺傳了憂鬱症的傾向,很容易被某些壓力源引發憂鬱症。

若兒童有完整的憂鬱症狀,那就是得了重鬱症。這些症狀包括易怒混合著悲傷、能量低及失去興趣、身體症狀(肚子痛、頭痛)、哭泣、退縮、悲傷的表情、注意力不佳,以及自傷的想法。青少年重鬱症的特徵比較像成人憂鬱症,可能會有以下症狀:易怒、憤世嫉俗、悲傷、能量低及失去興趣、哭泣、社交退縮及孤立、注意力困難以及自殺。在臨床上沒有血液測試可以用來診斷任何一種情緒疾患。心理測驗可能有助於在解釋測驗中澄清思考和憂鬱主題之間的矛盾,但是,情緒疾患的診斷基本上還是依據孩子的問題史——症狀、出現時間及功能——來下判斷。

至於憂鬱症的病因,很清楚的是有家庭聚集的現象,也就是有遺傳的成分在內。患憂鬱症的兒童中有 30%到 50%其某一家人亦有憂鬱症。同樣地,環境及過度的生活壓力也會讓孩子產生憂鬱。正如其他許多兒童及青少年的困擾一樣,孩子可能有產生憂鬱症的遺傳脆弱性,然後在經歷壓力之後被活化而真正產生憂鬱症——這是遺傳和環境之間互動的典型場景。內科病因也可能引發憂鬱症,而腦部某些區域受傷以及某些類型的痙攣同樣也可能造成憂鬱症。甲狀腺素的失調(過高或過低的都可能)以及藥物濫用(例如,古柯鹼和大麻),也可能造成年輕人的憂鬱症。

治　療

一般來說,兒童青少年憂鬱症對治療的反應並沒有像成人那麼好。心理治療仍應是輕度到中度憂鬱症的第一線治療,而藥物則用於中度到重度憂鬱症。雖然傳統的人際和領悟取向心理治療會有幫助,近年來發現一些以認知為導向的方法已被證實有效,這些方法著重在改變孩子的

知覺及信念系統。要有耐心；這些心理治療可能要二到三個月之後，才會開始產生效果。假如你的孩子拒絕或無法接受心理治療，藥物便須被列入考慮。同樣地，假如你的孩子在接受一段時間（大約八到十二週）的心理治療之後，仍持續有明顯的情緒問題，你也應該考慮藥物的治療。若孩子是復發性憂鬱症、有自殺意念，或嚴重憂鬱合併功能障礙，則應立即服藥。

　　兒童青少年憂鬱症的藥物治療主要是抗憂鬱劑，其中最有效和最常用的是選擇性血清素再吸收抑制劑，包括有 Zoloft、Prozac、Luvox、Lexapro 及 Celexa。對 Prozac、Zoloft 及 Celexa 的研究顯示，它們對孩子們的憂鬱症具有療效。這些藥物也比其他藥物對長期的輕度憂鬱（輕鬱症）更有療效——20 毫克的 Prozac 處方便幫助了前面提到的那位十四歲男孩唐尼。值得一提的是，我的研究團隊最近報告每天 10 毫克 Prozac 對年幼兒童就已足夠。雖然我們沒有其他選擇性血清素再吸收抑制劑的類似研究，年幼兒童的起始劑量應該只要成人的一半即可。

　　這類藥物的劑量與使用在成人的劑量類似：Prozac 或 Celexa 每天 5 到 40 毫克；Zoloft 50 到 200 毫克；Luvox 50 到 300 毫克。孩子的情緒狀態在治療的第一星期中有所改善並非少見，不過，可能需要十二星期才能確認藥物是否真正發揮良好效果。兩年心理治療幫助了傑夫找出引發嚴重憂鬱的來源，但是伴隨著輕鬱症的能量低和失去興趣、悲傷及孤立感卻沒有消失。Prozac 的使用造成傑夫產生一次恐慌發作，因此我們改用 Zoloft，最後在每天 75 毫克的劑量下，傑夫的憂鬱症狀有了明顯的改善。

　　其他常用來治療兒童憂鬱症的抗憂鬱劑包括 Wellbutrin、Serzone、Remeron、trazodone，以及三環類抗憂鬱劑（desipramine、imipramine、amitriptyline 等等）。在比較少的情況下，情緒穩定劑會被用來治療有明顯情緒起伏或易變情緒（lability）的憂鬱症。

易變情緒：很快的情緒起伏或喜怒無常。

　　若孩子同時有憂鬱症及其他疾患，那麼同時可治療兩類疾患的更廣效藥物可能會更好用。若孩子合併有明顯的注意力不足過動疾患及憂鬱症，Wellbutrin、三環類抗憂鬱劑以及 atomoxetine 可能會是一開始的首選藥物；合併有焦慮症和憂鬱症的孩子可以用選擇性血清素再吸收抑制劑（Prozac 類的藥物）、三環類抗憂鬱劑、Serzone 或 trazodone。若是沒有一種抗憂鬱劑有效，醫師可能會使用更高劑量的某一種三環類抗憂鬱劑，但前提是孩子沒有產生什麼副作用，而且該藥物的血中濃度又相對較低。或者醫師也可能會處方不同種類的藥物。第三種方式是合併使用兩種不同類的抗憂鬱劑，或是一種抗憂鬱劑加上另一種藥物，如 lithium、buspirone、刺激劑、甲狀腺素，以及抗焦慮藥物。

　　在找到適合你孩子的藥物之後，接下來的問題就是孩子究竟要接受多久的治療。不幸的是，目前的資料並無法來回答這個問題，而醫師通常是依賴適用於成人的指引。由於多數憂鬱症成人在六個月到一年之間心情會自然改善，因此，醫師通常傾向於治療六到十二個月。然而，兒童的憂鬱症通常持續更久時間，而且比較不容易自動好轉。我們門診的解決辦法是持續使用藥物一年或更久，一直到孩子的情緒穩定下來至少三個月，然後才考慮逐漸地停止用藥。假如症狀又重新出現，這時就必須考慮重新開始用藥或是把劑量加到原來的程度。儘管如此，我們通常發現還是可以降低藥物的維持劑量。

　　我們強烈地認為，假如父母和孩子很擔心憂鬱症復發，其實就可以不必急著嘗試停藥，有必要時我們仍然會持續開立處方。在傑夫這個案例中，他已經服用 Zoloft 達八個月，但他的父母和我同意在考慮停藥之前仍繼續讓他服用四個月。很清楚的情況是，憂鬱症及相關問題的真正危險性遠大過於長期治療所帶來的危險性。尤其是研究已經顯示，青少

年期憂鬱症有一半到了成年仍有情緒的問題，而且長期治療憂鬱症可帶來更好的結果。

躁鬱（雙極性）疾患

🔮 疾　患

　　想像一下感覺很憂鬱，但同時卻又感到非常激動及失控。簡單來說，這種「悲慘的感覺」就是多數躁鬱症或雙極性疾患兒童及其父母經常會提到的感覺。就是這種症狀的相互交織，使得兒童期躁鬱症與成人的躁鬱症有所區別。成人的躁鬱症通常有明顯的情緒起伏，但兒童的躁鬱症通常會同時經驗到躁狂及憂鬱的症狀，而且這些症狀經常持續頗長的一段時間。

　　躁狂在孩子身上所表現的通常是極度易怒及爆發的情緒，有時出現精神病，同時合併有極差的社交功能，這些對孩子及家庭非常具有殺傷力。在嚴重情緒起伏的最高點時，躁狂孩子全身充滿能量而難以入睡，近似強迫性地從事一些目標導向的活動，也會有思緒奔馳（racing thoughts）的現象，甚至還會不斷說話或大叫。有許多人的判斷力變差，追求刺激的事物，甚至從事一些冒險或危險的性活動。患有雙極性疾患的兒童有一半其親戚有人也患有雙極性疾患。雖然兒童的躁狂應該要與注意力不足過動疾患、品性疾患、憂鬱症，及現實感障礙（精神病）區分出來，但這些疾患經常會伴隨著青少年的雙極性疾患。事實上，孩子患雙極性疾患的年齡愈小，他同時患有其他精神疾患的機會愈大。

　　在本修訂版要發行之際，對青少年雙極性疾患的爭議仍在進行中。這個疾患真的會出現在兒童身上嗎？它有被過度診斷嗎？這個疾患在兒童青少年的發生率於五年前仍是個謎，但目前的報告是介於 1% 到 5% 之

間。再者，雙極性疾患是一個有許多互相關聯症狀的疾患，或是它真的存在著共病疾患（例如，焦慮／恐慌疾患、注意力不足過動疾患）呢？還有，患有憂鬱症的孩子究竟有多少比例演變成雙極性疾患呢？最近的一篇報告說有一半，這正確嗎？需要有更多的研究才能解開疑惑，但是我們所做的一項縱貫性研究顯示，它有高比率的復發性，真正「痊癒」的比例其實相當低。

治　療

對於患有雙極性疾患的孩子，有必要使用情緒穩定劑來治療，例如，lithium 或抗痙攣藥物 Tegretol 及 Depakote。最近，有幾種治療研究報告較少的抗痙攣藥物也被用來治療患有雙極性疾患的孩子，例如，Neurontin（gabapentin）、Lamictal（lamotrigine）、Topamax（topiramate）、Gabitril（tiagabine）以及 Trileptal（oxcarbazepine）。

這些藥物通常必須使用高劑量，這意味著必須檢查你孩子的血中劑量濃度，而且也必須密切注意其副作用。有可能要等到一到三個月之後，你才能看到藥物對孩子不穩定情緒及相關問題的完全效果。到了那個時間點，假如你孩子仍無改善或是無法忍受藥物，醫師就應該考慮換藥。在某些情況下——例如，孩子對 lithium 或抗痙攣藥物反應不好——他可能會需要兩種情緒穩定藥物。我經常把 Depakote 或 Trileptal 與 lithium 並用，就如同我治療十二歲的傑一樣，他現在每天服用兩次 600 毫克 Trileptal 以及兩次 300 毫克 lithium，情況保持得還不錯。在我的實務經驗中，通常其中某一種藥物需要用到完整劑量，而第二種藥物的劑量會較低。

在過去幾年來，臨床醫師逐漸將非典型抗精神病藥物當作第一線用藥，用來治療兒童青少年的嚴重干擾疾患、自傷行為以及雙極性疾患。非典型抗精神病藥物不僅有助於控制躁狂症狀（例如，暴怒、自誇），

也有助於治療此疾患的憂鬱症狀。已有不少研究顯示非典型抗精神病藥物對諸多兒童青少年的疾患相當有效，包括躁鬱症、抽動疾患、暴怒疾患以及干擾疾患。此外，這些藥物通常很快就會出現效果，有些研究指出可以在兩週之內達到明顯的行為改善。

還有新一代的抗精神病藥物──Geodon（ziprasidone）以及 Abilify（aripiprazole）──同時在本書初版發行之後，我們也累積了更多有關 risperidone、olanzapine 及 quetiapine 的資料。此外，除了 Topamax（topiramate）之外，已上市的新一代抗痙攣藥物／情緒穩定劑現在還包括 Trileptal（oxcarbazepine）。

孩子若有明顯的混合性症狀、急性躁狂、對情緒穩定劑沒反應及／或幻覺，就應該考慮使用抗精神病藥物。由於傳統的抗精神病藥物（例如，Thorazine）有令人困擾的副作用，通常會使用較新的「非典型」抗精神病藥物：低劑量的 Zyprexa（olanzapine）、Risperdal（risperidone）、Seroquel（quetiapine）、Geoden（ziprasidone）及 Abilify（aripiprazole），適合在傍晚睡前使用，以便協助睡眠並減少喜怒無常。不像情緒穩定劑，非典型抗精神病藥物發揮藥效所需的時間較短──通常在二到六個星期之內。

若你孩子的雙極性疾患有明顯的憂鬱症狀，那醫師可能會開一種情緒穩定劑及一種抗憂鬱劑的處方，不過，抗憂鬱劑應該要用短效型，以便減少躁狂惡化或活化（activation）的危險性。選擇性血清素再吸收抑制劑（Prozac、Zoloft、Paxil、Luvox、Celexa、Lexapro）有時候會活化躁狂，但 Wellbutrin 則比較不會有這方面的問題。患有雙極性疾患的年輕人一般對 Effexor 和 Serzone 這些藥物都可以忍受得很好。Lamictal 最近被食品藥物管理局核准用於雙極性疾患，而且對於憂鬱特別有效。有愈來愈多臨床醫師使用 Lamictal 來治療雙極性疾患孩子的憂鬱期。

> 活化：情緒、認知或行為過程的刺激。

研究顯示，只有在情緒問題（躁狂或憂鬱）獲得治療之後，注意力不足過動疾患才會對治療有反應。假如你孩子患有雙極性疾患及注意力不足過動疾患，這種重疊相當常見，那麼醫師可能會用一種非典型抗精神病藥物或情緒穩定劑來治療雙極性疾患，然後併用刺激劑（或是 clonidine、Tenex、Wellbutrin、atomoxetine 或三環類抗憂鬱劑）來治療注意力不足過動疾患。

許多患有雙極性疾患的孩子有多重的其他問題，而且對單一種情緒穩定藥物或非典型抗精神病藥物反應不好。這類孩子有時候需要用到四種不同類的藥物來治療。我曾經治療過一位十歲女孩，她患有雙極性疾患、注意力不足過動疾患以及焦慮症，在經過多次住院治療，並且合併使用 Trileptal、Zyprexa、Topamax 及 Valium 之後，她的症狀終於穩定下來。身為一位父母，你應該要知道每一種藥物所治療的症狀為何，以及這些藥物彼此之間的可能交互作用。Zyprexa 和 Trileptal 用來處理情緒，Valium 用來治療焦慮，而 Topamax 是用來處理 Zyprexa 引起的體重增加。

情緒穩定劑通常必須持續使用，一直到情緒不再起伏，且達一段時間。孩子及其父母通常會誤以為這些藥物的長期效果是為了「治癒」，這是很「合理」的推斷，因為孩子的狀況若是已平穩了好幾個月，大家必然會質疑是否還必須繼續服藥。我強烈建議你應該與你孩子的醫師有個充分的討論。過早中斷治療會讓孩子陷入復發，甚至是住院的危險性。假如你傾向於停藥，在與醫師討論之後，務必慢慢地停藥，以便觀察孩子在逐漸停藥之後情況是否仍然保持穩定。成人的資料顯示，比起緩慢停藥（一個月），快速停藥（少於一週）可能會導致症狀的復發以及日後更難治療。在情緒穩定劑的中斷期，你必須與孩子的學校有密切

的溝通，並且要經常與醫師保持聯絡。

表 ⑦ 兒童及青少年情緒疾患的藥物治療

疾患	藥物治療
憂鬱症 重鬱症 輕鬱症	選擇性血清素再吸收抑制劑：Prozac、Zoloft、Paxil、Luvox、Celexa、Lexapro
	非典型抗憂鬱劑：Wellbutrin、Effexor、Serzone、Remeron、duloxetine（但在本版書寫時尚未獲得食品藥物管理局核准使用於憂鬱症）
	三環類抗憂鬱劑：imipramine、nortriptyline、desipramine、amitriptyline、clomipramine
	假如有幻覺或現實感障礙，可考慮抗憂鬱劑加上抗精神病藥物（例如，Seroquel）
	假如有焦慮症，可考慮抗憂鬱劑加上苯二氮平類藥物（例如，Ativan）
	對於治療反應不佳者，可考慮併用藥物策略：抗憂鬱劑加上lithium、甲狀腺素或刺激劑
	電痙攣治療
雙極性疾患 （躁鬱症）	情緒穩定劑：lithium（Eskalith、Cibalith、Lithobid） Tegretol（carbamazepine）或 Trileptal（oxcarbazepine） Valproate（Depakote、Depakene 噴劑、valproic acid）
	其他抗痙攣藥物（Lamictal、Neurontin、Topamax、Gabitril）
	假如有精神病、急性躁狂、明顯的混合情緒循環，考慮情緒穩定劑加上抗精神病藥物
	非典型抗精神病藥物：Risperdal、Zyprexa、Seroquel、Geodon、Abilify
	對於治療反應不佳者，考慮 lithium 加上抗痙攣藥物，或是兩種抗痙攣藥物
	假如有激動或焦慮症，加用苯二氮平類藥物（例如，Klonopin）
	假如有注意力不足過動疾患，考慮 Wellbutrin、刺激劑、clonidine

第八章

焦慮相關疾患

兒童期的焦慮疾患

　　這些疾患在起因以及在對孩子的影響方面有頗大的差異，但是它們有一個共同的狀況：持續的過度焦慮、擔憂或緊張。患有這些疾患的孩子不是只有一點點擔心而已，他們的焦慮相當誇張，不合乎他們的年齡該有的程度，相當廣泛，而且超過一般情況下所該有的程度。它可以讓孩子的日常生活過得很悲慘。孩子不僅感到精神及身體壓力的折磨，同時也會盡全力去避免帶來焦慮的情境——但自己卻無法真正了解到底發生了什麼事。當然，這種問題會導致相當大的社交危害，舉例來說，許多孩子可能會拒絕上學、不跟其他孩子一起玩，或甚至不敢在一小撮孩子面前說話。

　　兒童期焦慮疾患並非少見，據估計有 4%的十一歲孩子患有分離焦慮疾患，2%有單純性畏懼症，而十四到十六歲的孩子之中有 5%患有畏懼症。畏懼症是一種特定的害怕，它會導致孩子逃避可能引發害怕的那個情況，例如，因為怕蛇而不敢外出。單純性畏懼症是對某一特定事物的害怕（而且通常會逃避那個令他害怕的東西），例如，蜘蛛、高處或動物。

　　愈來愈多文獻指出，在相當年幼的孩子身上就可以發現害羞，而且它可能會持續到青春期，某些人甚至會轉成焦慮症。許多兒童青少年期

焦慮症延續到成人期，而且有許多因焦慮問題而接受治療的成人說自己的問題從青少年期就已經開始。

　　就其本質而言，焦慮症狀通常是屬於內向性的症狀。假如我們的態度讓孩子覺得感到「脆弱」和「害怕」是一種羞恥，那麼孩子不敢對父母承認這些問題似乎是一件理所當然的事。因此，你要學會如何當一個細心的觀察者。假如你的觀察讓你懷疑孩子可能有焦慮問題，你可以直接問他是否無來由地感到擔憂、緊張或有不祥之感。以下的情況是焦慮疾患出現在兒童及青少年身上的常見面貌。

疾　患

分離焦慮疾患（separation anxiety disorder）

　　分離焦慮疾患的特點就是在與照顧者或熟悉環境分開時有過度的焦慮。年幼孩子具有某種程度的分離焦慮現象固然屬於正常，一旦這個問題持續存在，譬如說到了學齡期仍出現，那就可能是屬於一種焦慮疾患了。舉例來說，學步期孩子的黏人行為經常讓父母必須採用「偷溜」的方式才得以離開孩子；然而，若八歲的孩子仍出現類似的黏人行為的話，那他可能就是有問題了。

　　這個問題很顯然會對一個較大的孩子產生相當大的影響，因為孩子可能會拒絕上學，或是在學校裡出現肚子痛或頭痛症狀，導致孩子必須回家去。這些孩子通常會說很害怕當自己離開家的時候，某種「不好」的事情會發生在父母或手足身上。

廣泛性焦慮疾患（generalized anxiety disorder）

　　七歲的麥可不斷地擔心自己在學校的表現是否很好，尤其是在考試之前更是嚴重。他因許多胃部的問題而接受小兒科醫師的檢查，但是諸多檢驗都未發現任何異常。在我的辦公室中，他顯得有點焦慮，同時陳述覺得自己的「內在怪怪的」。他注意到自己「總是在擔心」，但他說

自己從未經歷過恐慌發作。麥可具有廣泛性焦慮疾患的典型症狀。

　　過度擔憂小事或學校課業、過度在意別人如何看待，以及有完美傾向的孩子，可能患有廣泛性焦慮疾患。這些孩子經常抱怨內心感到焦躁不安，也經常掛念著即將到來的考試，甚至出現諸多身體抱怨，例如，胃痛、腹瀉、頭痛及肌肉緊繃，因而屢次為了小小的不舒服而去看小兒科醫師或是待在學校保健室裡面。

恐慌疾患（panic disorder）

　　患有恐慌疾患的孩子會在毫無預警之下產生極度的恐懼發作，而伴隨著這些發作的心跳及呼吸加快，常常使得這些孩子被帶去看小兒科或小兒神經科醫師。在處於自己覺得難以逃脫的情況下，這些孩子也可能出現「憤怒發作」。一旦他們發生如此情況，他們就可能痛罵（甚至痛打）在旁的人，或是使他們陷入「威脅」情境的人──通常就是你們這些當父母的人。

　　幽閉恐懼（agoraphobia）是另一個經常伴隨著恐慌疾患的現象。一旦他來到要逃開並不容易的地方（例如，車內或學校內），這種恐懼便會出現，這可能會使得孩子拒絕離開家或是會大大限制孩子的旅行外出。由於無法使孩子坐車，同時又無法讓他到處去跟朋友一起玩，這便大大地影響了孩子的社交生活。由於孩子害怕巴士、火車及其他交通工具，當他到某些地方去的時候，你可能需要特別安排某個人來陪伴他，才能讓他保持鎮定。有時候某些行為很令人費解，並不容易被認出是幽閉恐懼。七歲的祖伊平常說話都很溫和，被大家公認是嘴巴「很甜」的孩子，但是一旦她要離開家而跟媽媽去逛街購物的時候，她就會突然用憤怒的語氣大罵媽媽。一直到她父母發現她在校車上也有同樣行為（但程度稍輕）的時候，他們才開始懷疑有不對勁的情況了。

社交畏懼症（social phobia）

　　影響兒童、青少年及成人最常見的焦慮問題之一是社交畏懼，那是

一種在社交情境中害怕受窘的情況。患有社交畏懼症的孩子在其他孩子及成人面前說話或表達時，經常相當困難，因為他們會很擔心自己說出一些令自己感到困窘的話來。社交畏懼症一般都未接受治療，因為在過去它並未被認為有嚴重到必須加以治療，不過，這種情況一旦真的很嚴重，它還是大大影響到孩子，因為它可能會讓孩子在非正式的團體中都不敢在其同儕面前講話，甚至還會讓他在必須做口頭報告或團體討論的那些日子中缺課。

在評估你孩子的焦慮疾患時，醫師也應該看看是否有同時存在的情緒問題（例如，憂鬱症）以及行為問題（例如，注意力不足過動疾患）。有趣的是，害羞的兒童將來產生物質使用的危險性較低，但是患有焦慮疾患的青少年其物質使用的危險性卻增加，這其中可能的解釋是，有某些孩子是在自我醫療其令人挫折的焦慮症狀。

治　療

心理治療及藥物這兩種方法都對焦慮問題有效。行為治療以及放鬆技術可以降低焦慮及後續的逃避。舉例來說，在經過聚焦於放鬆想像的行為治療之後，七歲的麥可在他的廣泛性焦慮疾患方面就有了許多的改善。

雖然在這個領域方面沒有很大量的研究，患有焦慮疾患的兒童及青少年似乎對於用來治療成人的藥物有著相類似的效果。我們手上有一些選擇性血清素再吸收抑制劑（fluvoxamine）對焦慮疾患的控制型研究資料；因此，選擇性血清素再吸收抑制劑目前是治療廣泛性焦慮、分離焦慮及恐慌疾患的第一線藥物。有些孩子對於有鎮靜效果的舊型抗組織胺有相當不錯的短期效果（例如，Benadryl 或 Atarax），不幸的是，這些藥物通常會讓人很想睡覺，而且只能短期有效。因此，焦慮的藥物治療通常有賴於苯二氮平類藥物（benzodiazepines）（Valium 類的藥物）以

及抗憂鬱劑，而且通常與行為治療合併使用。在使用行為治療加上短期使用 Ativan 之後，上述那位合併有恐慌疾患及幽閉恐懼的七歲祖伊便有了很大的改善。

抗憂鬱劑愈來愈常被用來治療兒童的焦慮疾患。新的抗憂鬱劑——Prozac、Luvox、Paxil、Lexapro、Celexa、Effexor、Zoloft 及 Serzone——或許沒有像苯二氮平類藥物那麼有效，但假如你孩子合併有憂鬱症或強迫疾患的話，這些藥物或許是不錯的選擇。這些藥物其中一個缺點是通常必須用到完全的抗憂鬱劑劑量才會有效。為了避免剛開始使用時惡化了焦慮或恐慌，在對孩子們使用這些藥物時，我通常會從很低的劑量開始（例如，25 毫克 Zoloft），然後慢慢增加劑量，直到父母和我發現孩子的焦慮有所改善。

假如焦慮症合併有注意力不足過動疾患，Strattera 可能是一個好選擇，但它單純用於焦慮症的角色則未明。傳統的三環類抗憂鬱劑，包括 nortriptyline 及 imipramine 等等，被認為是治療焦慮的第二線或第三線藥物。然而，若是你孩子同時患有焦慮疾患和注意力不足過動疾患，這類藥物會是很好的選擇。

對你的孩子，苯二氮平類藥物其中一種——Valium（diazepam）、Klonopin（clonazepam）、Ativan（lorazepam）、Serax（oxazepam）、Xanax（alprazolam），以及 Tranxene（clorazepate）等等——可能是醫師的第一種藥物選擇。對於一個典型的焦慮症狀，幾乎是任何一種抗焦慮藥物都會有效。不過，對於恐慌疾患，可能必須使用這個類別藥物中比較強的藥物，例如，Klonopin、Xanax 或 Ativan。

多年以來，苯二氮平類藥物已經被用來治療包括癲癇和肌肉痙攣等諸多問題。基於它們的有效性、良好安全性，以及很少與其他藥物有交互作用，苯二氮平類藥物（還有抗組織胺）也被用來治療激動及失眠。儘管如此，作為父母的你也應該知道，這些藥物有時候會對孩子造成稱

為**解除抑制**（disinhibition）的相反作用。這種作用對孩子並不會造成危險，但會導致不安、焦慮、恐慌、衝動以及更多的干擾行為，通常是在服藥之後二十分鐘內出現。假如這種作用真的發生，你只要注意觀察孩子，等待此作用自然消退即可。這種作用通常會在幾小時內消退，但沒有特殊的解藥。

苯二氮平類藥物有可能被濫用，因此應仔細監督其使用。即使我們並不擔心你孩子可能會對這些藥物上癮，別的孩子也有可能會向你孩子拿藥服用。這些藥物一般應避免使用於有物質濫用問題的青少年。

在非苯二氮平類藥物中，有一種稱為 Buspar（buspirone）的新藥也可能被處方給孩子服用。假如你真的需要找一種沒有（或很少）濫用危險性的藥物，你可以跟孩子的醫師討論使用 Buspar 的可能性。

若孩子真的有焦慮及其他疾患，他們可能需要合併藥物治療。我曾經治療過一位同時患有廣泛性焦慮疾患及強迫疾患的十六歲女孩，在每天使用兩次 1 毫克 Ativan 以及 60 毫克 Paxil 之後，她的症狀控制得很不錯。我也曾治療過一位患有恐慌疾患、注意力不足過動疾患及憂鬱症的十二歲男孩，在試過幾種藥都不成功之後，他服用睡前 50 毫克 nortriptyline，每天兩次 1 毫克 Xanax，以及早餐後 50 毫克 Zoloft，現在的情況已大為穩定。對於合併有注意力不足過動疾患及焦慮症狀的年輕人，最近上市的 Straterra 可以提供很有用的額外幫助。我最近使用每日 60 毫克的 Strattera，成功地治療了一位患有注意力不足過動疾患及廣泛性焦慮疾患的十一歲男孩，凱。在經過治療之後，他陳述自己的焦慮降低，且有比較好的專注力及生活品質。

既然焦慮疾患會起起伏伏，因此建議要定期地停藥看看是否仍須繼續服藥。在某些案例中，孩子只須在學年開始（八到十一月）或結尾期間（五到六月）服用藥物。

創傷後壓力疾患

🩺 疾　患

　　創傷後壓力疾患（posttraumatic stress disorder, PTSD）正如其名稱所指出，是在經歷創傷的壓力之後所引發的持續症狀。創傷指的是一種嚴重的壓力源，它已超過人類的正常經驗之外，包括情緒、身體、性虐待或是目睹悲慘的事件，而且可能是單一事件或是重複暴露於壓力源。然而，要記住，雖然有許多孩子曾經暴露於創傷，但只有一小部分的人出現創傷後壓力疾患。創傷後壓力疾患經常伴隨有其他精神疾患，包括憂鬱症及焦慮症。這個疾患的症狀有可能持續不到一個月，如此則被稱為**急性**（acute），也可能持續更長的時間，稱為**慢性**（chronic）。最常見的症狀是身體的過度覺醒狀態、情緒麻木、**解離**（dissociation）（感覺自己不在身體裡面）、逃避可能會喚醒事件回憶的情境、緊張及過度驚嚇反應，以及闖入性地回憶事件。

　　這個領域中有愈來愈多的共識認為，由於腦部在發展中有改變的能力，孩子在遭受嚴重或重複創傷之後，有可能造成腦部永久性的微細結構及生化變化。然而，這個過程及特定改變的範圍至今尚未完全了解。

🩺 治　療

　　若是所經歷的創傷是某種形式的虐待，此時治療創傷後壓力疾患的第一步就是確保孩子處在一個安全的環境中。不管何種創傷，環境的穩定以及孩子得以跟父母和照顧者溝通，通常很有助於降低創傷後壓力疾患症狀所帶來的傷害。在協助孩子處理傷害以及修通與創傷有關的諸多議題上，心理治療具有相當大的價值，特別是若心理治療可以持續一段

時間的話。

　　沒有特殊的藥物配方對創傷後壓力疾患特別有效，因此你孩子的醫師很可能會針對孩子最困擾及最持續的症狀做藥物治療。舉例來說，有一位七歲女孩在被性侵害之後，即使經過數個月的諮商仍無法睡覺，此時 0.1 毫克 clonidine 不僅有助於睡眠困擾，也有助於睡前焦慮。對於身體上過度覺醒且很容易有驚嚇反應的孩子，降血壓藥物或β—阻斷劑（例如，propanolol）可能就很有用。Valium 類的藥物（苯二氮平類藥物）或抗憂鬱劑可以幫助那些功能受到嚴重逃避或緊張所影響的孩子。

　　對於那些常有解離發作的人，諸如定錨（grounding）等技術可以將孩子重新連結到當下環境中。舉例來說，定錨可以提醒孩子他身處何方以及他周遭發生了什麼事。假如這些解離發作很明顯、造成重大傷害，而且嚇壞了孩子，醫師可能會短期使用低劑量的抗精神病藥物，例如，Zyprexa 或 Risperdal。

　　患有創傷後壓力疾患的孩子通常合併有憂鬱和焦慮疾患。假如評估的確發現如此，醫師可能會用抗憂鬱劑，例如，選擇性血清素再吸收抑制劑（Prozac、Zoloft、Luvox、Paxil、Celexa、Lexapro）、三環類抗憂鬱劑（nortriptyline、imipramine 等等）、Serzone、Trazodone、Remeron 或其他藥物。然而，情緒麻木對藥物治療的反應不好。假如你孩子有數種與創傷後壓力疾患相關的問題，合併用藥可能有其必要。我曾經使用過非常低劑量的 Prozac（每天 5 毫克）加上 Catapres（每天兩次，各半顆），成功治療一位有激動、過度覺醒、易怒、憂鬱及睡眠困擾等症狀的孩子。然而，必須記住的是，時間、環境改變以及治療將會幫助許多具有多重創傷後壓力疾患症狀的孩子克服問題。假如你的孩子屬於這群，你要將藥物治療當成是暫時性的治療，同時確保醫師密切監督你孩子的症狀，以便評估是否必須持續用藥。

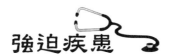

強迫疾患

疾　患

強迫疾患據估計約影響 1%到 2%的人口，而且最常從兒童期或青少年期開始；它是最被廣泛研究的青少年焦慮疾患之一。

患有強迫疾患的孩子會有持續性的意念或衝動（強迫思考），進而導致出現一些他們覺得必須完成的重複、有目的之行為（強迫行為）。他們的強迫思考屬於闖入性質（intrusive），而且沒什麼意義（sense-less），同時其主題大都圍繞在暴力、性變態、保持對稱、害怕被污染，或是嚴重的自我懷疑。患有強迫疾患的孩子有時候看來有很嚴重的精神病態，以至於有時會與精神分裂症有所混淆。

與強迫疾患有關的其中一種較為少見的問題是**拔毛症**（trichotillo-mania）。患有拔毛症的孩子可能會拔自己的頭髮、眉毛，或是拔寵物或填充動物身上的毛髮，有時甚至導致全部頭髮喪失（禿頭），必須使用帽子來遮蔽。就像強迫疾患一樣，這種拔毛行為似乎在孩子沒事做的時候更常出現。

多數孩子陳述說自己其實有覺察到自己的強迫思考及／或強迫行為，而且自己並不喜歡這樣。然而，一旦他們不能去做那些用來減輕強迫性擔心的儀式行為，不管這些儀式是洗手、數數字、檢查，或是碰觸某些東西，這些孩子就會變得非常焦慮。

最近的研究發現，這個疾患與血清素這種神經傳導物質的失衡有關，尤其是在高於眼部的額葉大腦那個區域。

● 治　療

行為治療是對強迫疾患唯一有效的一種心理治療形式，而且通常與藥物治療併用。在藥物方面，促進血清素功能的抗憂鬱劑在降低這類疾患的症狀方面最為有效。這類藥物被研究得最多，儘管美國食品藥物管理局只核准 Anafranil、Zoloft 及 Luvox 可以用來治療嚴重的強迫疾患兒童及青少年。也有愈來愈多的文獻提到其他或新的抗憂鬱劑，例如，Prozac、Paxil 及 Celexa。研究顯示必須使用較高劑量——在十二歲彼得身上要用到 300 毫克——才足以治療青少年的強迫疾患。對於更嚴重或是對單一藥物沒有良好反應的強迫疾患，醫師可能會使用 Anafranil 加上一種選擇性血清素再吸收抑制劑（如 Celexa）、一種選擇性血清素再吸收抑制劑加上苯二氮平類藥物（如 klonopin），或是一種選擇性血清素再吸收抑制劑加上低劑量的非典型抗精神病藥物。

假如你的孩子患有拔毛症，醫師可能也會建議使用類似的藥物治療。不過，你不要有過高的期待，因為有些資料顯示，這個疾患對治療只有部分反應，特別是當孩子的拔毛症從青春期之前就已開始。

表 ⑧　焦慮相關疾患的藥物治療

疾患	藥物治療
廣泛性焦慮疾患	抗憂鬱劑 選擇性血清素再吸收抑制劑：Paxil、Zoloft、Luvox、Celexa、Prozac 非典型抗憂鬱劑：Serzone、Remeron 抗焦慮藥物（苯二氮平類藥物）：Valium、Tranxene、Ativan、Klonopin 等等 Buspar（buspirone） Strattera（atomoxetine）

疾患	藥物治療
恐慌疾患，分離焦慮疾患	高效價藥物：Ativan、Klonopin、Xanax 抗憂鬱劑 　選擇性血清素再吸收抑制劑：Paxil、Zoloft、Luvox、Celexa、Prozac 　非典型抗憂鬱劑：Serzone、Remeron 使用兩種（以上）藥物治療頑強型或是合併有其他疾患的孩子（例如，Tranxene＋Prozac, imipramine＋Klonopin）
創傷後壓力疾患	治療標的症狀（例如，焦慮、精神病） 抗憂鬱劑：選擇性血清素再吸收抑制劑（如 Lexapro）；非典型或三環類抗憂鬱劑 抗焦慮藥物：Tranxene、Klonopin、Ativan 等等 假如有自我感消失（depersonalization）或精神病等問題，考慮使用抗精神病藥物
強迫疾患	選擇性血清素再吸收抑制劑：Zoloft、Prozac、Paxil、Luvox、Celexa 可能需要較高的劑量 Anafranil 選擇性血清素再吸收抑制劑或Anafranil＋苯二氮平類藥物（例如，Klonopin 或 Ativan）或 Buspar 使用兩種（以上）藥物治療頑強型或是合併有其他疾患的孩子（例如，Zoloft＋Anafranil 或是選擇性血清素再吸收抑制劑＋非典型抗精神病藥物）

第九章

精神分裂症與其他精神病性疾患

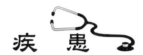

疾　患

　　精神病（psychosis）一般指的是不正常的思考方式，且明顯有著失去現實感的問題。事實上，除非你的孩子有妄想或幻覺，否則不應該被診斷為有精神病。**妄想**（delusions）是假的、令人難以置信的想法。**幻覺**（hallucinations）是涉及任何一種感官的假知覺——包括視覺（看見）、聽覺（聽見）、觸覺（摸到）或嗅覺（聞到）。許多有精神病的孩子兩者都有。舉例來說，八歲的凱倫說她「從耳朵旁邊」聽到聲音（幻聽），同時也認為有人在她的食物中下毒（妄想）。

　　正如同成人一樣，兒童的精神病性疾患也被分類成功能性（functional）或器質性（organic）。功能性精神病指的是現實能力有問題的一些精神疾病，包括精神分裂症（schizophrenia）、分裂情感性疾患（schizoaffective disorder），以及某些嚴重的情緒疾患。器質性精神病則是由於內科疾病、外傷或藥物濫用而導致腦部或中樞神經系統的傷害所造成。

　　不管是哪一類的精神病兒童，影像檢查都可能會顯示出大腦的某些區域比非精神病兒童來得稍小一點。神經心理學測驗通常也發現這些孩子在探知、覺知、處理、儲存和回憶訊息時出現明顯的異常現象。大腦的分析處理障礙在現實感發生問題之前很久就已經出現了。

雖然精神分裂症的病因尚未完全明瞭，先天的大腦異常及遺傳因素被認為是其中最重要的兩種因素。

對父母而言，最大的挑戰是要確認出有一個嚴重的問題存在，同時需要有一個完整的評估。孩子通常不會把他們自己有幻覺或妄想的情況告訴父母。我常常在評估過程中發現，孩子有幻聽已超過兩年，但卻沒有告訴過任何人。孩子通常不知道有幻聽是不正常的事，或是他們太過於害怕，以至於不敢告訴別人。有些孩子喜歡聽到幻聽的聲音，因此不想要聲音消失。儘管如此，一旦精神病開始或惡化，孩子就很可能會出現嚴重的行為問題，包括發脾氣、行為怪異或退縮。一旦出現這些行為，這就在告訴你必須詳加檢查了，而事實上這些也是許多孩子被帶來找我的原因。

兒童的精神病性疾患通常是慢慢地開始發病，而且可能在其他的一些問題出現後發作。最後形成精神病性疾患的兒童可能有其他精神或神經疾患。有些兒童剛開始先出現類似注意力不足過動疾患的症狀（見本書第五章），然後症狀及無組織的程度逐漸惡化。有些兒童先出現「平板」情緒，接下來出現幻覺。還有別的兒童可能先感到手腳輕微無力，接下來再出現怪異的行為。大多數孩子在出現這些非特徵性的行為時，經常合併出現幻覺（通常是幻聽）。不幸的是，這些疾患通常會持續整個兒童期，而在孩子長大之後，症狀甚至還會惡化。

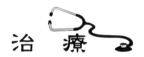

治　療

抗精神病藥物（antipsychotics drugs），也被叫作**重鎮靜劑**（major tranquilizers）或**安神劑**（neuroleptics），是兒童精神病性疾患的標準治療。你孩子的醫師可能會處方諸多藥物中的任何一種，包括 Haldol、Thorazine、Trilafon、Stelazine 以及其他。然而，必須知道的是，這些藥

物無法解決關於精神病的所有問題。對抗精神病藥物最有可能有效的症狀是所謂的**正性症狀**（positive symptoms）——諸如，幻覺、妄想、形式上的思考障礙（formal thought disorder），及／或緊張性（catatonic）症狀〔木僵（stupor）、拒絕現象（negativism）、僵硬姿勢（rigi-dity），及姿勢維持（posturing）〕或怪異的感覺狀態。相對地，**負性症狀**（negative symptoms）——孩子的情緒組成中該有的但卻沒有出現的重要成分——比較無法從舊的抗精神病藥物中獲益。由於缺乏情緒、言語及思考貧乏、無法投入活動、無法享受愉悅（**失樂**，anhedonia），以及社交功能缺失等問題無法化解，許多患有精神病的孩子持續在日常生活中有不斷的困難出現。

新一代的抗精神病藥物——Risperdal、Zyprexa、Seroquel、Geodon和Abilify——在治療負性症狀上比較有效，而且在治療中較少出現副作用。因此，一旦評估發現孩子有長期精神病症狀而懷疑是患了精神分裂症的時候，許多醫師現在可能會一開始就使用Risperdal、Zyprexa或Se-roquel。對於使用多種新舊抗精神病藥物仍無效的孩子，則可以使用Clo-zaril。

由於抗精神病藥物通常會與其他藥物併用，你有必要知道，它們一般會增加其他藥物的血中濃度，例如，增加 nortriptyline 的血中濃度達30%。同樣地，某些抗憂鬱劑（Prozac 和其他）會增加抗精神病藥物的有效性。

父母可以稍感寬心的是，由於我們對精神分裂症這類疾病有更多的了解，以及有新一代的藥物可供治療，孩子的精神病問題已經有愈來愈好的改善。雖然你可能預期你孩子的問題會持續到成人期，但只要能讓孩子接受新藥物的治療，並且提供一個壓力低且較為結構性的環境，你孩子的兒童期仍有可能維持某個程度的正常，而將來或許會有更大的希望。

表 **9**　精神分裂症及精神病性疾患的藥物治療

非典型抗精神病藥物：Risperdal、Zyprexa、Abilify、Seroquel、Geodon
　可作為第一線用藥
　Clozaril 可保留給對治療沒反應的兒童

標準的抗精神病藥物：Trilafon、Haldol、Thorazine、Stelazine
　注意有遲發性自主運動異常（tardive dyskinesia）的危險性

對於激動，可增添高效價苯二氮平類藥物（例如，Ativan、Klonopin、
Xanax）

對於對治療沒有反應的兒童
　使用非典型抗精神病藥物
　轉換抗精神病藥物的類別：從 Thorazine 換到 Trilafon；從 Navane 換到
　Zyprexa
　合併治療

假如有明顯情緒起伏，可使用抗精神病藥物＋lithium、情緒穩定劑、抗痙
攣藥物
　假如有嚴重發脾氣，可使用抗精神病藥物＋propranolol
　假如有明顯焦慮，可使用抗精神病藥物＋苯二氮平類藥物（如，
　Klonopin, Ativan）

第十章

已知為內科與神經科病因的疾患

抽動及妥瑞氏疾患

　　雖然它們很清楚是內科或神經科病因，患有這類疾患的孩子有很多最後還是由精神衛生專業人員加以診斷及治療，有一部分的原因是主要的症狀屬於精神科的症狀——例如，暴怒——而另一部分的原因是這類疾患經常合併有某些精神症狀或疾患（例如，妥瑞氏疾患經常合併有注意力不足過動疾患）。由於精神用藥經常被用來治療本章所討論疾患的主要症狀以及合併發生的精神困擾，因此，帶你孩子去諮詢精神衛生專業人員是有其必要性。

疾　患

　　抽動（tics）還滿常見於兒童身上，調查顯示有15%的兒童曾經有過這個現象。它們可以是像被稱為**運動性抽動**（motor tics）的肌肉抽搐，或是像被稱為**發聲性抽動**（phonic tics）的口語叫聲。抽動可以很**簡單**，例如抽搐；也可以比較**複雜**，例如彎腰、做鬼臉或聳肩。

　　抽動的時間持續一年以上就稱為慢性抽動疾患。我們並不知道為何有些抽動持續超過一年，而有些不會；然而，我們卻知道兒童期開始出現的抽動有50%在十八歲以前會消失。

　　假如你孩子不但有運動性抽動，還有發聲性抽動以及其他行為及心

理症狀，他的診斷將會是妥瑞氏疾患（Tourette's disorder）。孩子的發聲性抽動通常以咳嗽或清喉嚨聲表現，但有時候也可能會以一種非常引人注意的方式表達：罵髒話（copralalia）。妥瑞氏疾患中的發聲性抽動經常造成人們對這個疾患的誤解，因為有時候這些症狀似乎顯得像是可以自由控制一樣。

妥瑞氏疾患起於兒童期，有時候甚至會持續一生；它的症狀通常隨著時間而起起伏伏。有些壓力，諸如開學或單純只是討論孩子的抽動，都可能會因增加孩子的焦慮度而惡化了症狀。若是孩子刻意克制，他們是可以暫時壓抑抽動，但通常他們並無法長期壓抑症狀。

令人困擾行為模式的出現，經常使得臨床症狀變得更為複雜，甚至出現共病疾患（comorbid disorder）。事實上，在許多案例中，這些共病疾患（而不是抽動或妥瑞氏疾患本身）是困擾和障礙的主要來源，你孩子的醫師必須據以做出治療選擇。有愈來愈多的研究試圖去了解抽動／妥瑞氏疾患與其共病疾患——焦慮疾患、強迫疾患及注意力不足過動疾患——之間的關聯：它們有何種關聯？有何種因果關係呢？何種基因引發了抽動或妥瑞氏疾患，以及為何這些抽動通常會自發性地起起伏伏呢？

有許多研究已經指向抽動／妥瑞氏疾患與強迫疾患之間的重疊性。耶魯大學的研究已經發現了兩個有趣的相互關聯：

　1. 大約三分之一的妥瑞氏疾患兒童有明顯的強迫症狀。

　2. 為數不少的嚴重抽動／妥瑞氏疾患兒童有親戚患有強迫症，這讓研究者相信這兩類疾患在遺傳上有所關聯。

同樣地，其他的研究也指出了抽動／妥瑞氏疾患與注意力不足過動疾患之間的關聯：

　1. 大約一半的妥瑞氏疾患兒童有注意力不足過動疾患。

　2. 注意力不足過動疾患比抽動出現的時間更早。

3.這些兒童的行為問題及障礙有許多是跟注意力不足過動疾患有關。

4.刺激劑的使用可能會也可能不會惡化抽動。

治　療

行為治療可以有助於減少異常行為或是幫助孩子克服複雜的抽動，例如，重複的扭動、站起身並旋轉，以及用某種特殊姿勢觸摸身體部位。認知行為治療可以幫助孩子確認這些行為何時正在出現、什麼觸發了它們，以及如何「放鬆」自己，並且在某種程度上控制這些重複性的動作。對抽動和妥瑞氏疾患的藥物治療在過去十年來已經有了很大的演變。不幸的是，由於對抽動／妥瑞氏疾患藥物治療的處方及可用性在十年來有了重大的改變，有許多醫師在治療方面還沒有跟上時代的腳步。

降血壓藥物 clonidine 和 Tenex 已經成為治療抽動和妥瑞氏疾患的第一線用藥。它們相當有效——三分之二的兒童有不錯的反應——但是要精確評估其有效性可能要等二到四週。每個人所需要的劑量有很大的差異，所以醫師通常會從低劑量開始，然後再依據反應及副作用而來調整劑量。

三環類抗憂鬱劑——desipramine、nortriptyline、imipramine、amitriptyline——也被發現有助於控制抽動／妥瑞氏疾患。正如降血壓藥物一樣，剛開始也必須使用低劑量，然後再依據反應及副作用而逐漸調高劑量。這些藥物對於合併有妥瑞氏疾患及注意力不足過動疾患的孩子特別有用。

若是比較傳統的治療無法發揮效果，抗精神病藥物特別是 Haldol 及 Orap，就成為首選藥物。雖然它們有良好的治療紀錄，但是抗精神病藥物有一些缺點：它們對經常併發的強迫疾患效果不大；它們有引發短期及長期副作用的危險性，其中最令人擔心的是遲發性自主運動異常

（tardive dyskinesia，見本書附錄）。基於這些原因，你應該考慮先嘗試其他的藥物介入。最近，臨床醫師會使用一些新一代的抗精神病藥物，包括 Risperdal、Geodon、Abilify 及 Zyprexa，因為它們比傳統的抗精神病藥物較少有短期及長期副作用。同時患有強迫疾患的兒童可能需要有額外的藥物治療，例如，Anafranil 等血清素性（serotonergic）藥物，或是 Luvox 或 Prozac 等選擇性血清素再吸收抑制劑（單獨使用對抽動沒什麼效果）。患有注意力不足過動疾患及抽動疾患的孩子，可能需要服用一種治療抽動的藥物（如 clonidine）再加上一種治療注意力不足過動疾患的藥物（如刺激劑）。研究顯示，Strattera 有助於改善同時患有注意力不足過動疾患及抽動疾患孩子的抽動症狀。

> 血清素性：與血清素有關的，而血清素是神經系統中與情緒、焦慮、攻擊及睡眠有關的化學信使。

表⑩　抽動及妥瑞氏疾患的藥物治療

Clonidine（Catapres）
Tenex（guanfacine）
三環類抗憂鬱劑：desipramine、imipramine、nortriptyline
Klonopin（clonazepam）
高效價抗精神病藥物：Risperdal、Haldol、Orap、Prolixin、Geodon、Abilify
Strattera
合併藥物治療用於對治療沒反應者以及併發其他疾患的兒童：clonidine＋Zoloft，desipramine＋Concerta（用刺激劑之後須留意抽動是否惡化），clonidine＋Ritalin LA

顳葉癲癇（複雜性部分痙攣）

疾　患

　　十五的裘安因易怒、慮病及「奇怪的想法」而住到精神科病房。在檢查的時候，他被發現有多重幻覺——扭曲、怪異的嗅覺及味覺——以及一些不真實的知覺，例如，似曾相識感（déjà vu）以及感覺自己在身體以外（**自我感消失**）。十八歲的多明尼克曾經住院四次，理由都是嚴重的暴怒發作。這兩個人其實都患有一種稱之為**複雜性部分痙攣**或**顳葉癲癇**（temporal lobe epilepsy, TLE）的痙攣疾患。不像大發痙攣一樣，顳葉癲癇並不會讓孩子產生抽筋及喪失意識，相反地，它會引發情緒及行為障礙，例如明顯的悶悶不樂或暴怒，而且沒有任何原因。這個疾患有可能出現在任何年齡的孩子身上。這些障礙是由於痙攣（或稱為腦部的不正常電氣活動）所引起。痙攣發生在腦部的深處，其位置大概在眼睛的附近，那個區域叫作**顳葉**。腦部的這個區域與情緒、知覺及記憶有關，這裡的痙攣會影響到腦內的重要溝通線路，因此，有這類痙攣的孩子可能會出現各式各樣的精神症狀。症狀中有許多是涉及知覺的扭曲；在視覺上他們所看到的影像可能比實體更大或更小，或在物體的周圍看到陰影，或者是在他們視野的一側看到陰影。這些扭曲也可以影響到嗅覺及味覺；孩子可能陳述有聞到燒輪胎的味道，或是口中有金屬的味道。似曾相識的感覺與記憶的障礙有關。這些怪異的經驗可以很穩定地出現，也可能起起伏伏。

精神：與廣泛範圍的知覺和情緒狀態有關的東西，例如，高漲的情緒或暴怒。

顳葉癲癇並不是一種常見的疾患，也不容易診斷。只有在完整的病史中發現以上所述的症狀類型，才能讓評估者找到正確的方向。一旦懷疑有顳葉癲癇，便要安排腦波檢查，以便發現異常的腦部電氣活動。為了有助於找到痙攣活動，睡眠腦波及清醒腦波都必須做。這些腦波稱為睡眠─清醒腦波，有時必須讓你孩子整夜醒著，或者至少是在孩子從半夜睡到清晨三點鐘時將他喚醒。假如你孩子真的必須接受睡眠─清醒腦波，你最好準備一些「好玩、刺激的東西」，以便在他覺得非常想睡覺的時候可以強迫他保持清醒。

在裘安的案例中，睡眠─清醒腦波顯示顳葉出現異常痙攣活動，因此裘安便開始接受藥物治療。在多明尼克的案例中，腦波是正常，但是二十四小時腦波（病人一整天都戴著腦波監視器）卻顯示左側顳葉有陣發性的痙攣活動，而且這些痙攣活動與多明尼克被記載有憤怒發作的時間互相吻合。

一旦發現有異常腦波，有些孩子便會被安排做腦部影像掃描。腦波固然可以發現腦部異常電氣活動，但腦部影像檢查──電腦斷層掃描或核磁共振掃描──可以發現腦部本身的問題（腫瘤、出生異常、動脈問題等等）。

治　療

用來治療兒童顳葉癲癇的藥物包括舊有的抗痙攣藥物 Tegretol（carbamazepine）和 Depakote（valproic acid），以及較新的藥物 Trileptal（oxcarbazepine）、Neurontin（gabapentin）和 Lamictal（lamotrigine）。這些痙攣通常必須使用高劑量的抗痙攣藥物來治療，這意味著孩子的血中濃度必須密切監控。Tegretol 明顯改善了裘安的症狀，而在多明尼克的案例中，相同的藥物完全消除了他的暴怒發作。

假如你的孩子對單一藥物反應不佳，可能就需要使用兩種抗痙攣藥

物。假如孩子有幻覺，醫師可能會加用抗精神病藥物。假如你的孩子有明顯的焦慮，抗焦慮藥物，例如，Klonopin（clonazepam）可能會有幫助。有趣的是，Klonopin用來治療痙攣時的劑量高達每天 6 到 12 毫克，而事實上，這個藥已被美國食品藥物管理局核准用來治療兒童的痙攣。

正如同治療其他的痙攣疾患一樣，醫師應該會定期評估你孩子的情況，假如你孩子的症狀已經消失，而且腦波已經正常，就會考慮到停藥的問題。一般來說，顳葉癲癇會持續到成人期，這意味著你孩子必須接受持續的抗痙攣藥物治療。在開始服用 Tegretol 之後五年，多明尼克的治療仍然持續有效。

器質性精神疾患與腦傷

疾　患

令人難過的是，有不少的兒童因某種腦傷而產生情緒或行為疾患，這些問題一般稱為**一般醫學狀況造成的精神疾患**。這些疾患可以是先天性的，也就是出生的時候就已存在；它們也可以是由**子宮內**的創傷所引起（例如，胎兒窘迫），或者是由生產創傷所引起。在孩子生命中的任何日後的時間點裡，它們也可以因腦炎、腦膜炎、中毒或鈍傷而造成。

有腦傷的孩子有可能出現各式各樣的行為，例如，失去抑制能力（失控、表現得極度愚蠢、過度反應）、暴怒發作、發脾氣、攻擊、恐慌反應，以及孤立或退縮。

治　療

如何治療這些孩子，取決於孩子出現哪些特殊的症狀或問題。比較常出現的是外化或行動化問題，而對於這些問題，應該先用行為治療。

這種治療可能有助於減少某些特殊的症狀。對攻擊及行動化問題有幫助的藥物包括情緒穩定劑（lithium、Tegretol、Depakote）、Valium類的藥物（苯二氮平類藥物，例如 Klonopin）、降血壓藥物（propranolol、guanfacine、clonidine）、抗精神病藥物（Thorazine、Zyprexa 等等），以及 Trexane 或 Rivea（naltrexone）。假如有明顯的注意力不集中／分心、衝動及／或過動，可以考慮治療注意力不足過動疾患的藥物。對於嚴重的案例，特別是當孩子有可能傷害自己或別人時，則必須使用多種藥物。在藥物治療的過程中，記得要記錄爆發及其他「標的」行為出現的情況。

第十一章
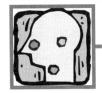
影響兒童與青少年的其他精神衛生問題

飲食疾患：厭食症及暴食症

🔊 疾　患

　　神經性厭食症（anorexia nervosa，一般稱為**厭食症**）及神經性暴食症（bulimia nervosa，一般稱為**暴食症**）都是相當複雜的飲食疾患，主要是影響女孩及年輕婦女，雖然有些男孩及較年長的男人和女人也會得到這種疾患。

　　厭食症的定義是明顯的體重減輕或是無法將體重維持在低於「理想體重」（根據孩子的身高及年齡所建議的體重）15%以上。患有厭食症的人總是覺得自己看起來很胖，即使別人都認為他們已經很瘦弱。在減少飲食的那段期間，厭食女孩通常會沒有月經。這些兒童及青少年總是想著有關食物的議題，而且經常運動過度。

　　暴食症的特徵是重複出現過度飲食（大吃），而且經常夾雜著嘔吐（清除行為）、濫用瀉劑或過度運動。暴食的年輕人通常是女孩，她們與厭食女孩一樣不斷想著有關體重的議題，但是她們不像厭食女孩總是認為自己過重。事實上，大多數暴食症患者不是屬於正常體重，就是輕度過重。壓力以及無望感和憂鬱通常會惡化暴食症。

　　在厭食症及暴食症這兩者身上，經常存在有同時出現的疾患。憂鬱

症、焦慮症、創傷後壓力疾患以及人格疾患經常伴隨著飲食疾患，而且也經常可看到厭食與暴食這兩種特性同時出現在同一個孩子身上。雖然神經生物學的機轉尚未完全了解，患有飲食疾患的孩子似乎在血清素和多巴胺等神經化學方面以及在 opioid（**疼痛控制**）系統方面出現了問題。

　　雖然厭食症大都出現在青少年身上，它有時也會發生在像是七歲孩子身上或是發生在成人身上。厭食症及暴食症的預後差異性頗大。雖然對厭食症的治療已有改善，孩子對食物的強迫思考以及對身體意象的扭曲，通常在某種程度上會持續到成人期。對於厭食症女孩的治療進展通常相當慢，而且那些成功恢復體重的孩子總是會報告感到不舒服和苦惱，因而需要持續的鼓勵及諮商。暴食症比厭食症似乎有比較好的預後。當暴食症患者長大成人之後，許多人會隱藏大吃或清除的衝動，而不會將衝動訴諸行動。

🔮 治　療

　　厭食症的非藥物治療包括有多面向的方法：家庭治療和個別心理治療以及營養諮商。找出家庭和個人動力議題，以及教育家人有關這個長期的問題，通常會很有幫助。你家庭中的許多成員，包括你的孩子、其他孩子，以及你和你的重要他人，可能都會需要治療。

　　選擇性血清素再吸收抑制劑（Prozac、Zoloft、Celexa、Luvox 及 Paxil）被證實有些效果，值得一試。這些抗憂鬱劑的協助主要是透過減少厭食症患者的衝動、渴望及強迫思考，但是它們有時候會引發體重進一步減輕的這種令人不悅的副作用。假如醫師處方抗憂鬱劑給你的孩子服用，必須小心觀察是否有進一步的體重減輕。

　　確認並治療共病疾患（例如，焦慮症及憂鬱症）有助於改善厭食症孩子的狀況及生活品質。對於有強烈焦慮的孩子，苯二氮平類藥物（Valium 類藥物）可能派得上用場。極少數的厭食症孩子會因極度的思考扭

曲，而需要抗精神病藥物的治療。

　　對暴食症的非藥物治療與厭食症類似。正如同厭食症一樣，暴食症的非藥物治療及藥物治療通常會合併使用，不過暴食症青少年對藥物的反應比厭食症來得更好。三環類抗憂鬱劑（desipramine、imipramine、amitriptyline）以及選擇性血清素再吸收抑制劑（Zoloft、Prozac、Luvox、Celexa 及 Paxil）通常有助於減少「大吃—清除」循環。對於有明顯情緒起伏的孩子，醫師可能會處方 lithium、Depakote、Trileptal、Neurontin 或其他情緒穩定劑。

　　最近的研究發現，sibitramine（Meridia）及 Topamax 有助於減少暴食症患者的大吃（sibitramine）及清除（Topamax）行為，頗值得一試。莎莉十七歲，就讀高二，每天有大吃及清除行為長達一年，她以前得過憂鬱症，但現已不是問題。心理治療加上每天服用 100 毫克 Topamax，非常有效地幫助她停止暴食。

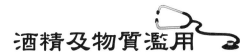

酒精及物質濫用

疾　患

　　有許多青少年及少數兒童曾經使用過酒精或／和藥物。研究指出，超過一半的高中高年級生曾經使用過酒精和大麻，而大約 25% 曾抽過煙；大約 10% 到 15% 曾使用過古柯鹼、安非他命和吸入劑。目前並不完全知道究竟什麼因素會讓孩子開始使用香煙、其他藥物或酒精，但是獲得的方便性、社區及個人價值觀、自尊程度、同儕壓力、父母使用藥物，以及一大堆其他因素似乎都有關聯。除此之外，研究也指出酒癮及藥物濫用的家族史會大大增加孩子物質濫用的危險性。在瑞典所做的一項知名研究指出，若是父親有酒癮，那麼兒子出現酒癮的危險性則增加

九倍。其他研究顯示，青少年期發生的物質濫用有家族聚集的現象、有高度的遺傳性，並經常伴隨有品性及情緒疾患。目前我們知道，物質濫用青少年之中有大約四分之三同時患有另一種精神疾患，而精神疾患若是未獲治療，則會增加抽煙及物質濫用的機會。

要區別正常使用、誤用、濫用及依賴之間的差別有時並不容易。**使用**（use）一般指的是很少或偶爾使用別人也常在使用的某種物質，而此物質很少對青少年有直接的傷害。**誤用**（misuse）指的是會因物質使用而帶來某些後果的一種使用模式。**濫用**（abuse）及**依賴**（dependence）則是更為嚴重的疾患，因為孩子開始失去對藥物的控制（「有達到興奮的需要」）。要診斷酒精及藥物濫用，必須孩子明知藥物會帶來法律、人際或醫療上的後果，卻仍明顯持續出現物質濫用的狀況。濫用的直接證據包括記憶喪失、上學前使用物質、獨自或與陌生人一起使用物質、中毒時駕車，以及在危險情境下使用物質。濫用的間接證據包括學校或工作表現改變、打架、易怒及缺乏對活動的興趣和動機。

若是孩子出現每日過度使用物質的模式，同時產生諸如功課退步及法律問題等嚴重後果時，精神衛生專業人員通常就會認定孩子有物質依賴的問題。有依賴的青少年可能會有生理性的成癮，而且可能會因為惱人的脫癮（withdrawal）症狀或心理性的依賴，而難以停止物質或酒精的使用。香煙的使用是青少年最常見的物質使用問題之一，在患有精神疾患的病人身上更是常見。有抽煙的年輕人有較高比率的精神衛生問題；有精神疾患的青少年抽煙的比率也比較高。若是你的孩子有尼古丁使用的問題，你應該要對醫師提及這件事，為的不只是要處理孩子的成癮問題，同時也是考量到可能的藥物交互作用——尼古丁可能會增加或減少處方藥物在孩子身上的濃度。

有物質問題的兒童或青少年中最常見的精神困擾，包括品性疾患、注意力不足過動疾患、對立性反抗疾患、憂鬱症、雙極性疾患，以及較

少出現的焦慮疾患及恐慌疾患。在許多案例中，其他精神疾患出現的時間比物質問題更早，這讓人想到可能有許多孩子是藉由物質來「自我醫療」。此外，有精神問題的孩子可能沒有足夠的先見之明或抑制能力，因而無法抗拒酒精或藥物。注意力不足過動疾患個案特別是這個樣子。以刺激劑治療注意力不足過動疾患，將會導致日後產生物質濫用的這種迷思至今仍存在，即使已有愈來愈多證據指出，是注意力不足過動疾患的衝動性讓這些孩子容易使用酒精或非法藥物。我在 2003 年 1 月發表的文章〔刊載在《兒科學》（*Pediatrics*）〕中，重新分析了全世界有關刺激劑及物質濫用的文獻，結果發現對注意力不足過動疾患做適當治療，可以**減少物質濫用大約一半**。

🌑 治　療

對酒精或藥物問題並無一致的治療方法。你和你孩子一開頭就必須了解使用的藥物是何種以及它所可能帶來的危險性為何。接下來，你必須採取幾種方法：

- 監督你的孩子，以減少進一步的使用。你可以透過醫師或學校的協助而來隨時檢測尿中毒物，以便確定孩子的體內是否有藥物。若是孩子抱怨說對他們做檢測就表示不信任他們，有用的回應方式是說你不信任的是「成癮這種疾患」，而不是他們。對於拒絕或無法使用尿液檢測的孩子，也可以檢測他們的頭髮或唾液。
- 你自己為孩子提供更為結構性的生活，或是透過學校安排課後活動。
- 加入一些支持團體或匿名團體，如戒酒匿名會等等。
- 尋求適當的心理治療。研究指出，對青少年藥物濫用者而言，家庭治療、行為治療，以及因應技巧訓練（如何處理生活壓力）是最有效的幾種心理治療介入。

‧對於香煙使用，可以試用成人使用的同種中斷技術，同時也要減少孩子接觸香煙的機會。使用尼古丁貼片或尼古丁口香糖，再加上 Zyban（bupropion），相當有助於青少年中止抽煙。

醫師所設計的藥物治療計畫目標在於減少孩子的渴求（craving）以及潛在的精神困擾。減少渴求的藥物包括那些用來取代街頭藥物（及其伴隨的高危險行為）的藥物。舉例來說，methadone 是一種合成的長效型麻醉藥，可以不必像海洛因那樣每隔幾小時就必須使用一次。最近，選擇性血清素再吸收抑制劑類的藥物以及 Wellbutrin 曾被運用在成人身上，但減少藥物渴求的效果有限。Naltrexone 被認為有助於減少酒癮成人的酒精使用量，但是青少年的資料則不足。同樣地，Wellbutrin 及尼古丁貼片有助於成人戒煙，但關於兒童及青少年方面的研究資料相當有限。

對青少年物質使用疾患的藥物治療目標大都放在潛藏或同時存在的其他疾患，例如，注意力不足過動疾患（有明顯藥物或酒精問題的青少年中四分之一有此疾患）以及憂鬱症（比率約為一半）。然而，這些其他疾患究竟是原發或續發的狀況，目前尚未完全明瞭。舉例來說，憂鬱症也可以僅是物質濫用的一種副產品，一旦孩子戒斷酒精或藥物一段時間，它就可能會消失不見。

一般來說，在診斷並開始用藥物治療其他疾患之前，你孩子的醫師應該會先等孩子戒斷物質一至四個月。不過，對於像是雙極性疾患或精神分裂症等重大疾患，可能有必要在孩子停止藥物濫用之後，立即開始藥物治療。假如你的孩子在服藥期間出現物質問題，在孩子尚未「清醒」達一個月以前，大多數醫師不會重新開始藥物治療。要確認你孩子有從醫師那裡獲得直接而清楚的訊息：**在服用處方藥物期間不可有物質濫用**。

治療的時機取決於對孩子在家庭、同儕及學校方面的功能有一個完

整的評估。依蓮娜每天使用天使粉及大麻，而且我認為她的憂鬱症是她物質濫用的原因——而非結果，因為我知道她還有別的狀況：她最近「很不對勁」，而且雖然她以前成績就不是太好，但也不至於像目前那麼差。在她成功中止使用藥物達四個月之後，依蓮娜持續顯得憂鬱、能量低及悲傷，因此她開始接受相當低劑量（每天 25 毫克）的新一代抗憂鬱劑 Effexor 的治療。她的情緒逐漸改善，並與她的男朋友復合，而且在過去一年中成績表現良好，同時沒有再使用藥物。

　　在物質濫用的案例中，治療潛在的精神問題並沒有特別的規則，不過，對於合併有物質濫用及其他疾患的青少年，治療的流程倒是比較確立。舉例來說，若物質濫用的青少年合併有雙極性疾患，應該先治療雙極性疾患；憂鬱症的情況也是如此（目前認為憂鬱症不全然是由物質濫用對腦部所造成的影響引起）。注意力不足過動疾患是一個混合諸多可能的情況，最近的共識則是先穩定成癮行為，然後很快地治療注意力不足過動疾患。至於焦慮／強迫疾患，醫師通常會建議做行為治療，然後是選擇性血清素再吸收抑制劑。

　　你孩子的醫師可能會採取以下方式之一：

・患有注意力不足過動疾患的年輕人可以從傳統的處方獲得幫助，包括三環類抗憂鬱劑、Wellbutrin、降血壓藥物，以及刺激劑。最近有藥物或酒精濫用病史的孩子該不該服用刺激劑呢？這是一個常見的擔心，但是既然這些藥物已廣受研究，而且對注意力不足過動疾患也最有效，因此，只要孩子獲得密切的監督，這些藥物用於「高危險」族群也是一件可以接受的事情。你孩子的醫師一開始可能會考慮使用危險性較低的刺激劑（例如，Cylert），然後再考慮使用其他藥物。

・共病的憂鬱疾患最好使用抗憂鬱劑來治療，包括選擇性血清素再吸收抑制劑（Prozac、Zoloft、Paxil、Celexa、Lexapro 及 Luvox）、

Wellbutrin、Remeron、Serzone 或 Trazodone、Effexor，以及較少用的三環類抗憂鬱劑（nortriptyline、imipramine 以及其他）。

- 有雙極性疾患的孩子需要非典型抗精神病藥物和／或情緒穩定劑，而且在診斷確定之後要立即開始治療，不管他是否還在濫用藥物。

- 有物質濫用病史的青少年若出現焦慮問題，可以使用非成癮性的抗焦慮藥物來治療，例如，Buspar、選擇性血清素再吸收抑制劑、三環類抗憂鬱劑、Serzone、Remeron、Effexor，以及更早的 Valium 類的典型苯二氮平類藥物。

為確保孩子的安全，你必須經常與孩子的醫師討論。你、醫師及其他照顧者必須給與充分的監督，以便確保孩子沒有使用物質、評估藥物治療的效果、檢視遵醫囑性，以及評估可能的藥物交互作用。雖然大多數藥物在偶爾使用酒精及其他物質的情況下仍屬安全，文獻也提到有些孩子在混合使用街頭藥物之後，卻出現譫妄（delirium）、嚴重失憶、激動，以及醫療併發症。舉例來說，我們的團隊最近報告有一群病人在服用 nortriptyline 或 desipramine 的時候，仍繼續使用大麻，結果卻引發嚴重的譫妄。雖然未經系統性研究，在濫用酒精及大麻的情況下，使用刺激劑、Wellbutrin、Strattera、情緒穩定劑以及非典型抗精神病藥物治療，仍有其安全性。

假如你懷疑孩子在服用處方的精神用藥時仍使用某種特別藥物的話，除了告知孩子的醫師以外，你也可以與醫學中心的毒物中心聯繫，以便取得有關潛在藥物交互作用的資訊及其建議。

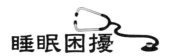

睡眠困擾

疾　患

　　兒童常有睡眠困擾，而且在某些發展階段中短暫出現睡眠困擾是頗為正常的事情。儘管如此，若孩子患有精神疾患，父母也經常報告孩子有睡眠困擾。睡眠疾患也可能導致行為及認知症狀，後者在本質上也是屬於精神方面的問題。影響睡眠本身的某些困擾可能與情緒疾患有關，例如，減少睡眠可能與憂鬱症或雙極性疾患的躁狂發作有關。患有注意力不足過動疾患的孩子是另一群經常有這些睡眠困擾的孩子。雖然這種情況並沒有獲得睡眠實驗研究的充分印證，父母的陳述經常顯示注意力不足過動疾患孩子難以入睡、睡眠品質不好，而且很難喚醒。有睡眠呼吸中止或明顯打鼾的孩子比較容易出現行為問題；相反地，有些患有憂鬱症的孩子可能在白天及晚上都過度嗜睡。

　　其他的睡眠困擾包括一些在睡眠期間出現的異常行為或狀況——夢魘、夜驚、夢遊，以及說夢話。這些困擾出現在不同的睡眠週期，而且可能與潛藏的精神疾患及其治療都有關係。有情緒疾患的孩子可能會出現暴力、恐怖的夢。某些藥物（例如，三環類抗憂鬱劑及 clonidine）可能會產生夢魘，不過，很少藥物與夢遊有關。

治　療

　　矯治潛藏的精神疾患有助於減少睡眠問題。舉例來說，患有雙極性疾患的十六歲山姆說，他自己躁狂發作的第一個徵兆是睡眠週期的改變。山姆平常一天睡八小時，但是當躁狂症狀發作時，他只睡三到四小時就夠了。在這種情況下，lithium 劑量必須增加，而晚上也需要重新使

用抗精神病藥物（Mellaril）。

　　第一步是評估睡眠困擾的本質。對於有睡眠困難的兒童，首先應使用非藥物治療。結構及常規很有幫助：減少含咖啡因的飲料（可樂、茶、熱巧克力）、減少睡前活動，以及試著聽一些輕柔或放鬆的音樂，如此可能有助於幫助孩子易於入睡。確保你的孩子不要在睡前有太激烈的活動。固然有些孩子覺得玩電腦可以放鬆，但有些孩子卻會感到過度刺激，因此睡前應該避免接觸。早一點喚醒孩子，並且避免讓他們在白天小睡片刻。我有一位八歲的注意力不足過動疾患病人，他習慣晚上九點上床，但是要到半夜才睡著；每天下午放學之後他都會先睡兩個小時。在避免讓他午睡兩週之後，他的父母說他的睡眠週期就已回復正常。

　　在還沒有仔細想過以及了解何種因素引發或惡化睡眠問題之前，不宜貿然使用藥物治療睡眠問題。諸如抗組織胺（Benadryl、Dimetapp 等等）等成藥可能有助於處理一過性的睡眠問題。兒童使用半茶匙（12.5毫克）到一茶匙（25毫克），青少年使用兩茶匙（50毫克），這樣的劑量通常都會有效。雖然一般來說尚稱安全，這類藥物有可能會造成早上過度鎮靜或是口乾，而且孩子通常會對藥物的助眠效果有耐受性。

　　Clonidine經常被用來處理睡眠問題，尤其是當睡眠問題與注意力不足過動疾患或其他精神疾患有關時。一般的起始劑量是半顆（0.05 毫克），有必要再逐漸增加劑量，但須在醫師的監督之下使用。我們的門診最近報告一項研究心得，孩子可以很安全地接受 Catapres 長達三年，而且他們的父母指出藥物有很好的持續效果。

　　其他藥物包括 Valium 類的藥物，例如，Ambien、Klonopin 或 Ativan；這些藥物有可能引起明顯的白天鎮靜、失去抑制以及夢魘，一般很少長期使用。此外，在有物質濫用的情況下應避免使用這些藥物，因為它們有成癮性，雖然不是很多報告指出青少年長期使用這些藥物有嚴重

的問題。

　　成人的控制性研究指出褪黑激素（melatonin）頗為有用，我們門診中孩子的父母也有許多人認為有效。雖然它的安全性、有效性及適當劑量尚未獲得實證，多數孩子對於低劑量（睡前 0.5 毫克）似乎反應良好。就像其他助眠劑一樣，褪黑激素也可能引起早上的鎮靜效果。有鎮靜效果的抗憂鬱劑，例如，amitriptyline 或 imipramine（25 至 75 毫克）或是 Remeron（7.5 至 15 毫克），不僅可幫助睡眠，同時也有助於治療尿床、注意力不足過動疾患以及焦慮。

　　有些孩子純粹是因為藥物的緣故而引起睡眠問題，其中最值得一提的是刺激劑，它們經常會導致失眠（難以入睡）。在這種情況下，提早服藥或減少劑量有助於減少問題。假如白天的藥物很有效，必須持續給與的話，睡前服用另一種藥物可能有所助益。睡前服用 clonidine、melatonin、Remeron 或 amitriptyline 已被報告有助於處理刺激劑所引發的睡眠問題。

　　對於有嚴重睡眠問題或是睡眠問題與精神病（雙極性疾患或精神分裂症）有關時，可能必須使用抗精神病藥物。最常用的一些藥物包括 Thorazine、Mellaril、Zyprexa 或 Risperdal 等等，而這些藥物有可能引發輕度意識混亂、頭重腳輕、過度鎮靜，以及異常肌肉動作。由於長期使用這些藥物可能會引發不可逆的不自主肌肉動作（遲發性自主運動異常），特別是一些老藥（Thorazine、Mellaril），因此除非別種治療不管用，或是病人有精神病，否則這類藥物盡量少用。

◉ 遺　尿

　　尿床（**遺尿**）在孩子身上很常見，甚至高達 15%的十一歲男孩仍有這方面的困難。尿床通常有家族史，一般是在父親那邊。尿床被認為是代表著有神經系統不成熟的現象，而不是什麼重大的精神疾病。若是尿

床不是由於已知的醫學原因，如感染，那麼它對於諸如行為治療等非藥物治療通常反應良好。市面上有一些採用行為治療原則的商業產品，有助於減少夜間尿床的發生。

藥物治療可採用兩種相當不同的藥物：合成的荷爾蒙或三環類抗憂鬱劑。使用這兩種藥物之後，情況通常很快改善，但是停藥之後症狀很容易復發。比較新的鼻內噴劑，抗利尿荷爾蒙desmopressin（ddAVP），目前也有生產錠劑劑型，也被證實有助於治療尿床，但缺點是價格較貴。這類藥物的副作用不明顯，除了在使用鼻內噴劑之後偶爾會對鼻內的黏膜產生刺激。睡前 25 到 50 毫克的 imipramine 或其他三環類抗憂鬱劑，也頗為有效。

藥物只須一陣一陣地使用，因為遺尿可能會自己好起來。藥物也可以間斷性地使用，譬如孩子要參加過夜的露營活動，一旦尿床可能很不好意思，這時就可以僅在活動期間的睡前服用。

第三部

精神藥物

　　這個部分將會呈現第一及第二部所提藥物的詳細資料——藥物如何產生效果、用來治療哪些疾患、一般的劑量範圍及其他用藥的資料，以及必須留意的副作用。對於每一類藥物，將會利用圖表來整理重要的資訊以及提供商品名和學名的彼此對照參考。這一部分將會從最常處方給孩子的藥物開始介紹，再逐步提到較少使用的藥物。

　　從父母不斷在診療室中詢問的問題可以顯示他們對於藥物分類和命名所用的用語有很多困惑：「那種藥物叫作刺激劑，怎麼會適合用來治療我那個過動的孩子呢？」「我們兩人不是都同意我女兒並沒有憂鬱症嗎？那為什麼你還要開抗憂鬱劑給她吃呢？」「你能不能用我能夠懂的方式來解釋一下何謂選擇性血清素再吸收抑制劑呢？」這些都是很合宜的問題。具有精神活性（psychoactive），且用來治療兒童及青少年行為及情緒問題的藥物，一般統稱為**精神藥物**（psychotropics），但除此以外，這個用語其實相當令人不解。

　　你即將讀到的大多數化合物，一般都是依據它們在治療成人疾患的有效性來加以分類——抗憂鬱劑用來治療憂鬱症、降血壓藥物用來治療高血壓、抗精神病藥物用來治療精神病、情緒穩定劑用來治療情緒疾患，以及抗焦慮藥物用來治療焦慮症。其他有的根據它們對行為的效應來命名——例如，情緒穩定劑——或是根據它們與其他化合物的相似性而命名，例如刺激劑。有一些則是根據它們的化學結構（三環類抗憂鬱劑）或是它們在腦中的作用（選擇性血清素再吸收抑制劑）來命名。

　　更複雜的是，有不少藥物被認定是某類藥物，但卻被用來治療另一類的問題。舉例來說，clonidine 及 Tenex 是降血壓藥物，也就是說它們可以降低血壓，但是在精神科領域中，它們卻被用來治療抽動症及注意力不足過動疾患。三環類抗憂鬱劑經常用來治療注意力不足過動疾患、尿床以及焦慮，但近來已經很少被用來治療憂鬱症了。

　　既然這些名稱如此令人不解，為何在以下幾章仍要使用這些名稱當標題呢？首先，在與所有的精神衛生專業人員討論時，你必然會遇到這樣的現實問題。更重要的是，了解這些分類有助於在你孩子的照護過程中扮演一位知情的合作者。在現今的健康照護環境中，你的孩子可能在幾年之中會接受不同醫師的治療，你愈是了解孩子的用藥史──「不，約翰服用 Ativan 會頭暈，我也會擔心他服用 Klonopin。」或是「好，我們是可以試試看 Prozac，不過你要知道過去 Zoloft 對他並沒有效。」──你就愈能夠為孩子保有照護的連續性。在你的藥物日誌中記下每一種藥物的分類，這會有助於你清楚了解你孩子的所有治療流程。

　　不要讓藥物的化學結構、機轉或名稱給嚇住──只要記得寫下你孩子正在服用藥物的兩種名稱（學名和商品名），而一旦你對這些藥物有所疑惑，你就可以去詢問開立處方者、藥師，或是參與照顧你孩子的任何一位專業人員。

第十二章

用來治療注意力不足過動疾患的
刺激劑與非刺激劑

對於用來治療兒童精神疾患的藥物，你對刺激劑（stimulant）的了解可能比其他藥物來得更多，它們不僅僅是最常被用於兒童及青少年身上的精神藥物，一般的大眾媒體也對它們有極大的興趣。

自從美國在 1937 年描述了這類藥物的有效性之後，刺激劑已被大量使用，目前光在美國就有大約一百萬名的孩子正在接受這類藥物的治療。這個數字表示過去十年以來有大量增加，這可以歸因於注意力不足過動疾患的發現及治療之增加，尤其是對於注意力缺陷型、女孩、成人以及合併有其他精神疾患的治療。需要治療的人數目前甚至還會繼續增加，因為家屬及精神衛生專業人員經常發現注意力不足過動疾患會持續到青少年期，甚至是成人期。

或許是由於曝光度不斷增加，媒體也開始仔細探究起刺激劑。從阻礙生長到引發攻擊性等報導，使得許多父母不敢讓他們患有注意力不足過動疾患的孩子服用刺激劑。在為孩子做出重要的決定時，父母應該知道諸多有關引發攻擊性的狀況，都只是來自個別的案例，而不是廣泛的情況。在為數不少的案例中，涉及的青少年在暴力攻擊事件發生之前，其實已經停藥一年了，因此兩者之間並沒有直接的因果關係。

假如你決定要讓孩子接受刺激劑治療，最常使用的藥物大概會是 methylphenidate（Ritalin、Ritalin LA、Metadate、Concerta）、dextro-amphetamine（Dexedrine、Adderall），以及 pemoline（Cylert）。除了 Cylert 以外，其他刺激劑都是嚴格的管制用藥，領藥時都須簽名。

刺激劑如何發揮作用

　　一旦刺激劑進入孩子的血液系統中，注意力不足過動疾患所涉及的腦部其生化反應便會逐漸正常化。明確地說，透過讓更多的神經傳導物質可被利用，以便增進神經元之間的「信號」（signal），它們可以促進神經對神經的溝通。當孩子服用刺激劑，某些神經傳導物質可以釋放得更有效率，其中大部分是多巴胺（dopamine），少部分是正腎上腺素（norepinephrine）。

　　假如這些藥物都在促進神經對神經的溝通，你可能會很疑惑醫師在治療時有什麼好選擇的呢？事實上是每一種藥物在作用機轉方面仍有一些差異，這意味著雖然有其相似性，不同的刺激劑在減少注意力不足過動疾患症狀上仍有不同的效果。假如你的孩子服用 Ritalin 或 Concerta 效果不佳，不要氣餒；他或許會對 Dexedrine、Adderall XR 或 Cylert 有較好的反應。保持耐心，並且準備好有些實驗的心態——表 11 列出孩子對藥物反應不佳時的因應策略。

表⑪　假如孩子對刺激劑反應不佳，接下來該怎麼辦*

症狀	介入
注意力不足過動疾患症狀惡化或未變（衝動、過動、注意力不集中、易分心）	・增加刺激劑的劑量 ・改變服藥時間 ・改變製劑（長期釋放型換成短效型） ・換刺激劑（Ritalin 換成 Dexedrine） ・考慮另一種治療（Strattera、抗憂鬱劑、clonidine）
無法忍受的副作用	・評估副作用是否由藥物所引起 ・確認副作用何時出現（高峰及消失時間） ・考慮改變 　1.服藥時間（提早或延後時間）

症狀	介入
	2.製劑（例如，短效型換成長期釋放型） 3.刺激劑的類型（例如，Dexedrine 換成 Metadate CD） 4.製造商（學名藥換成商品名藥） • 使用輔助藥物（例如，clonidine 或 Remeron 處理睡眠問題）
明顯的反彈 （rebound）	• 改變服藥時間 • 改變製劑到長期釋放型 • 反彈症狀出現前三十分鐘增加另一次小劑量（例如，2.5 毫克 Focalin） • 考慮另一種治療 • 考慮在下午服用輔助性的 Strattera 或三環類抗憂鬱劑
出現抽動症或妥瑞氏症，或是併有這類疾患時的治療	• 評估在停用刺激劑之後抽動是否持續 • 假如抽動停止，可以再嘗試刺激劑 • 假如抽動持續，就停用刺激劑 • 使用另一種治療（Strattera、clonidine、三環類抗憂鬱劑） • 假如注意力不足過動疾患症狀持續，謹慎地再度使用刺激劑 • 考慮使用輔助治療（Strattera、clonidine、desipramine、Risperdal、Geodon、Haldol、Orap）
出現明顯的悲傷、焦慮、激動、易怒	• 評估毒性（服藥後一至二小時的高峰效應）或戒斷（六到十二小時後的反彈或消退期） • 減少或改變劑量 • 評估是否注意力不足過動疾患症狀再現 • 評估是否為另一種精神疾患 • 改變製劑或類型（Adderall 換成 Concerta） • 中止使用刺激劑 • 考慮另一種治療（Strattera、抗憂鬱劑）

*對於每一位個案都要確認刺激劑是否有幫助，假如沒有反應，要重新評估劑量，並且考慮使用另一種刺激劑，若是已試過，則考慮另一類藥物。

　　整體來說，刺激劑對大約 75%患有注意力不足過動疾患的患者有效——兒童、青少年和成人都包括在內。刺激劑是醫學界受到最多研究

的藥物之一，已經有超過二百五十篇控制型研究，樣本數超過五千人，證明了這類藥物對於注意力不足過動疾患的安全性及有效性。研究已經顯示出，刺激劑可以減少干擾注意力不足過動疾患孩子及成人的注意力不集中、分心、過動及衝動。同樣地，刺激劑也被證實有助於改善親子互動、同儕關係、學業表現及課堂行為。研究及臨床經驗顯示男孩與女孩對刺激劑同等有效，而且從學齡前到成人期的患者都可以從中獲益。

最近對於未合併其他精神疾患或學習障礙的注意力不足過動疾患所做的一項研究顯示，刺激劑不僅可以有長期的效果，而且藥物治療本身可能就已足夠。在經過兩年的追蹤之後，Ritalin 仍然有助於減少注意力不足過動疾患症狀，而且額外的多重模式治療（父母訓練及心理治療）並沒有明顯增加治療的效果。假如你孩子對藥物的反應良好，你和你孩子的醫師可能要考慮到下面這件事——額外的心理治療可能並不需要。

刺激劑怎麼可能讓我的兒子變得比較不活躍？

我看得出來你為什麼會如此懷疑，有許多父母也都是如此——我們都認為刺激劑這類藥物應該會讓我們保持清醒和警醒。用來治療注意力不足過動疾患的低至中劑量藥物，確實會讓大多數人——不管他們有無注意力不足過動疾患——較專心、較不易分心，以及較不活躍。比起未患注意力不足過動疾患的人，患有注意力不足過動疾患的人在上述這些方面的改善明顯更多，這可能是由於這兩類族群的生化差異所致。

我們不能讓我女兒試用看看 Adderall，
以便確定她是否有注意力不足過動疾患嗎？

當孩子的問題無法有很清楚的診斷時，我們有時候就很想用一種「經過證實」的治療方法來找到答案。然而，正如同所有的醫療一樣，對某一種治療方法有反應或缺乏反應，並無法用來診斷注意力不足過動疾患。要記得有 25% 的注意力不足過動疾患患者對刺激劑沒有反應，因此，對某一種刺激劑沒有反應（醫師稱為「頑強型」），並不一定表示那個孩子沒有注意力不足過動疾患——反之亦然。

表 ⑫　刺激劑的製劑及劑量

藥物		劑量及製劑	作用時間／製劑
學名	商品名		
Methylphenidate	Ritalin	5, 10, 20 毫克；錠劑	4 小時／錠
	Ritalin LA	20, 30, 40 毫克；膠囊	8 小時／膠囊
	Focalin	2.5, 5, 10 毫克；錠劑	5 小時／錠
	Concerta	18, 27, 36, 54 毫克；膠囊	12 小時／膠囊
	Metadate CD	10, 20 毫克；膠囊	8 小時／膠囊
	Methylin	20 毫克；錠劑	4 小時／錠
Dextroampheta-mine	Dexedrine	5, 10 毫克；錠劑 5, 10, 15 毫克；長效膠囊	4 小時／錠或長效膠囊
Magnesium pemoline	Cylert	18.75, 37.5, 75 毫克；錠劑	10 小時／錠
Amphetamine compounds	Adderall	5, 10, 20, 30 毫克；錠劑	6 小時／錠
	Adderall XR	5, 10, 15, 20, 25, 30 毫克；膠囊	12 小時／膠囊

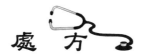

處　方

　　最常被處方以及最多人知道的刺激劑是 methylphenidate。除了 Cylert 之外的刺激劑──Ritalin、Dexedrine 以及 amphetamine 化合物（Adderall）──都屬於比較短效型的藥物，它們的療效大約相當（請參考表 12）。在孩子服藥之後三十到六十分鐘，你可能就會發現藥物開始對你孩子的注意力及行為產生效果（一旦達到正確的劑量）；這些效果的尖峰通常出現在服藥之後一到四小時。這種相對來說比較短的「行為半衰期」，自然使得孩子必須在一天內服用多次劑量，方能讓孩子的行為在白天期間維持一定的穩定。許多父母很期待能讓孩子服用長效的刺激劑，如此一來他就不用在學校期間還得服用一次藥物。緩釋型製劑的尖

峰效果通常出現在服藥之後三十分鐘到六至八小時，這意味著早上的一次劑量就可以維持上學期間的效果。要注意的是，雖然 10 毫克的長效 Dexedrine 大約相當於 10 毫克短效錠劑的作用，20 毫克的持續釋放型 Ritalin 才大約相當於 10 毫克的一般錠劑所產生的效果。同樣地，每天三次 10 毫克 methylphenidate 大約相當於 36 毫克 Concerta。令人更眼花撩亂的是，amphetamine（Dexedrine 及 Adderall）的效價大約是 methylphenidate 的兩倍，因此 20 毫克 methylphenidate 大約相當於 10 毫克的 amphetamine。

　　刺激劑服藥時間這個問題的最佳解決方法可能是混合使用不同製劑（例如，短效型及持續釋放型 Ritalin），不過，要達成適當的藥物組合，必須大家彼此合作及溝通。作為父母，你必須了解孩子在學校期間不同時段的情況，然後將這些資料傳達給開藥的醫師知道。舉例來說，七歲肯恩的父母知道他在校車上嚴重的行為問題，以及在校內有行為及注意力問題。校車司機和老師也告訴父母說，若是肯恩服用 10 毫克短效型 Ritalin，他在校車上以及在剛開始上課的前幾個小時就比較好一些，但是司機和老師同時也注意到大概從中午到下午兩點，以及在搭校車回家的這段期間中，肯恩的行為就有明顯惡化。醫師及肯恩的父母共同決定將藥物換成 20 毫克持續釋放型 Ritalin，然後密切觀察後續情況。肯恩的父母向醫師報告說，新處方的確有助於肯恩在上學的後段以及在回家的校車上，表現得比較好一點，但是在上學後的前幾個小時卻沒有藥效。因此，這一次他們嘗試組合 5 毫克短效型以及 20 毫克緩釋型 Ritalin，這使得肯恩整天在學校都有了一致的改善。也有不少的孩子目前正接受新的長期釋放型 methylphenidate 製劑（Concerta、Ritalin LA、Metadate CD）或 amphetamine 製劑（Adderall XR），這些都可以維持注意力不足過動疾患患者整天在學校中的治療效果。

　　由於愈來愈需要讓注意力不足過動疾患在一整天中都獲得控制，刺

激劑的長期釋放型製劑（Concerta、Ritalin LA、Metadate CD、Adderall XR）就成為刺激劑中的一種可行選擇。相對地，在注意力不足過動疾患症狀引發孩子最大困擾的時間點或情況下，就會使用Ritalin、Dexedrine及 Adderall。父母通常認為上學時間是用藥的最重要時間，不過，在你選擇要在放學後停止用藥之前，你可能要先回顧一下注意力不足過動疾患在學校以外所引起的問題。一旦停掉藥物，注意力不足過動疾患所引發的任何人際、家庭及同儕問題將會持續影響你孩子。同時，許多孩子發現注意力困難影響了他們所參與的體育活動；放學後持續用藥則大大改善了他們的運動表現及樂趣。有了藥物的協助，即使像是長途坐車等偶發事情，也可以變得更容易完成。然而，是否要在傍晚、週末及假日持續服用刺激劑，可以有不同的決定，取決於你孩子的社交及家庭生活受到多嚴重的影響。

　　上述決定也可以取決於你觀察孩子服藥後的情況而定。你孩子服藥之後的正向效果及副作用，不僅可以幫助你決定是否持續用藥，也可以幫助你決定用藥的時間表。舉例來說，假如刺激劑對你孩子有極為明顯的抑制食慾效果，那麼最好是吃飯時或吃飯後服用藥物。與食物一起服下刺激劑並不會明顯改變孩子適當吸收該藥物的身體功能。

　　在達到適當劑量的過程中，開立處方的醫師通常會從低劑量開始，然後再逐漸增加劑量，直到你和老師觀察到正面的效果，或是直到副作用出現的信號表示不該再提高劑量了。短效型刺激劑（Ritalin 及 Dexedrine）的起始劑量一般是每天 2.5 到 5 毫克，而長期釋放型是早上服用 10 到 20 毫克，然後每隔幾天再增加一點點劑量。假如效果很快就消退，大多數醫師會建議改換成長期釋放型刺激劑。雪莉十二歲，患有注意力不足過動疾患，早上服用 20 毫克 Adderall XR 後情況還不錯。她的八歲弟弟早上服用 36 毫克 Concerta，有時在傍晚時刻又再服用 5 毫克 Ritalin。許多有關刺激劑的文獻也建議，某些個案可能需要更多的藥物才能控制

注意力不足過動疾患的注意力及行為問題。

> 血中濃度：藥物在血中的量或濃度。同義詞為血清濃度。

要發現刺激劑在上學期間的效果，有什麼最好的方法？

　　要求一位最能配合的老師或諮商師每週對你回饋你孩子的行為及注意力狀況，這種作法不僅能提供你很寶貴的資料，也能夠促使學校系統更投入對你孩子的照顧。雖然有些臨床工作者認為老師的陳述表格對於治療效果的確認很有幫助，我們團隊通常會建議，在剛開始用藥的那段期間，父母應該要經常與學校保持聯繫。

刺激劑的副作用

　　你可能會預期到孩子在服藥之後有某些副作用，不過，大部分常見的副作用都可以處理。表13列出了常見的副作用以及你可以如何處理。一旦你的孩子開始使用刺激劑，你就可以開始填寫藥物日誌，並且記錄你所觀察到的效果細節。不要忘了記下何時出現這些副作用，因為副作用出現的時機可以提供醫師很重要的線索，以便確認究竟是什麼引起了這些問題，以及究竟要如何改變治療。若是服藥之後一到兩小時出現副作用，這可能是跟藥物的尖峰效應有關；若是服藥之後四到八小時才出現副作用，這可能跟藥物作用的消退有關（例如，疲倦）。

　　刺激劑最常見的短期副作用是食慾降低、睡眠困擾、頭痛及胃痛。悲傷或易怒以及藥物消退期的注意力不足過動疾患惡化（稱為**反彈現象**），也可能會出現，只不過較為少見。

表 13 刺激劑常見副作用的一些因應策略

副作用	處理
食慾降低、體重減輕	・密切監測體重 ・吃飯時服用刺激劑 ・增加高熱量的點心（冰淇淋） ・不要強迫進食 ・假如是服用 Cylert 後突然出現這種現象，就要檢查肝功能
難以入睡（失眠）	・白天更早服用刺激劑 ・改換成短效型 ・停服下午或傍晚劑量 ・睡前服用低劑量 clonidine、Benadryl、periactin、Remeron、amitriptyline 或 melatonin
頭暈	・量孩子的血壓 ・讓孩子多喝一些水 ・改換成長期釋放型（Adderall XR、Ritalin LA、Concerta、Adderall）
反彈現象	・改換成長期釋放型 ・重疊刺激劑的劑量（通常是三十分鐘前） ・合併使用長效及短效型 ・使用額外的治療（低劑量 clonidine 或三環類抗憂鬱劑）
易怒、悲傷、情緒化、激動	・評估何時出現 　尖峰（可能是藥量太多） 　消退（參見上面的「反彈現象」） ・減少劑量 ・改換成另一種製劑 ・評估是否有另一種問題，如憂鬱症 ・使用輔助治療（抗憂鬱劑、lithium、抗痙攣藥物）
生長問題	・密切監測 ・與父母的身高成長史比較一下 ・試著在週末及假日停藥 ・轉介給小兒科醫師 ・改換成非刺激劑治療（Strattera、nortriptyline、clonidine、Tenex、Wellbutrin）

　　睡眠困擾有時候會很明顯，而且可能會降低這些藥物在白天的效果。假如你孩子服用刺激劑之後出現睡眠問題，這時可能必須提早一點服藥、降低劑量，或是從長效型換成短效型藥物。然而，假如孩子對該刺激劑反應很好，醫師這時可能會加上低劑量的另一種藥物——clonidine、Remeron 或 imipramine。在我們團隊的經驗中，有時我們會讓孩子服用褪黑激素（melatonin）來幫助睡眠，父母們都報告說此藥與刺激劑並無明顯的交互作用。

　　服藥之後一到兩小時出現易怒及悲傷，可能表示藥量太多，但若是服藥之後四到十二小時才出現，則可能表示發生戒斷現象（withdrawal）。有些孩子可能會在兩次劑量之間出現反彈現象，結果導致頗為困擾的症狀。重疊兩次劑量或是改換成長期釋放型製劑，可能有助於減少戒斷症狀或反彈現象。十二歲的莎莉在服用每天兩次 10 毫克 Ritalin 之後，功課表現及行為都有明顯的改善，但是她的母親陳述說莎莉在回家之後總是把自己孤立起來，並且表現得「非常沮喪及憤怒」。當我們將莎莉的 Ritalin 中午劑量改換成 Concerta 之後，她的這些問題就不再出現了。另一種策略可以是在莎莉從學校回家之後，讓她服用一次 2.5 到 5 毫克的 Ritalin 或 Focalin，以便 Ritalin 濃度的逐漸降低。

　　孩子服用刺激劑之後較少出現的副作用包括頭痛、重複的動作（例如，摳指甲或皮膚）、頭暈、發呆、腹痛，以及身體無力。與刺激劑有關的幻覺事實上極少出現，一旦真的出現，通常表示劑量太高或是有某一種潛在的問題——假如這情況真的出現，要立即告知你孩子的醫師。

　　孩子在開始服用 Cylert 之前，應該要先抽血檢查肝功能，然後至少每三到六個月或是每當他們出現嚴重的感冒症狀時，就要再重新檢查一次。Cylert 極少會引起肝臟問題（肝炎），通常是很輕微，但也可能會很嚴重。服用其他刺激劑則不必抽血檢查肝功能，只須定期監測其身高及體重。

表 14　刺激劑與常用藥物可能出現的藥物交互作用

藥物	說明
解充血劑 　Pseudoephedrine 　（Actifed、Sudafed） 　（Cocaine）	可增加雙方的藥物效果；解充血劑以低劑量開始
抗組織胺（Benadryl、Dimetapp）	可能會降低刺激劑的效果
Strattera	無明顯的交互作用
三環類抗憂鬱劑	可能會增加雙方的藥物效果；檢視抗憂鬱劑的血中濃度
抗痙攣藥物	可能會增加或減少抗痙攣藥物的濃度
Prozac 及相關的抗憂鬱劑； Wellbutrin、Trazodone、Serzone	無明顯的交互作用
抗生素	無明顯的交互作用
抗精神病藥物及抗焦慮藥物	無明顯的交互作用

　　有關刺激劑的藥物交互作用方面的訊息，請參見表 14。雖然我主張正在接受注意力不足過動疾患治療的青少年不該有物質濫用，最近的一些控制型臨床研究卻也指出，刺激劑與大麻、酒精或其他常被濫用的藥物之間，並沒有嚴重的藥物反應。

共病狀況發生的時候

　　幾年以前，有人擔心刺激劑可能會惡化或引發抽動疾患（不自主的肌肉抽搐）及痙攣。由於注意力不足過動疾患孩子中有不少人合併有這些問題，你最好也要了解一下這方面的最新發展。

　　許多專業人員目前認為刺激劑只是讓有潛在抽動疾患的人比較容易表現出抽動，但並不會直接引起抽動疾患。這個說法有一部分是根據抽動疾患與注意力不足過動疾患之間有過度重疊的現象而來：患有抽動疾

患或妥瑞氏疾患的孩子中有一半也患有注意力不足過動疾患，而注意力不足過動疾患孩子中有 15% 患有與刺激劑治療或注意力不足過動疾患無關的抽動疾患。對於合併有注意力不足過動疾患及抽動疾患的孩子，比較謹慎的治療方式是先使用非刺激劑治療，例如，clonidine、三環類抗憂鬱劑或 atomoxetine。假如這些藥沒有效，刺激劑還是可以使用，但必須密切觀察抽動是否惡化。假如抽動真的惡化，就先立刻停用刺激劑，以便確認刺激劑是否為惡化的直接原因。

我自己的個人經驗與最近的研究結果一致，也就是，只要孩子獲得密切注意，某些患有抽動疾患的孩子仍然可以從刺激劑治療中獲益。你可能在《醫師桌邊手冊》裡面讀到，假如孩子有痙攣，就不應該使用刺激劑，因為刺激劑可能會增加痙攣的發作。這個議題非常重要，因為許多有痙攣發作的孩子也患有注意力不足過動疾患。然而，儘管你讀到的是這樣的內容，在接受刺激劑治療的孩子身上所做有關絕對的痙攣比率與腦波紀錄之科學研究，卻不支持上述論調。你也應該要知道有許多兒童精神科及小兒神經科醫師在患有痙攣的孩子身上使用刺激劑，但卻沒有惡化其痙攣發作。通常這類孩子的兩種疾患都應該獲得治療，也就是使用刺激劑來治療注意力不足過動疾患，而使用適當的抗痙攣藥物（例如，Dilantin、Lamictal、Depakote、Tegretol 或其他）來治療痙攣。

長期使用刺激劑的效應

在過去二十年以來，有關孩子長期服用刺激劑是否會影響其身高及體重的發育這個問題，經常會被問到。不幸的是，這個主題的答案仍然渾沌不明。過去有一些非控制型研究的結果讓父母相當擔心，不過，最近的一些資料卻認為，這些孩子絕大部分在成年之後最終都達到正常的身高和體重。**由於受到注意力不足過動疾患本身的影響**，這些孩子通常在比較晚的階段才會成熟及成長（通常是青少年後期），也就是說，他

們在兒童期通常會比較矮，但是在青少年期及成人期就可以趕上。

　　此外，在多家醫院所做大型研究的最新資料似乎顯示，刺激劑對體重及身高有相當細微的影響。在剛開始接受刺激劑（以及 Strattera）治療的六到九個月，孩子的體重通常不會增加。兩年的長期資料顯示，比起「疾病控制與預防中心」的「正常生長圖表」，這些孩子的體重少了3 到 5 磅，身高矮了 0.1 到 0.5 吋。值得一提的是，那些原本就比較瘦小的孩子幾乎沒有受到影響，而那些最高壯的孩子所受到的影響比較大。長期釋放型 methylphenidate 製劑對生長的影響似乎比多次服用短效型的影響小——這當然還需要進一步研究。

　　只有一小部分注意力不足過動疾患兒童的身高和體重障礙是由於刺激劑所致，不過，也只有在孩子中止進食、體重減輕，進而不再生長的情況下才會發生。作為父母，若孩子正在服用任何藥物，你應該記錄下你孩子的生長情況。假如你孩子正在服用刺激劑，你應該要留意是否有明顯的食慾降低或體重減輕，然後採取以下的預防措施：

1. 確認你孩子的醫師在治療前有做評估，並且每年三至四次測量孩子的身高及體重。你孩子的身高及體重可以記錄在生長圖表上面，你可以在市面上買到這種圖表，或者孩子的醫師那裡可能也有。

2. 假如在治療初期有體重減輕，可以補充一些孩子喜歡的高熱量食物，以便減少白天食慾降低的影響。研究顯示，服用 Adderall XR 和 Concerta 之後六到九個月，體重常未見增加，但之後就會回復正常的體重增加。

3. 假如發現有刺激劑引起的生長遲緩，你可以與醫師討論是否假日期間不要吃藥。研究顯示刺激劑引起的生長問題可以因藥假（drug holiday）而減少。決定要有藥假之前，須先衡量中止用藥的負面效應。

4.儘管如此，假如身高及體重問題依舊嚴重，就可能需要改換成另一種治療。我們發現吃nortriptyline治療注意力不足過動疾患的孩子，其體重通常會增加。

儘管刺激劑已被使用多年，我們仍然沒有系統性的資料來說明，何種治療注意力不足過動疾患的藥物可以預防長大後的障礙，以及何種藥物會引發障礙。這個領域的共識仍然是，積極治療這類疾患可以減少長期不治療所帶來的障礙，其中一個例子就是，使用刺激劑治療的注意力不足過動疾患孩子日後較少出現物質濫用。

Strattera（Atomoxetine）

治療注意力不足過動疾患的第一個非刺激劑藥物，Strattera（atomoxetine），最近已經被核准用來治療兒童、青少年及成人的注意力不足過動疾患。不僅在應用於注意力不足過動疾患本身，同時也在應用於注意力不足過動疾患加上其他精神疾患方面，Strattera 都已有廣泛的研究。到目前為止，已經有超過十篇有關注意力不足過動疾患兒童、青少年及成人的研究顯示，Strattera 相當有助於注意力不足過動疾患的治療。Strattera 應用於特定注意力不足過動疾患族群的許多研究也正在進行中。

Strattera 的作用機轉比較類似於舊一代的三環類抗憂鬱劑。它是一種相當特定的突觸前正腎上腺素再吸收抑制劑，可以讓神經對神經的溝通中有更多的正腎上腺（及多巴胺）可用。不像刺激劑的是，Strattera絕對沒有濫用的危險性，而且不是一種管制用藥。

Strattera 是治療注意力不足過動疾患的第一線藥物之一。由於它剛上市不久，有些醫師不願意一開始就使用它，反而只用在對刺激劑有副作用或是反應不好的孩子。已經完成的研究也指出，對刺激劑反應不佳或是無法忍受其副作用的病患，Strattera 還頗為有用。Strattera 對所有類

型的注意力不足過動疾患都有療效。

　　Strattera 最讓人感興趣的應用是治療有焦慮疾患、抽動疾患或憂鬱疾患共病的注意力不足過動疾患。研究顯示，Strattera 不僅有助於治療這些共病下的注意力不足過動疾患，也同時可以改善焦慮疾患、抽動疾患或憂鬱疾患。Strattera 也有助於減少經常併發於注意力不足過動疾患的對立症狀。由於 Strattera 沒有濫用的危險性，它很適合用來治療有物質濫用的注意力不足過動疾患青少年。與酒精或大麻併用並不會產生嚴重的副作用。

　　Strattera 很容易被胃腸道吸收，而且服用之後很快達到尖峰濃度。關於劑量的研究顯示，適當的劑量是取決於孩子的體重：一般是每天每公斤 1.2 毫克，可以增加到最高劑量每天每公斤 1.8 毫克。不要太快加到完全劑量——那可能會引發鎮靜作用，但如果慢慢增加劑量則沒有這個問題。對於兒童及青少年（體重低於 70 公斤），Strattera 的起始劑量應該是每天每公斤體重 0.5 毫克（大約 25 毫克），然後在兩週後增加到每天每公斤 1.2 毫克。對於較大的孩子及成人，起始劑量應該是每天 40 毫克，然後在兩週後增加到 80 毫克，對於尚未出現最佳療效的病患，還可以增加到最高劑量 100 毫克。Strattera 可以每天服用一次，或是分成兩次給藥，病患的療效或忍受度都差不多。我通常一開始會晚上給藥，然後兩星期之後換到早上服藥。即使每天早上服用一次 Strattera，到了下午仍然有持續的效果。不必抽血檢測 Strattera 血中濃度或是做其他的血液檢查。

　　Strattera 在肝臟代謝。Strattera 固然容易使用，但仍有潛在的藥物交互作用，因此，在開始服用其他藥物之前，記得先詢問你孩子的醫師。同樣地，假如你孩子有在服用 Strattera，要提醒醫師有關可能的藥物交互作用。

　　病患通常很容易忍受 Strattera。曾被報告過的短期副作用包括疲倦

（特別是剛開始服用時——會逐漸改善）、失眠、胃痛、頭痛、噁心、嘔吐，以及體重減輕／食慾抑制。Strattera 也會輕微地增加血壓及脈搏，但在年輕人身上不需要常規監測。然而，接受 Strattera 治療的成人應該在第一次服藥之前及服藥之後監測其血壓／脈搏。長期資料顯示出 Strattera 的持續有效性及可忍受性。它並沒有辦法躲開對身高和體重有所影響的疑慮。類似於刺激劑，服用 Strattera 的病患在剛開始的六個月沒有增加體重。兩年的追蹤資料顯示，它仍能輕微地減少體重的增加速度，但是對身高則沒有多大影響。跟使用刺激劑一樣，最瘦小的那些孩子幾乎沒有受到影響，反而是最高壯的那些孩子受到較大的影響。使用這個藥物並未出現嚴重的問題。

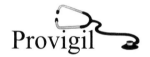

Provigil

Provigil 不是一種刺激劑，而是一種促進覺醒（wake-promoting）的藥物——食品藥物管理局已經核准它用來治療猝睡症（narcolepsy）。Provigil 用於注意力不足過動疾患的大型研究結果療效不一。多家醫院合作的一項大型研究發現，注意力不足過動疾患孩子在接受早上 200 毫克以及下午 100 毫克的治療之後，在減少注意力不足過動疾患的症狀方面有中等程度的效果，而且副作用並不明顯（最常見的是頭痛、胃痛、浮躁、失眠）。就我的經驗而言，若是注意力不足過動疾患孩子對標準的藥物沒反應，Provigil 仍可能派得上用場。

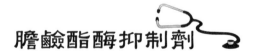

膽鹼酯酶抑制劑

我們目前正在試驗一類食品藥物管理局核准用來治療成人阿茲海默症的藥物，叫作膽鹼酯酶抑制劑。這些藥物包括 Aricept（donepezil）、

Reminyl（galantamine），以及 Exelon（rivastigmine）。這些藥物的主要作用是阻斷用來分解乙醯膽鹼這種腦內重要神經化學物質的酶，其結果就是使得更多的乙醯膽鹼可用。乙醯膽鹼涉及記憶與執行功能。這些藥物似乎可以稍微改善執行功能問題（組織能力、時間管理、優先順序的排定），而這是許多患有精神疾患的孩子經常出現的問題。目前我們將這些藥物加入用來治療注意力不足過動疾患及其他疾患的藥物之中，作為輔助治療。這些藥物尚未在年輕人身上獲得系統性的安全試驗，因此我們並不完全了解其長期效應；所以，使用它們必須要相當謹慎。短期副作用包括噁心、腹瀉及暈眩。

第十三章

抗憂鬱劑

　　抗憂鬱劑是屬於廣泛、不同類型的一群藥物，它們之所以如此稱呼，是因為它們被用來治療成人的憂鬱症。對於兒童，它們也有不同的助益：研究顯示這些藥物可以用來治療患有注意力不足過動疾患、強迫疾患、抽動疾患，以及尿床（遺尿症）。諷刺的是，有些抗憂鬱劑對兒童憂鬱症的療效並不是很明顯。

　　抗憂鬱劑的主要類別有選擇性血清素再吸收抑制劑、非典型抗憂鬱劑（例如，Wellbutrin、Effexor、Remeron 及 trazodone）、三環類抗憂鬱劑，以及單胺氧化酶抑制劑（MAOIs），但單胺氧化酶抑制劑很少使用於兒童身上。表 15 列出了這些藥物，而後面的內容則會分別介紹每一類藥物。

表⑮　抗憂鬱劑的製劑及劑量

藥物		劑量及製劑
學名	商品名	
選擇性血清素再吸收抑制劑		
Fluoxetine	Prozac	10, 20, 60 毫克；膠囊 20 毫克／匙；懸浮液
Sertraline	Zoloft	50, 100 毫克；錠劑 20 毫克／毫升；懸浮液
Fluvoxamine	Luvox	50, 100 毫克；錠劑
Paroxetine	Paxil	10, 20, 30, 40 毫克；錠劑 20 毫克／5 毫升；懸浮液
Citalopram	Celexa	20, 40 毫克；錠劑

藥物		劑量及製劑
學名	商品名	
Escitalopram	Lexapro	10, 20 毫克；錠劑
三環類		
Desipramine	Norpramin Pertofrane	10, 25, 50, 75, 100, 150 毫克；錠劑
Nortriptyline	Pamelor Vivactyl	10, 25, 50 毫克；膠囊 10 毫克／匙；口服懸浮液
Imipramine	Tofranil	10, 25, 50, 75, 100, 150 毫克；錠劑 及膠囊
Amitriptyline	Elavil	10, 25, 50, 75, 100, 150 毫克；錠劑
Protriptyline	Vivactyl	5, 10 毫克；錠劑
Maprotiline	Ludiomil	25, 50, 75 毫克；錠劑
Clomipramine	Anafranil	25, 50, 100 毫克；錠劑
Doxepin	Sinequan	10, 25, 50, 75, 100, 150 毫克；膠囊 10 毫克／毫升；液劑
非典型		
Venlafaxine	Effexor	25, 37.5, 50, 75 毫克；錠劑 37.5, 75, 150 毫克；長效錠劑
Trazodone	Desyrel	50, 100, 150, 300 毫克；錠劑
Nefazodone	Serzone	100, 150, 200, 250 毫克；錠劑
Bupropion	Wellbutrin	75, 100 毫克；錠劑 100, 150, 200 毫克／緩釋型錠劑 150, 300 毫克；長效錠劑
Mirtazapine	Remeron	15, 30 毫克；錠劑
單胺氧化酶抑制劑		
Phenelzine	Nardil	15 毫克；錠劑
Tranylcypromine	Parnate	10 毫克；錠劑

血清素再吸收抑制劑

最常用於孩子的抗憂鬱劑稱為**選擇性血清素再吸收抑制劑**（selective serotonin reuptake inhibitors, SSRIs），包括 Prozac（fluoxetine）、Paxil（paroxetine）、Celexa（citalopram）、Zoloft（sertraline）、Lexapro（escitalopram）以及 Luvox（fluvoxamine）。許多父母相當遲疑於使用這些廣受研究的藥物，特別是 Prozac，只因為有人宣稱它們會引發暴力行為。假如你正考慮要使用其中一種藥物，你應該知道事實上並沒有任何科學上的資料確認那些宣稱。在我們的門診中，我們讓許多孩子使用這些藥物，發現對他們相當有效，而很少產生行為上的激發，也沒有發生嚴重的暴力行為。再者，這些藥物已有廣泛的追蹤研究。

假如你讀了 2003 年 8 月 3 日在《紐約時報》上面一篇叫作〈憂鬱症神奇藥物的安全性爭論再現〉的文章，你可能會再次猶豫是否該讓你孩子服用 Paxil 這個藥物——也可能再次質疑所有選擇性血清素再吸收抑制劑類別藥物的安全性。這篇文章報導說尚未發表的研究已經發現，Paxil 事實上可能會促使兒童及青少年出現自殺意念。在外國所做有關 Paxil 用於憂鬱症的控制型臨床研究中，服用 Paxil 的孩子（3%）比服用糖丸的孩子（1.5%）更容易出現自殺意念，不過，值得一提的是，並沒有任何人由於治療而產生真正的傷害或死亡。儘管如此，在 2003 年 10 月，美國食品藥物管理局仍然發出一份衛生忠告，提醒醫師在處方選擇性血清素再吸收抑制劑給兒童及青少年服用時，要特別謹慎，同時也要密切監督服藥的這些孩子。在那年的 12 月，《時代》雜誌中報導，英國的食品藥物管理單位甚至發出一份更為強烈的警告，而且美國也計畫在 2004 年 2 月安排公聽會來追蹤上述的擔心。最後的結果是，所有專家一致認為，基於各種不同的理由，很難確立青少年使用選擇性血清素再吸收抑

制劑與其出現自殺意念或自殺企圖之間的關聯性。

持續有些人擔心成人服用抗憂鬱劑之後會短暫性地增加自殺意念，特別是 Paxil 用於憂鬱症的治療方面。由於缺乏 Paxil 可以有效治療兒童青少年憂鬱症的研究報告，大多數醫師目前大都不會處方 Paxil 給患有憂鬱症的孩子服用。其他相關的選擇性血清素再吸收抑制劑，例如 Zoloft 及 Prozac，在臨床實務上並未被發現類似增加自殺意念的危險性，而且研究也發現它們可以有效治療憂鬱症。必須一提的是，一般的青少年大約四分之一有自殺意念，而且自殺行為（企圖及自殺身亡）及意念之所以能夠顯著減少，有一部分要歸功於這類藥物的適當使用。我們的研究團隊最近發現選擇性血清素再吸收抑制劑有可能會導致行為上的副作用，包括引發更深的憂鬱，比例甚至高達 20%；因此，在開始服用一種新的藥物之後，你必須仔細觀察孩子是否出現任何不好的副作用（包括心理上的副作用）。

對於憂鬱症、強迫疾患、選擇性不語症，以及一些焦慮疾患，選擇性血清素再吸收抑制劑被認為是第一線的藥物治療。這些藥物比三環類抗憂鬱劑更少引起鎮靜、心血管問題（血壓及心電圖變化），及體重增加等副作用。雖然在讓腦部有更多血清素可用這方面有類似的效應，每種選擇性血清素再吸收抑制劑有其不同的化學結構、代謝速度，以及副作用。若是其中一種選擇性血清素再吸收抑制劑用了無效，另一種選擇性血清素再吸收抑制劑有可能會有效。

雖然資料尚未完全建立選擇性血清素再吸收抑制劑用於孩子的每日建議劑量與成人類似，但這正在改變中。我們團隊最近與 Prozac 的製造廠商合作的研究顯示，孩子每天吃 10 毫克，而成人每天吃 20 毫克就足夠了。舉例來說，若是六到十二歲的兒童需要服用 Prozac 來治療憂鬱症、焦慮症或強迫症，他們的起始劑量不超過 10 毫克，然後再依需要而逐漸增加劑量。其他選擇性血清素再吸收抑制劑雖然尚未有這類資料，

基於上述的這些數據，我們可以合理地推算兒童的起始劑量應該是成人的一半。

　　Prozac 在身體內留存的時間比較久，大約是七到九天，而 Zoloft 及 Luvox 則大約只維持二十四小時。這也就是為何 Prozac 必須服用一個月之後才能達到穩定的血中濃度，而且要停藥之後兩個月才能讓它完全排出體外。基於同樣的理由，作用時間較短的選擇性血清素再吸收抑制劑可能比較適合兒童，因為他們比較容易因抗憂鬱的效果而產生激動或是轉換成躁狂。比較容易從憂鬱轉換成雙極性疾患的孩子，包括家庭成員有人患有雙極性疾患、憂鬱出現得很突然、有精神病症狀（幻覺），以及容易激動。一旦需要停藥，作用時間較短的藥物比較快排出體外，不良效應也比較快中止。

　　劑量範圍則取決於所選擇的藥物。一般來說，治療焦慮症及憂鬱症所需的選擇性血清素再吸收抑制劑劑量較低，而治療強迫疾患的劑量則較高。兒童（十二歲以下）的起始劑量應該比青少年低，舉例來說，青春期之前的兒童使用 Prozac 的起始劑量應該是 10 毫克，而青少年的起始劑量則可以是每天 20 毫克，就像成人一樣。所有這類藥物的效果差不多，但是 Zoloft 及 Luvox 所需的劑量比 Celexa 及 Prozac 來得高，因為前兩種藥物的效價較低。以下是一些準則：

- Prozac 的一般劑量是每天 5 到 40 毫克，而且有膠囊（10 及 20 毫克）以及液劑（每 5 毫升 20 毫克，相當於一茶匙）。
- Zoloft 的一般劑量是每天 50 到 200 毫克，製劑有容易剝半使用的 50 毫克及 100 毫克錠劑，也有每毫升 20 毫克的懸浮液。
- Luvox 的一般劑量是每天 50 到 300 毫克，製劑有 50 毫克及 100 毫克錠劑。
- Celexa 的一般劑量是每天 10 到 40 毫克，製劑有 20 毫克及 40 毫克錠劑。

• Lexapro的一般劑量是每天 5 到 10 毫克，製劑有容易剝半使用的 10 毫克錠劑。

所有的選擇性血清素再吸收抑制劑都可以每日服用一次，不過，父母有時候還是發現，作用時間較短的 Zoloft 及 Luvox 若能分成兩次服用，孩子通常比較容易忍受這些藥物，而且反應似乎也比較好。選擇性血清素再吸收抑制劑通常是在早上服用，除了 Luvox 例外，因為後者會引起鎮靜作用，最好在晚上服用。對於患有憂鬱疾患、強迫疾患或焦慮疾患，同時又有明顯睡眠問題的孩子，Luvox 是極佳選擇，因為服用之後會有助眠的作用。

這些藥物最常見的副作用包括激動、腹痛及腹瀉（胃腸道症狀）、易怒、行為激發、頭痛、失眠，以及較少發生的鎮靜作用。我們最近發現服用選擇性血清素再吸收抑制劑的孩子有 20%出現情緒及行為上的副作用（例如，行為激發、恐慌反應、憂鬱惡化），而且通常來說，這些副作用在治療開始三個月內發生，而且在停藥之後一般都會消失。我們也發現，對其中一種選擇性血清素再吸收抑制劑（例如，Prozac）出現一種反應的這些孩子中，有大約一半的人對另一種選擇性血清素再吸收抑制劑（例如，Zoloft）出現另一種反應。

選擇性血清素再吸收抑制劑也會改變肝臟代謝其他藥物的能力，**因此你必須詢問你孩子的醫師有關服用任何其他藥物（包括非處方藥物）的安全性問題**。舉例來說，Prozac 會增加某些藥物的血中濃度，包括三環類抗憂鬱劑以及某些用來控制痙攣的藥物。美國食品藥物管理局也提醒這些藥物中有某些不該與抗組織胺（例如，Tavist）及某些抗生素（例如，紅黴素）併用，因為可能會有藥物交互作用。用來治療患有季節性過敏（乾草熱）的Claritin、Allegra 或 Zyrtec，倒是不會有明顯的藥物交互作用。

在接受選擇性血清素再吸收抑制劑之前或是期間，你的小孩不用抽

血檢查或做心電圖。這些藥物沒有心血管方面的副作用，而且在臨床實
務中也不必檢測血中濃度或常規的血液檢查。

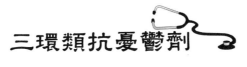

三環類抗憂鬱劑

　　三環類抗憂鬱劑包括有 amitriptyline（Elavil）、imipramine（Tofran-
il）、desipramine（Norpramin）、nortriptyline（Pamelor）、doxepin、
clomipramine（Anafranil），以及 protriptyline（Vivactyl）。這些藥物主
要用來治療注意力不足過動疾患及抽動疾患，較少用來治療焦慮症及憂
鬱症。它們都以類似的方式作用在兒童（成人）身上。稱為**三環類**，是
因為它們的化學結構（三個環形結構），而它們的作用方式是讓神經對
神經之間的溝通有更多的神經傳導物質可用。然而，就如同其他類別的
藥物一樣，每一種藥物仍有它獨特的一面。舉例來說，各種抗憂鬱劑對
腦中某些神經傳導物質——特別是血清素、正腎上腺素及多巴胺——的
效應各有不同，因此，每一種藥物對於改善各類精神疾患的效應也有所
不同。不同的抗憂鬱劑也有不同的副作用。舉例來說，desipramine 比
imipramine 更不會阻斷組織胺（抗組織胺效果），因此也比較不會引起
孩子的鎮靜及口乾反應。

為什麼三環類抗憂鬱劑對兒童的憂鬱症比較沒有效果？

　　我們還無法完全確認為何舊一代的三環類抗憂鬱劑對兒童及青少年
的憂鬱症沒有療效。有些人認為在檢測這些藥物療效的研究中，有許多
服用安慰劑的孩子也出現了正向的效果，結果使得三環類抗憂鬱劑的真
正療效無法從統計分析當中凸顯出來。有些研究者認為兒童青少年憂鬱
症患者在神經傳導物質方面的變化與成人患者有所不同。既然我們認為
藥物的作用方式是藉由改變神經傳導物質的濃度，那麼有些藥物（例

如，三環類抗憂鬱劑）對成人可能比對兒童更有療效；有些藥物（例如，Prozac 等選擇性血清素再吸收抑制劑）可能效果相當；有些藥物可能對兒童比對成人更有療效。不幸的是，我們尚未發現最後面那一類的藥物。

正如許多其他藥物一樣，孩子們對三環類抗憂鬱劑的代謝也有很大的差異，因此，沒有對全部孩子一體適用的劑量。因此，假如你孩子的劑量最後增加到成人所服用的劑量，你也不必過於驚訝。孩子的代謝速率比成人快，因此，每公斤體重所需要的劑量通常比成人更大。為了確認你孩子的血液中含有多少藥物，以及避免因濃度過高而造成中毒，你孩子的醫師有時候會檢查孩子的血中濃度。

醫師一開始可能會處方 10 到 25 毫克劑量，然後每四到五天調升 10 到 25 毫克。目前的實務作法是建議一旦達到三環類抗憂鬱劑的有效劑量，就應該檢查血中濃度及心電圖。三環類抗憂鬱劑的一般劑量範圍是每天 25 到 150 毫克。

若是孩子的注意力不足過動疾患有接受刺激劑治療，三環類抗憂鬱劑則可以用來治療失眠及抽動——十一歲的蓋兒一天服用兩次 25 毫克的 nortriptyline，就可以有效控制她的注意力不足過動疾患症狀，並且讓她睡得更好，效果甚至比服用 metadate CD 或 Dexedrine 還要好——但是這些藥物也有它們的副作用。三環類抗憂鬱劑的常見短期副作用包括口乾、便祕、鎮靜、頭痛、生動的夢境、腹痛、皮疹及視力模糊。蓋兒報告自己有口乾，並且偶爾會做惡夢。既然三環類抗憂鬱劑會減少口水的製造以及導致口乾，它們也可能會讓蛀牙更容易產生。

我女兒被口乾所困擾，我能夠做些什麼？

我建議在你女兒的床邊放一罐水，讓她隨時可以喝一些水。盡量不要讓她吃含糖的糖果，因這樣會增加蛀牙的發生。

服用這些藥物的孩子也可能出現紅色且會癢的皮疹，通常是在胸部。由於皮疹並不會威脅到生命，通常還是可以繼續服用，不過必須仔細觀察皮疹是否擴大。服用 12.5 到 25 毫克的 Benadryl 或 Atarax，通常有助於減少紅癢。假如皮疹持續出現或惡化，就應該停止服用三環類抗憂鬱劑。

長期使用三環類抗憂鬱劑並不會造成明顯的負面影響。不過，如果突然中止服用的話，有時候會發生頭痛、胃部痙攣、腹瀉或嘔吐，因此建議要逐漸減藥。

不久之前有些人擔心三環類抗憂鬱劑對孩子所造成的心臟危險性。這個議題起源於案例報告提到幾位兒童在接受 desipramine 治療後一陣子突然死亡。對這個議題所做的一個調查報告所得出的結論是，服用 desipramine 的兒童可能有稍微比較高的突然死亡危險性，但是並未比沒有服藥的兒童來得更高。許多不幸的孩子每年死於不知名的原因，這是一件令人難過的事實，但是案例報告所提及的關聯很可能只是一個巧合，所反映出來的事情很可能只是在那個時候有許多兒童接受 desipramine 治療而已。這並不是說三環類抗憂鬱劑對心臟完全沒有影響，事實上，常看到它們對心電圖有一些小的影響，其中最常見的是心跳加速以及傳導延遲。雖然每個醫師的作法有所不同，許多醫師會在開始三環類抗憂鬱劑治療前先做心電圖檢查，並且在治療過程中偶爾追蹤一次心電圖。假如你孩子先前就有常見的心律不整以外的心臟問題，在讓孩子接受三環類抗憂鬱劑治療之前，你可能應該要求你的小兒科醫師或兒童精神科醫

師照會一下小兒心臟科醫師。

三環類抗憂鬱劑所帶來的最大危險性是藥物過量的問題。由於這類藥物的過量有頗高的致命性，你必須小心存放這類藥物，不可讓家中的孩子輕易拿到手。最好是把藥物鎖起來，然後把鑰匙藏起來。若是你自己也在服用抗憂鬱劑，你自己的藥物也同樣要收好。不管是誤食或是有意傷害自己，孩子有時候會服用父母的抗憂鬱劑，因此你必須做好萬全的預防措施。

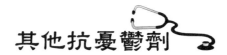

其他抗憂鬱劑

對成人有效的其他幾種抗憂鬱劑也經常使用於兒童及青少年身上。這些藥物屬於非典型抗憂鬱劑，因為它們的化學結構及作用機轉與別種抗憂鬱劑有所不同。

Wellbutrin（bupropion）

Wellbutrin（bupropion）是一種獨特的抗憂鬱劑。Wellbutrin 分子看起來很像 amphetamine 這種刺激劑，也有在腦中促進多巴胺神經傳導的作用。這種藥物可以用來治療注意力不足過動疾患及憂鬱症，而且對於有明顯情緒起伏的憂鬱孩子，以及對於那些擔心吃藥後會引發躁狂及行為激發的孩子而言，這種藥物特別有用。在有物質使用問題的青少年身上，bupropion 也很有助於處理注意力不足過動疾患及情緒問題。美國食品藥物管理局也核准此藥用來處理成人的戒煙（叫作 zyban）。

Wellbutrin 的作用很快，血中濃度在服藥後兩小時達到尖峰，而且作用持續八到十四小時。兒童的一般每日劑量是 37.5 到 300 毫克，分成兩次或三次服用。持續釋放型製劑（100, 150 及 200 毫克）可以一次服下或分成兩次服用。新的長期釋放型製劑（150 和 300 毫克）可以每天早

上服用一次。

　　bupropion 幾乎沒有與處方用藥或非處方用藥的交互作用。它也經常與刺激劑併用。發生在兒童的主要副作用包括易怒、食慾降低、失眠，以及抽動惡化。出現易怒則通常表示劑量應該要降低。比起其他抗憂鬱劑，Wellbutrin 引發痙攣的比例稍微高一些（4‰），尤其是高劑量，或是先前有未治療的痙攣或是患有暴食症狀的患者。在 Wellbutrin 治療期間，不需要做心電圖或血液追蹤。

🔘 Effexor（venlafaxine）

　　Effexor（venlafaxine）與選擇性血清素再吸收抑制劑相似的地方，在於它能透過阻斷血清素的再吸收，而促進血清素在某些腦部區域的作用，但是它同時具有某些正腎上腺素的性質，因此它被稱為血清素－正腎上腺素再吸收抑制劑（serotonin-norepinephrine reuptake inhibitor, SNRI）。臨床經驗固然認為 Effexor 有助於孩子的憂鬱症，但是它的有效性尚未獲得安慰劑控制型研究的證實。再者，與安慰劑組比較起來，服用 Effexor 的那一組孩子出現較高比例的自殺意念。因此，在開始服用以及治療初期階段，你應仔細留意孩子是否出現副作用。

　　Effexor 的每日劑量從 12.5 毫克到 225 毫克，分成兩次服用。最近有長效型錠劑上市，使得每天服用一次劑量成為可能。這種藥物的可能副作用包括噁心（治療初期）、激動、腹痛、頭痛，以及在高劑量時引發的血壓上升。不需要特別做血液的追蹤檢查，但是在孩子開始使用這種藥物之前，你應該與醫師討論可能出現的藥物交互作用。

> 正腎上腺素性：與身體的腎上腺性神經有關。正腎上腺素涉及身體內許多「自主」活動，例如，心跳控制，也涉及焦慮、情緒及行為抑制的控制。

Serzone（Nefazodone）與 Desyrel（trazodone）

　　這兩種藥物是相關的化合物，最近幾年被用來治療年輕人的憂鬱症、焦慮症、睡眠問題及非特定的對立行為。Serzone 及 trazodone 相對短效，作用持續十二小時。對於兒童及青少年，trazodone 的劑量在 25 到 200 毫克，通常是在晚上服用。Serzone的劑量尚未確定，但截至寫這本書的時候，每日劑量範圍是 25 到 400 毫克，分成兩次或三次服用。對於患有雙極性疾患但處在憂鬱期的孩子，Serzone 可能有幫助。由於 trazodone 有鎮靜作用，睡前服用 25 到 50 毫克可以有很好的助眠效果。這些藥物常見的副作用包括鎮靜、激動、口乾、便祕，以及在高劑量之下引發的意識混淆。Serzone 只在極少數的情況下引起肝炎。對於男性病人，trazodone 被當作第二線或第三線治療，因為它偶爾會被報告引發陰莖的持續勃起不退。服用這些藥物不需要做心電圖或血液追蹤。

Remeron（Mirtazapine）

　　Remeron 是一種擁有血清素活性的獨特抗憂鬱劑，被用來治療成人的憂鬱症。由於它有促進睡眠的作用，Remeron 通常處方給患有憂鬱症又難以入眠的年輕人。一般的劑量是睡前 7.5 到 15 毫克。副作用包括過度鎮靜、頭暈，以及腹部不適。

單胺氧化酶抑制劑

　　另一類不那麼常使用的抗憂鬱劑叫作單胺氧化酶抑制劑（monoamine oxidase inhibitors, MAOIs），它的作用是透過在突觸前神經元（presynaptic neuron）抑制正腎上腺素及多巴胺的分解，結果使得更多的這些化合物可以用來做神經傳導。這些藥物屬於最早也最有效的抗憂鬱劑之一，但是服用這類藥物必須嚴格限制食物，這大大限制了這類藥物的使

用。Parnate（tranylcy promine）及 Nardil（phenelzine）可以用來治療年輕人的憂鬱症、焦慮症、恐慌症，以及注意力不足過動疾患。每日劑量範圍從 10 到 50 毫克，而且必須根據治療反應及副作用而謹慎地調整劑量。除了食物限制以外，限制這類藥物使用的主要因素是藥物交互作用。服用這類藥物的兒童及青少年必須避免的東西包括含有 tyramine 的食物（醃製食物及多數的乳酪）、某些容易濫用的藥物（古柯鹼及迷幻藥），以及大多數的感冒藥，因為上述這些東西都可能引發致命性的高血壓。**在開始服用這些藥物之前，一定要與孩子的醫師討論過這些副作用的細節。**在服用這些藥物期間，孩子應該避免服用其他藥物。出現在孩子身上的短期副作用包括改換姿勢（從躺到站）時血壓的起伏、體重增加、嗜睡及頭暈。服用這類藥物不需要做心電圖或血液追蹤。

發展中的抗憂鬱劑

在 2004 年的前半年，幾種新的抗憂鬱劑正在發展中，在本修訂版發行之際有可能上市的其中一個藥物就是 duloxetine（禮來藥廠研發，商品名 Cymbalta）。Duloxetine 和 venlafaxine（Effexor）共同之處，在於有阻斷血清素及正腎上腺素再吸收的作用。在食品藥物管理局所完成的研究中（沒有兒童青少年的研究），它是一種容易忍受且有效的抗憂鬱劑。同樣地，沒有關於兒童的資料，但是我們可以假定它能用於患有憂鬱症、焦慮症，及／或注意力不足過動疾患的孩子。你可以留意網際網路或其他可靠的科學報告，以便充分掌握最新的進展。

第十四章

情緒穩定劑

　　這類藥物的名字本身就說明了它們對孩子的作用：控制起伏不定的情緒及行為。這類藥物是治療雙極性疾患或躁鬱症孩子的首選藥物。情緒穩定劑也經常用來治療那些受苦於明顯情緒起伏、過動和攻擊行為的孩子。最常見的情緒穩定劑是 lithium，其次是各種抗痙攣藥物。

表 16　情緒穩定劑的製劑及劑量

藥物		劑量及製劑
學名	商品名	
Lithium salts	Lithobid, Lithonate, Lithotabs, Eskalith, Cibalith	150, 300, 450 毫克；錠劑 8 毫當量／匙；懸浮液（＝300 毫克錠劑）
Carbamazepine	Tegretol, Carbachol	100, 200 毫克；錠劑 100 毫克／匙；懸浮液
Oxcarbazepine	Trilepital	150, 300, 600 毫克；錠劑
Valproic acid	Valproate, Depakote, Depakote ER, Depakene sprinkles	125, 250, 500 毫克；錠劑及膠囊 250 毫克／匙；懸浮液
Gabapentin	Neurontin	100, 300, 400 毫克；膠囊 400, 600, 800 毫克；錠劑
Lamotrigine	Lamictal	25, 100, 150, 200 毫克；錠劑
Topiramate	Topamax	25, 100, 200 毫克；錠劑
Tiagabine	Gabitril	4, 12, 16, 20 毫克；錠劑

lithium carbonate

　　lithium carbonate（Cibalith、Eskalith、Lithobid、Lithonate、Lithotabs）是青少年雙極性疾患的主流治療之一。lithium 的化學結構類似於鈉、鉀、鈣及鎂，自然存在於人類身體，但必須以鹽類形式存在。事實上，在人類發現高劑量的lithium具有毒性以前，患有高血壓的成人患者用 lithium 來取代食鹽（你能想像那些人把 lithium 當食鹽撒在牛排上，然後吃下去的結果會如何！）。雖然我們尚未完全了解 lithium 如何作用，初步了解它應該是作用在細胞層次上，改變了荷爾蒙及神經元。

　　lithium 在兒童及青少年的血液中約停留十八小時，不過，隨著每天服下的常規劑量，它會在血中累積到某個程度。不像大多數其他精神科用藥，lithium 完全由腎臟代謝及排除。兒童與成人的代謝方式類似，只不過兒童排除 lithium 的速度較快、較有效率。

　　必須監測孩子血中的 lithium，才能找到有效的劑量以及避免副作用和毒性。就如同服用其他藥物一樣，你的孩子必須同樣的每日劑量連續服用五天，才能達到「穩定的濃度」，此時才能正確測出血中的 lithium 量。要測量血中濃度的血液樣本應該要在孩子服下最後一次劑量之後十二小時來抽，這時所抽的血測量起來最準確。一般來說，lithium 濃度都在早上測定，因此在抽完血之後才能服用早上的 lithium（假如在抽血之前就服用 lithium，血中的測定值便會假性偏高）。通常都會從孩子的靜脈抽血，不過，如果抽血有很大困難的話，有些醫療人員可以用針刺手指來採血測定或是採取唾液來測定。

　　lithium 的一般起始劑量是 150 到 300 毫克，一天分成兩次服用。有些孩子只要低劑量就足以控制不穩定的情緒，但有些孩子可能要高達每天 1,800 毫克的劑量才能控制。在兒童精神科領域中，lithium 尚未有一

致同意的治療濃度。一般的建議是，治療急性發作，血中濃度應保持在每升 0.6 到 1.5 毫當量；若是維持性或預防性治療，血中濃度則保持在每升 0.4 到 0.8 毫當量。**儘管如此，正如其他介入一樣，最好的方式是保持在最低的有效劑量和／或濃度即可。**舉例來說，我曾經治療過一位患有雙極性疾患的七歲女孩，她只要每天吃兩次 150 毫克 lithium，血中濃度只要每升 0.4 毫當量，就可以維持得相當好。目前有緩釋型製劑可用（Lithobid、Lithotabs）。

　　lithium 有一些副作用，較常見的短期副作用包括胃腸道症狀（例如，噁心、嘔吐及胃部不適）、中樞神經症狀（例如，震顫、想睡覺，以及很少見的記憶障礙）、腎臟症狀（例如，多尿、口渴）。

　　重要的一點是，lithium 常會「戲弄」腎臟，因而導致輕微的脫水現象，這就是你常看到孩子在喝水的原因。讓孩子多喝些水沒關係，而且也要想辦法讓孩子在學校中可以經常喝得到水。在脫水的狀態下，lithium 可以很快地在孩子的血中累積，有時甚至會達到毒性程度。lithium 毒性可能會造成腎臟的損傷。中毒的徵兆包括走路及說話困難、疲倦，以及看到「奇怪的顏色」（尤其在燈光旁）。**假如你的孩子有嘔吐、持續腹瀉，或是沒有喝下合理的水量，此時你應該聯絡孩子的醫師。**我的作法會是要求父母將劑量減半，或是暫時先不服藥，直到孩子覺得好過一點，並且喝下適量的水。

若是我女兒不斷地將藥藏在嘴裡，
我們如何確保她服下該服用的藥物呢？

　　很不幸，這是許多不想服藥的孩子（不管理由為何）常用的伎倆。對於這些孩子——以及難以吞下錠劑的那些孩子——lithium 目前有液劑可用，就是 lithium citrate。液劑一匙 5 毫升，相當於 300 毫克錠劑。

　　長期使用lithium有可能會改變孩子的代謝，有時導致體重增加。要注意孩子的飲食，並且鼓勵孩子運動以控制體重。其他長期副作用包括減少甲狀腺的作用，有時導致甲狀腺功能低下，還有就是可能造成腎臟傷害。不過，從過去十年所蒐集的資料顯示，lithium的維持治療並不會導致嚴重的腎臟傷害，至少在成人身上是如此。在接受 lithium 治療之前，孩子應該抽血檢查甲狀腺及腎臟功能。同時在服藥之後應每隔半年重新檢查一次。

　　假如你孩子有嚴重的神經、腎臟或心臟疾病，就要特別注意。此外，假如你孩子需要連續使用非類固醇的抗發炎藥物（例如，Advil 或 Motrin），你也應該告知孩子的醫師。若是別的醫師要處方其他藥物給你孩子服用，你也要告知他說你孩子正在服用 lithium，因為有可能會出現藥物交互作用。一旦加入可能有交互作用的別種藥物，通常就必須重新測定一次血中濃度。

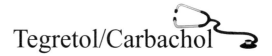

Tegretol/Carbachol

　　抗痙攣藥物是治療像是顳葉癲癇及腦部傷害等器質性疾患的首選藥物，不過，它也可以用來當作情緒穩定劑，作用的方式是透過減少腦部邊緣系統（情緒中樞）神經衝動的不正常激發。在過去二十年以來，Tegretol（carbamazepine）這種抗痙攣藥物已被用來治療某些兒童的痙攣發作，而目前它經常被用來取代lithium，或是作為治療情緒不穩定的第二線藥物。

　　Tegretol 通常是一天給藥兩次，它在血中可以維持十六小時，為了減少對胃部的刺激，它通常跟著食物一起服下。起始劑量一般是每天 100 到 200 毫克，然後依據血中濃度及效果而逐漸增加到每天 400 到 800 毫克。要能產生良好效果且又不會引發太多副作用的血中濃度，大約是每

公升 4 到 12 毫當量。有許多孩子需要較高的劑量以及偏高的血中濃度，才能維持情緒的穩定。由於你孩子所服下的藥量與實際存在血中的量有時會有落差，因此有必要密切監測其血中濃度。Tegretol 在肝臟分解，而它在血中的量經常受到其他藥物的影響而增加或減少。基於這些複雜因素以及某些潛在的嚴重副作用，孩子在開始服用 Tegretol 之前必須抽血檢查，同時在服藥後六個星期，以及之後每年至少兩次，孩子也應抽血檢查肝功能、血球數量以及 Tegretol 的血中濃度。

　　Tegretol 可能引發的副作用相當廣泛。最常見的短期副作用包括想睡覺、嘔吐、噁心、頭暈，以及視力模糊，尤其是在高劑量及高血中濃度的情況下。此外，Tegretol 也可能會減少白血球的數量，因而減少孩子抵抗感染的能力。每當孩子出現嚴重喉嚨痛或其他感染時，最好抽血檢查一下白血球數量。曾被報告過但極少出現的反應包括肝毒性以及皮膚疾患，像是皮疹或較為嚴重的史帝芬─強生症候群（口內及手掌出現皮膚病變）。

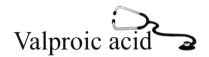

Valproic acid

　　Valproic acid（商品名 Valproate, Depakene，以及最常見的 Depako-te）是另一種抗痙攣藥物，它通常被用來當作治療雙極性疾患兒童青少年的第一線用藥。它被食品藥物管理局核准用來治療成人的雙極性疾患。Depakote 在肝臟分解，在血中可以維持八到十六小時。一般的治療濃度是每公升 50 到 100 毫當量，不過，對於治療反應不好的痙攣、嚴重不穩定情緒以及行為脫軌的情況，有些醫師會讓血中濃度增加到 130 毫當量。兒童的一般起始劑量是每天 125 到 250 毫克，然後再依照需要而逐漸增加劑量，以達到治療性的血中濃度。Valproic acid 的一種新劑型，Depakote ER，已經上市，孩子只要每天服用一次或兩次即可，而它也像

Depakote 一樣，相當有助於雙極性疾患的治療。由於 Depakote ER 的效價稍低，你孩子的醫師可能會使用較高的劑量來治療。

最終的劑量因人而異，取決於藥物分解的狀況。讓劑量問題更加複雜的情況是，Depakote 事實上會增加它自己本身的分解。因此，為了達到一個安全卻又有效的血中濃度，許多醫師在治療初期會比較頻繁地檢測血中濃度。在開始服藥之前，以及服藥之後每六個月，孩子需要抽血檢查血球數及肝功能。有些孩子必須每天服用 1,500 到 2,000 毫克 Depakote，才能維持適當的血中濃度。

常見的短期副作用包括鎮靜、噁心、頭暈、食慾降低，以及體重增加。在很少見的情況下，Depakote 可能引起血球數的減少，或是引起輕微且沒有危險性的肝炎，通常只有在常規血液檢查中才會被發現，而且大都會自然緩解。當 Depakote 與其他抗痙攣藥物一起服用時，肝臟問題的危險性就會提高一些，特別是孩子的年齡又在十歲以下的時候，更容易發生。Depakote 極少引起胰臟的腫痛，不需要做特別的監測。

Valproic acid 被報導與多囊卵巢症候群有關，此症候群的特徵是令人疼痛的卵巢囊腫、睪固酮增加以及肥胖。事實上，有些醫師盡量避免讓青少女服用它。然而，再仔細研究那些資料時卻發現，肥胖本身以及患有雙極性疾患這兩者，其實是此症候群最大的危險因子，而且其他藥物也同樣有造成肥胖（甚至是多囊卵巢）的危險性。我們團隊已使用此藥物許多年，但從未有病患得到多囊卵巢，因此我們仍持續使用 Valproate。

用來穩定情緒的其他抗痙攣藥物：
Lamictal、Trileptal、Topamax、
Neurontin、Gabitril

　　新一代抗痙攣藥物同時也是情緒穩定藥物，已經被用來治療兒童青少年的攻擊性、激動、自傷行為，以及情緒易變和雙極性疾患。雖然目前尚在研究這些藥物用於年輕人雙極性疾患的有效性及可忍受度，成人的控制型研究以及兒童青少年的小型開放性研究已經顯示，Lamictal（lamotrigine）、Trileptal（oxcarbazepine）、Topamax（topiramate），以及Neurotin（gabapentin）可能會成為運用於兒童青少年的重要藥物。

　　Lamictal 是另一種情緒穩定劑，也被用來治療複雜性部分痙攣，而且食品藥物管理局也核准它被用來治療成人雙極性疾患的鬱期。Lamictal非常適合用來治療年輕人雙極性疾患的鬱期，而不用擔心它會引發躁狂。Lamictal經常被用來加到治療雙極性疾患的其他藥物，如Depakote。如同 Depakote 及 Tegretol 一樣，Lamictal 也有許多藥物交互作用，因此要監測孩子的血中濃度。Lamictal 的主要副作用是皮疹（有時頗為嚴重）、視力模糊或複視、疲倦及暈眩。在成人身上，Lamictal 的一般劑量是每天兩次 150 到 250 毫克。在本書寫作期間，用於兒童青少年的劑量尚未確立，不過我們一般的使用劑量是每日 150 到 300 毫克。Lamictal劑量的增加速度應該要慢，每週以不增加超過 25 毫克為原則，以減少皮疹的出現。與 Lamictal 有關的皮疹有兩種主要形式：(1)比較輕微的皮疹，通常出現在孩子的軀幹，約有十分之一的孩子出現此類皮疹；以及(2)非常嚴重的皮疹，必須緊急處理，它不僅會出現在身體，也會出現在嘴、手及腳，並且有水泡及皮膚脫落。

　　十四歲女孩莎莉患有雙極性疾患，在每天服用兩次 1 毫克 Risperdal 以及每天早上服用 1,000 毫克 Depakote ER 之後，她感到憂鬱，但沒有躁狂出現。提高 Risperdal 及 Depakote 劑量的作法並沒有幫助。於是，開始使用 25 毫克 Lamictal，然後在四週內逐漸增加到 100 毫克，之後她開始覺得憂鬱有所改善，而且整體的易怒脾氣也減少了。

　　Trileptal 是 Tegretol 的兄弟藥物，可以有效治療雙極性疾患的攻擊性及躁狂症狀。Trileptal 的起始劑量是每日 150 到 300 毫克，然後每兩天增加一次劑量，一直到兒童的一般劑量每日 1,200 毫克，或是青少年的最高劑量每日 2,400 毫克。就像其他抗痙攣藥物一樣，Trileptal 的完全療效可能要四到六週才能出現。

　　Trileptal 少有藥物交互作用。最常見的副作用包括噁心、暈眩以及疲倦。你的孩子應該要抽血檢查鈉離子濃度，因為這種藥物在極少的情況下會造成血中鈉離子濃度降低（低鈉症）。

　　Topamax（topiramate）這種抗痙攣藥物主要用來穩定孩子的體重，因為有許多雙極性疾患孩子在接受藥物治療之後體重增加。Topamax 一般是加入某一種抗精神病藥物或抗痙攣藥物之中，只要每日兩次 25 到 100 毫克就相當有助於控制體重。我們曾經治療過某些孩子，在原來的藥物中加入 Topamax 之後，他們的體重減輕了六十磅。再者，有些成人的資料指出，Topamax 可以用來治療暴食症。

　　Topamax 的副作用包括較高劑量（每日超過 100 毫克）引起的思考過程遲鈍，這可能會限制它的廣泛應用。在極少的情況下，Topamax 會引發孩子身體的過熱（overheat）——有部分原因是排汗減少。對於服用此藥的孩子，父母應該要仔細留意孩子在大熱天從事激烈活動時，有獲得適當水分的補充，以避免發生過熱的情況。其他的副作用比較輕微，包括鎮靜及暈眩。偶爾需要抽血檢查孩子的酸鹼值。

　　目前並不太了解 Kepra 這種抗痙攣藥物對行為困擾的有效性；然而，

有些人認為 Neurontin 相當有助於治療雙極性疾患，但卻沒有明顯的副作用。不過，目前並沒有關於兒童的臨床研究，而且成人的五個控制型研究無法證實 Neurontin 對雙極性疾患的療效比安慰劑更好。即使有這些負面的訊息，但由於它的副作用相當輕微，不少醫師仍然使用 Neurontin 治療比較不嚴重的雙極性疾患，或是比較輕微的情緒起伏。就像 lithium 一樣，Neurontin 也在腎臟代謝，因此少有機會與其他藥物產生交互作用。它通常可被病患充分忍受，而且病患也不需要時常抽血檢查。Neurontin 的起始劑量通常是每日兩次 300 毫克，然後逐漸加到每日兩次 600 到 900 毫克。最常見的副作用是暈眩及鎮靜。Kepra 也被研究用於兒童痙攣的療效，而基於此藥作用機轉的本質，它顯然是很值得研究的一種藥物。我們團隊對此藥物的初步運用印象是覺得頗為樂觀。

　　相對屬於一種新藥且正被試用於雙極性疾患孩子的抗痙攣藥物，就是 Gabitril。正如 Topamax，它被食品藥物管理局核准用於治療青少年的痙攣，但也有人將它用在兒童身上。Gabitril 的每日最高建議劑量是 32 毫克。由於劑量的訊息是取自於有關青少年的痙攣治療，這些藥物應該盡量從低劑量開始，然後慢慢增加劑量，直到正向效果出現或是達到最高容許劑量為止。Gabitril 的可能副作用包括暈眩、疲倦，以及步態不穩。Gabitril 也像 Topamax 一樣，會與其他藥物產生交互作用，因此你必須告知你孩子的照顧醫師說，孩子正在接受這些藥物的治療。

第十五章
抗焦慮藥物

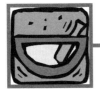

　　就像情緒穩定劑一樣，抗焦慮藥物也是依照它們對孩子的作用而加以分類命名。它們被用來治療廣範圍的焦慮及恐慌疾患，這些疾患的共同特徵就是擔心、緊張及焦慮。它們也被用來當作抽動及睡眠問題的輔助治療。兒童期焦慮疾患也相當常見，而且有些特徵很類似於成人的焦慮疾患。

　　你孩子的醫師有可能會選擇選擇性血清素再吸收抑制劑（例如，Luvox、Zoloft、Paxil），作為治療你孩子焦慮的第一線藥物。基於安全性及有效性，苯二氮平類藥物可被用來治療未併發其他問題的年輕人焦慮疾患。若是焦慮症狀很嚴重，或是合併有其他疾患，有時必須併用兩種以上藥物來治療（例如，一種選擇性血清素再吸收抑制劑或非典型抗精神病藥物加上一種苯二氮平類藥物）。

苯二氮平類藥物

　　用來治療焦慮最常見的藥物類別是苯二氮平類藥物（benzodiazepines），其中的一些藥物包括 Valium（diazepam）、Librium（chlordiazepoxide）、Klonopin（clonazepam）。新一代類似苯二氮平類藥物包括 Xanax（alprazolam）及 Buspar（buspirone）。

　　苯二氮平類藥物及其某些代謝產物是具有活性的化合物，也就是說，這些化合物可以直接影響人類的身體。有趣的是，肝臟將大多數苯

二氮平類藥物代謝成同一種化合物——nordiazepam（跟 Valium 的化學名稱 diazepam 很類似）。

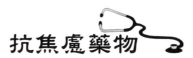

抗焦慮藥物

　　苯二氮平類藥物主要作用在中樞神經系統（腦部），它所影響的一種接受器稱為 GABA 接受器。巴比妥鹽類（**鎮靜劑**）及酒精對這類接受器也有類似的效應，這也就是為何這三類東西都被視為有鎮靜的作用，同時可以被用來中止其中任何一種物質的戒斷症狀。舉例來說，我們就常用 Librium 或 Serax（oxazepam）來治療酒精戒斷症狀。

**藥師告訴我說我兒子的處方是第四級的管制用藥，
我很擔心他對這種藥會成癮，我需要擔這個心嗎？**

　　包括苯二氮平類藥物的所有鎮靜劑都有可能造成身體和心理上的依賴，不過，只有在這些藥物被濫用的時候，才會有成癮的危險性。若是孩子合法使用這些藥物，而這些藥物沒有被濫用的話，你的孩子不太可能會對任何一種苯二氮平類藥物成癮。假如你孩子的醫師處方了抗焦慮藥物超過六個月以上，你就必須在成癮的危險性與不治療的後果之間做衡量。年輕人的焦慮若是沒有獲得治療，他們有時會轉而使用酒精或非法藥物來自我醫療。

　　一般來說，所有苯二氮平類藥物對焦慮都有類似的效果，而且在服用之後一到三小時之間，它們的血中濃度會達到尖峰。它們之間的差別在於鎮靜的副作用以及它們的強度。恐慌症以及某些焦慮症需要使用許多抗焦慮藥物，因此，效價較高的苯二氮平類藥物愈來愈常被用來治療這些疾患。最近幾年以來，**高效價**的苯二氮平類藥物，Xanax 及 Klonopin 在治療焦慮及恐慌疾患（不論有無合併懼曠症狀）方面，已經因為其療

效而獲得高度注意。Klonopin 是一種長效型苯二氮平類藥物，一天吃一到三次（通常是兩次），每日劑量一般是 0.5 到 3 毫克。Klonopin 需要兩小時才能開始發揮作用。Xanax 及 Ativan 效果較快出現（三十分鐘內），但效果也較快消退，因此一天中需要較多次劑量。Ativan 及 Xanax 的每日劑量一般是 0.5 到 3 毫克，與 Klonopin 類似。作用時間中等且中等效價的苯二氮平類藥物（Valium、Tranxene）在三十分鐘內發揮作用，但因消退的關係而必須每天服用三到四次。一般的劑量是每天 2.5 到 20 毫克。

表 17　抗焦慮藥物的製劑及劑量

藥物		劑量及製劑
學名	商品名	
抗組織胺		
Diphenhydramine	Benadryl	25, 50 毫克；錠劑 25 毫克／匙；懸浮液
Hydroxyzine	Vistaril, Atarax	25, 50 毫克；錠劑 2 毫克／匙；懸浮液
Chlorpheniramine maleate	Chlor-Trimeton	2, 4, 8 毫克；錠劑
苯二氮平類藥物（列出部分）		
Clonazepam	Klonopin	0.5, 1, 2 毫克；錠劑
Alprazolam	Xanax	0.25, 0.5, 1 毫克；錠劑
Triazolam	Halcion	0.5, 1, 2 毫克；錠劑
Lorazepam	Ativan	0.5, 1 毫克；錠劑
Oxazepam	Serax	15, 30 毫克；錠劑
Diazepam	Valium	2, 5, 10 毫克；錠劑
Clorazepate	Tranxene	3.75, 7.5, 15 毫克；膠囊
Chlordiazepoxide	Librium	10, 25 毫克；膠囊
非典型		
Buspirone	Buspar	5, 10, 15 毫克；錠劑

苯二氮平類藥物一般來說並不會導致嚴重的副作用。比較常碰到的短期副作用包括鎮靜、嗜睡，以及精神敏銳度降低。兒童有時候會對苯二氮平類藥物產生矛盾反應，也就是說，他們有時候不會顯得比較不焦慮或比較想睡覺，反而變得激動及失去抑制（disinhibited）。失去抑制的孩子會顯得激動、愛說話、好動、更焦慮，而且睡得不好（失眠）。假如你的孩子不幸出現這種反應，通常它只會持續幾個小時而已。苯二氮平類藥物引發或導致憂鬱症的情況極少出現。除了不常見的依賴反應之外，苯二氮平類藥物並沒有長期的副作用。不需要做治療前的抽血檢查，也不需要在治療期間做血液的追蹤檢查。

> 失去抑制：失去對衝動或渴望的限制及控制。

儘管如此，長期使用這些藥物有可能出現耐受性（tolerance）。一旦孩子的身體習慣了這些藥物，就必須使用更多的藥物才能降低焦慮。突然中斷服藥，尤其是在使用高劑量的情況下，有可能導致戒斷現象（withdrawal）。戒斷症狀包括激動、急躁、冒汗以及焦慮；更嚴重的症狀有可能包括血壓上升、意識模糊及痙攣。好消息是，逐漸減少藥物劑量，而不是突然中斷服藥，就可以很容易預防戒斷症狀。

> 耐受性：在長期使用某一種藥物之後，不管是在行為上或身體上，失去了對該藥物的反應。

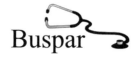

Buspar

Buspar（buspirone）也是一種抗焦慮藥物。buspirone 可以用來治療

發展疾患（包括廣泛性發展疾患）兒童的攻擊行為。Buspar 也可能有助於治療患有注意力不足過動疾患的孩子。Buspar 經常與選擇性血清素再吸收抑制劑併用，以便治療焦慮症，或是在憂鬱症的治療過程中用來加強抗憂鬱劑的效果。

　　不像苯二氮平類藥物，Buspar 並沒有抗痙攣、鎮靜，或肌肉鬆弛的性質。Buspar 的抗焦慮效果可能跟降低血清素的神經傳導有關。臨床經驗顯示，這種藥物的效果不如苯二氮平類藥物，然而，它的副作用顯然比較少，而且依賴及被濫用的機會也很低。副作用包括鎮靜、意識模糊及失去抑制。Buspar 的劑量是一天使用三次 5 到 15 毫克，並不需要做血液監測。

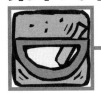

第十六章
降血壓藥物

　　降血壓藥物——clonidine、guanfacine 及 propranolol——之所以被如此稱呼，是因為它們被用來治療成人的高血壓。對於兒童及青少年，它們在精神科領域中被用來治療抽動疾患、注意力不足過動疾患、嚴重的發展疾患如自閉症，以及睡眠問題。這些藥物也可以用來減少自傷行為以及嚴重的攻擊或脾氣爆發等行為。降血壓藥物經常跟其他藥物（例如，刺激劑、情緒穩定劑及抗憂鬱劑）合併使用。

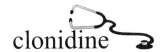

　　在精神藥理領域中，clonidine（Catapres）愈來愈常運用於兒童身上，有一部分的原因是在於它的廣泛有效性以及安全性。除了用來治療注意力不足過動疾患及睡眠困擾之外，clonidine 目前被認為可以當作治療妥瑞氏疾患及其他抽動疾患的第一線藥物。此外，研究報告也顯示，clonidine 有助於控制自閉症、廣泛性發展疾患兒童及青少年的攻擊性。最近兩個研究顯示，對於同時患有抽動疾患／妥瑞氏疾患以及注意力不足過動疾患的孩子，併用 clonidine 及刺激劑會有所助益。clonidine 作用於腦部的方式是減少其中一種主要的化學傳導系統，也就是腎上腺神經系統。說得更明確一點，它影響了腦部某些區域中正腎上腺素的釋放，進而影響了神經對神經的溝通。

表⑱ 降血壓藥物的製劑及劑量

藥物		劑量及製劑
學名	商品名	
Clonidine	Catapres	0.1, 0.2, 0.3 毫克；錠劑 1, 2, 3；皮膚貼片
Guanfacine	Tenex	1 毫克；錠劑
Propranolol	Inderal	10, 20, 40, 60, 80 毫克；錠劑 20, 60, 120 毫克；緩釋型錠劑
Nadolol	Corgard	20, 40, 80, 120, 160 毫克；錠劑

> 腎上腺神經系統：使用正腎上腺素當信使的一套複雜神經，
> 它跟身體內許多器官有廣泛的連結，包括
> 心臟、肺臟，以及製造荷爾蒙的一些腺
> 體。

　　clonidine 是一種短效的化合物，在兒童體內的作用時間僅約四小時，因此有些孩子可能一天必須服用多達四次。治療抽動及注意力不足過動疾患的有效劑量因人而有頗大差異。clonidine 有 0.1、0.2 及 0.3 毫克錠劑，開始治療的劑量盡量低，有時只有 0.1 毫克錠劑的一半或四分之一，然後再依據孩子的反應及副作用而逐漸增加劑量。clonidine 剛開始最好在晚上或睡前服用，因為它可能有鎮靜作用。事實上，這種藥物可以相當有助於處理併發於注意力不足過動疾患或是因使用刺激劑而引起的睡眠困擾。用來處理睡眠的時候，孩子在睡前三十分鐘需要服用至少半顆 0.1 毫克錠劑。我們的團隊所做的三年追蹤研究顯示，clonidine 對 80%患有睡眠問題的兒童非常有效，不過他們顯然對藥物的鎮靜性質出現某種程度的耐受性，因為在三年之後的平均劑量是 0.15 毫克（1½顆 0.1 毫克錠劑）。

　　一天必須服用 clonidine 好幾次的缺點之一，就是你孩子的情況可能
會好好壞壞。解決這個問題的另一種方法是皮膚貼片（**經皮膚吸收的製
劑**），三種劑量的貼片都有上市可供選擇。然而，常見的副作用是對貼
片部位的皮膚產生刺激，因而限制了這種方式的應用。

**我兒子使用 clonidine 皮膚貼片的效果很順利，
但是對於貼片部位的皮膚所產生的惱人紅疹，我該怎麼辦呢？**

　　這些皮膚貼片經常在所貼位置引發炎性反應（皮膚炎）。避免這種
惱人副作用的兩種方法就是每天更換貼片的位置，或是擦 0.5% 的類固醇
軟膏，後者可以在藥局買到，你只要在孩子貼上皮膚貼片之前，在所貼
位置塗上軟膏即可。

　　很有助於改善睡眠問題的鎮靜作用，其實也是 clonidine 最常見的短
期副作用。假如你的孩子嚴重嗜睡，降低劑量可能有其必要，不過，其
實鎮靜作用通常會在繼續服用一段時間之後逐漸減少。clonidine 也可能
造成易怒及憂鬱。若是每天服用超過 0.4 毫克，可能會產生意識模糊的
現象。最近有一份報告指出，有三位同時服用 clonidine 及其他藥物的病
童死於不明原因，然而，進一步的訊息指出，圍繞在這些死亡事件周圍
有待斟酌的情況，似乎不應該將罪過全部歸給 clonidine。clonidine 本身
沒有特別的長期副作用。令人訝異的是，雖然 clonidine 對成人來說是相
當強的降血壓藥物，它對兒童的血壓倒是沒什麼特別作用。**儘管如此，
突然停掉 clonidine，仍會造成反彈性的高血壓，因此最好是逐漸停藥。**
此外，clonidine 在與 propranolol 或其他 β—阻斷劑——這些藥物可以用來
治療嚴重行為爆發，也可以治療有嚴重發脾氣又有明顯睡眠問題的孩子，
或是治療患有高血壓又有注意力不足過動疾患或是品行疾患的過動／衝
動及攻擊症狀的孩子——併用時必須相當小心，因為兩者之間曾被報告

過有不良的交互作用。

　　對於患有嚴重注意力不足過動疾患並有攻擊行為的孩子，同時患有抽動疾患及注意力不足過動疾患的孩子，或是患有注意力不足過動疾患並有睡眠問題的孩子，clonidine 可以跟刺激劑一起使用。最近一項大型研究指出，若是 clonidine 與 Ritalin 合併使用，對患有注意力不足過動疾患及抽動疾患的孩子頗為有效。

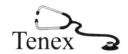

Tenex

　　另一種成人使用的降血壓藥物，但卻對兒童的血壓影響很少的藥物是 Tenex（guanfacine），它最近開始被用來治療注意力不足過動疾患、抽動疾患及妥瑞氏症，以及少數用來處理非特定的攻擊性。雖然對 Tenex 的研究沒有像 clonidine 那麼多，它應該是作用於相同的腦部區域，進而影響了類似的神經對神經的溝通。如同 clonidine 一樣，研究已經顯示，併用 clonidine 與 Ritalin 可以有效治療注意力不足過動疾患合併抽動疾患，而且病患可以忍受兩種藥物的合併使用。

Tenex 和 clonidine 之間的差別是什麼？

　　這兩種藥物的重要差異將會決定哪種藥比較適合你的孩子。在治療注意力不足過動疾患的時候，Tenex 似乎對注意力困難比較有效，而 clonidine 對過動及攻擊行為比較有效。clonidine 的效價比 Tenex 強約十倍，但是 Tenex 較少引發鎮靜及易怒。

　　Tenex 有 1.0 毫克錠劑，而一般的起始劑量是每次半顆藥，每天兩次。雖然 Tenex 的劑量數據尚未完全建立，每次 1.0 毫克、每天四次的用法倒還頗為安全、有效。主要的副作用包括易怒、疲倦，高劑量時引發意識模糊，以及很少出現的激動行為。正如 clonidine，Tenex 也不該突然中斷使用，因為孩子的血壓可能會有短暫性的反彈。

propranolol 及其他β—阻斷劑

　　在醫療界裡面，β—阻斷劑通常是用來控制血壓，有時用來處理行為問題。雖然在兒童身上並無系統性的探究，β—阻斷劑被認為有助於處理腦傷且合併有嚴重衝動控制問題的患者。propranolol 獲得諸多注意，主要是因為它有助於治療服用抗精神病藥物所引發的**靜坐不能**（akathisia），同時又可以用來治療諸如不敢公開說話等畏懼症，以及治療自我虐待行為。

　　propranolol 是最常被處方以及最早的β—阻斷劑之一；其他的β—阻斷劑包括 atenolol、pindolol 以及 nadolol。propranolol 作用的方式是透過阻斷腎上腺神經系統的某些區域，更確切地說，就是阻斷身體中許多部位裡的**β—腎上腺接受器**，進而減少了神經對神經的溝通。propranolol 也可以通過血腦屏障（blood-brain barrier），這可能部分說明了它為何可以用來減少某些問題行為。

　　propranolol 屬於短效型藥物，服用之後的作用時間約四到六小時。劑量因人而異，但通常起始劑量是每天 10 毫克，然後每一到兩週提高一些劑量，直到最高劑量大約每天 200 到 300 毫克，但必須留意高劑量所可能引發的副作用。

　　propranolol 的短期副作用通常不太嚴重，而且在停止服藥之後就會消失，包括噁心、嘔吐、便祕，以及輕度腹瀉。兒童也曾報告出現逼真的夢境、憂鬱，以及極少見的幻覺。propranolol 可能造成心跳減緩以及血壓降低，特別是在高劑量，因此你的孩子必須定期量血壓及脈搏，而這些在家中做即可。確認你孩子的醫師知道你孩子可能有的心臟問題，因為在某些心臟出問題的情況下，不應該使用 propranolol。propranolol 也會惡化某些呼吸問題（高呼吸道阻力、哮喘），因此絕對不能使用於

患有氣喘的孩子身上。propranolol 在應用於患有糖尿病的孩子身上時，也應特別留意，因為它的使用有可能會掩蓋嚴重低血糖時所發出來的危險信號。長期使用 propranolol 並無已知的長期副作用，但停藥時仍應逐漸減藥，以避免孩子出現反彈性的血壓波動。

第十七章
抗精神病藥物

　　抗精神病藥物是有效治療精神病的唯一一類藥物，不過，對於某些兒童疾患，若是一些標準療法未能成功，有時還是會用到抗精神病藥物。這類藥物也被稱為**重鎮靜劑**（major tranquilizers）或**安神劑**（neuroleptics），曾有被濫用的歷史，也有不少副作用，這就是這類藥物通常保留給嚴重困擾且對其他藥物沒有反應的兒童使用的原因。因此，你自己及你孩子的醫師應該要很清楚知道使用這類藥物的目的，以及你孩子究竟應該服用多久的藥物。

　　對於妥瑞氏症、嚴重的情緒起伏或情緒化，以及嚴重的干擾、自傷或攻擊行為，這些藥物通常保留為第二或第三線的藥物。對於兒童的精神病，例如，精神分裂症以及有時發生於憂鬱症或雙極性疾患的現實感障礙，它們則可以當作首選藥物。新一代的抗精神病藥物愈來愈常被提早用來治療年輕人的嚴重躁狂。

　　你必須了解的一個問題是，即使某種抗精神病藥物已被選為治療某疾患的第二線或第三線藥物，它仍然有可能無法治療該疾患常見的共病疾患。舉例來說，在 Strattero、clonidine 及三環類抗憂鬱劑無法改善妥瑞氏症之後，Haldol（haloperidol）及 Orap（pimozide）就經常會派上用場，而它們固然對抽動的減少有助益，但它們對於經常伴隨於妥瑞氏症的強迫疾患及注意力不足過動疾患卻沒什麼用處。

　　有關如何以及何時選擇抗精神病藥物，還有另外一點值得注意：這些藥物傳統上也被用來控制包括智能不足及廣泛性發展疾患（自閉症及

相關疾患）等發展疾患中經常出現的激動、攻擊及自傷等症狀。然而，傳統並不代表是絕對的規則，對此我們認為可以先嘗試一些副作用較少的藥物，包括 propranolol 及 clonidine。假如你和醫師都認為必須使用抗精神病藥物，你就要了解這些藥物之間的差異：鎮靜作用較強、效價較低的藥物（例如，Thorazine、Mellaril 或 Seroquel）對於比較激動的兒童及青少年可能較有助益，而效價較高的藥物（例如，Trilafon、Navane 或 Risperdal）可能對於正受幻聽干擾的孩子較有幫助。

在藥理學上以及在治療精神病、行為控制及其他精神疾患的能力（例如，有效性）方面，所有抗精神病藥物多少有其相似之處，然而，就如同表 19 所示，它們的效價及副作用（尤其是引發肌肉攣縮及鎮靜）則有很大的差異。臨床上使用的傳統抗精神病藥物主要類別有：(1)低效價化合物（需要較高劑量），如 Thorazine（chlorpromazine）及 Mellaril（thioridazine）；(2)中效價化合物，如 Stelazine（trifluoperazine）、Navane（thiothixene）、Trilafon（perphenazine），以及 Loxitane（loxapine）；以及(3)高效價化合物，如 Haldol（haloperidol）、Prolixin（perfenazine），以及 Orap（pimozide）。也有比較新的抗精神病藥物，包括 Clozaril（clozapine）、Risperdal（risperidone）、Zyprexa（olanzapine）、Seroquel（quetiapine）、Geodon（ziprasidone），以及 Abilify（aripiprazole）。在同意讓孩子接受抗精神病藥物治療之前，你應該盡可能了解這些藥物。

諸如 Mellaril 等傳統抗精神病藥物的作用是阻斷特定的多巴胺接受器（D_2）。這類藥物所引起的副作用導因於它們也同時阻斷了其他的接受器：若同時阻斷了組織胺接受器，則會導致口乾及鎮靜；若是同時阻斷了膽鹼系統，則會導致心跳加快及便祕。新一代的非典型抗精神病藥物對其他的接受器影響較少，並且是影響不同的多巴胺接受器。

表 19　抗精神病藥物的製劑及劑量

藥物		劑量及製劑
學名	商品名	
非典型（新一代）		
Ziprasidone	Geodon	20, 40, 60, 80 毫克；錠劑
Aripiprazole	Abilify	5, 10, 15, 20, 30 毫克；錠劑
Risperidone	Risperdal	0.25, 0.5, 1, 2, 3 毫克；錠劑
Clozapine	Clozaril	25, 50, 100 毫克；錠劑
Olanzapine	Zyprexa	2.5, 5, 7.5, 10, 15 毫克；錠劑
Quetiapine	Seroquel	25, 100, 200 毫克；錠劑
高效價		
Haloperidol	Haldol	0.5, 1, 2, 5, 10, 20 毫克；錠劑 2 毫克／毫升；懸浮液
Pimozide	Orap	2 毫克；錠劑
Fluphenazine	Prolixin	1, 2.5, 5, 10 毫克；錠劑 5 毫克／毫升；懸浮液
中效價		
Trifluoperazine	Stelazine	1, 2, 5, 10 毫克；錠劑
Perphenazine	Trilafon	2, 4, 8, 16 毫克；錠劑
Thiothixene	Navane	1, 2, 5, 10, 20 毫克；錠劑 5 毫克／毫升；懸浮液
Loxapine	Loxitane	5, 10, 25, 50 毫克；錠劑 5 毫克／匙；懸浮液
低效價		
Molindone	Moban	5, 10, 25, 50, 100 毫克；錠劑 4 毫克／匙；懸浮液
Mesoridazine	Serentil	10, 25, 50, 100 毫克；錠劑 25 毫克／匙；懸浮液
Thioridazine	Mellaril	10, 15, 25, 50, 100, 200 毫克；錠劑 5, 6, 20 毫克／匙；懸浮液
Chlorpromazine	Thorazine	10, 25, 50, 100, 200 毫克；錠劑 5, 6, 20 毫克／匙；懸浮液

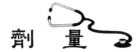

劑　量

　　低效價藥物（例如，Mellaril、Thorazine、Seroquel 或 Clozaril）的一般劑量大概是每天 25 到 300 毫克之間；中效價藥物（例如，Trilafon、Stelazine 或 Zyprexa）的一般劑量大概是每天 4 到 40 毫克之間；高效價藥物（例如，Haldol、Prolixin 和 Risperdal）的一般劑量大概是每天 0.5 到 6 毫克之間。抗精神病藥物在血中都持續相當長的時間，因此一天服用的次數一般都不會超過兩次。

　　多數抗精神病藥物製劑都有錠劑及膠囊形式。此外，每一種類別的抗精神病藥物中至少有一種藥物有液劑形式。有幾種藥物，包括 Thorazine、Haldol、Prolixin 以及 Geodon，尚有注射劑形式。Haldol 及 Prolixin 還有油性懸浮液形式，可以用來肌肉注射，效果持續兩週到一個月。Zyprexa 及 Risperdal 有口溶錠劑，對於會把藥含在口中再伺機吐掉的孩子而言，口溶錠劑就很有用。這些製劑會溶於口中，無法藏在嘴裡。

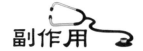

副作用

　　抗精神病藥物常見的短期、可逆性的副作用是嗜睡、食慾增加，以及體重增加。低效價的藥物比較常出現的副作用包括頭暈、口乾、鼻塞，以及視力模糊；高效價的藥物比較常出現影響各種肌肉群的副作用（**錐體外效應**），導致肌肉繃緊及攣縮（**肌張力異常**）、眼球轉動，或是導致無法安靜地坐著（**靜坐不能**）。所有抗精神病藥物也有可能引發類似帕金斯症的可逆性症狀，包括行動遲緩、震顫、緊繃，以及面部表情減少。

　　雖然在視覺上對別人有點困擾，而且孩子本身有時也覺得不舒服，

抗精神病藥物的諸多短期副作用都有方法可以加以處理。使用鎮靜作用較少的抗精神病藥物（Risperdal、Geodon 或 Abilify，而不是 Thorazine、Seroquel 或 Zyprexa），而且盡量在晚餐後或睡前服藥，便可以避免過度的鎮靜作用。嗜睡不應與思考障礙混為一談，而只要調整一下服藥的劑量及時間，通常就可以減少嗜睡。事實上，只要是低劑量使用，抗精神病藥物幾乎不太會引起意識模糊或障礙。選用中效價或高效價藥物（Stelazine、Navane、Haldol 或 Risperdal 取代 Thorazine 或 Mellaril），就比較可以避免口乾、便祕及視力模糊等副作用。緩慢調高劑量或者是選用低效價的藥物（Navane 或 Stelazine 取代 Haldol 或 Orap），就可以避免大多數的肌肉攣縮（錐體外效應）。

　　在我們的門診中，我們盡量避免對孩子使用 Haldol 或 Prolixin，主要是擔心肌肉攣縮的問題，這種問題雖然不會造成危險，但頗令人困擾。然而，假如你的孩子對某一抗精神病藥物反應良好，但出現肌肉攣縮，有一類很安全的藥物（抗帕金斯症藥物）可以加上來治療此副作用。假如肌肉攣縮必須立即緩解的話，藥房可以買到的抗組織胺 Benadryl 可以短期用來處理這個症狀；若要長期預防或治療，則可每天服用 Cogentin 或 amantidine。假如你的孩子服用某種抗精神病藥物之後出現激動行為，並且合併有無法靜靜坐著的現象，此時就必須考慮藥物引發的副作用之可能性。類似於治療肌肉攣縮，Benadryl、Cogentin、amantadine、β—阻斷劑（例如，propranolol），以及苯二氮平類藥物（例如，Klonopin），都可能有助於減少這些副作用。

　　抗精神病藥物所引起的另一種極少出現但卻很嚴重的反應，是**抗精神病藥物惡性症候群**（neuroleptic malignant syndrome）。這種反應的症狀包括嚴重的肌肉緊繃、意識模糊、冒冷汗、發燒，以及血壓和脈搏不穩定。**假如你發現孩子出現類似上述的症狀，你必須立即跟你的醫師聯絡，或是帶孩子到急診室去。**一旦懷疑有抗精神病藥物惡性症候群就應

該馬上驗血，以便確定肌肉或腎臟有否受到傷害。在治療此症候群期間，必須有密切的醫療監控，同時必須立即停用抗精神病藥物。

正如同用於成人一樣，抗精神病藥物若是長期用於兒童及青少年身上，有可能出現一種令人擔心、有時是不可逆性的副作用，稱為**遲發性自主運動異常**（tardive dyskinesia, TD）。遲發性自主運動異常指的是孩子無法完全停下的一群動作，它通常開始於嘴唇噼啪作響及捲動舌頭，然後可能會進展到涉及其他臉部肌肉，導致出現明顯的眨眼睛及扮鬼臉。遲發性自主運動異常也可能會進展到涉及肩膀、軀幹及四肢肌肉的攣縮或出現類似跳舞的動作。孩子服用藥物的劑量愈高、時間愈久，出現遲發性自主運動異常的危險性就愈高。只服用藥物一個月的孩子一般來說並沒有出現遲發性自主運動異常的危險性；不過，服用這類藥物的孩子應該要留意是否出現一些不正常的肌肉動作。

對遲發性自主運動異常的治療方法通常就是停用抗精神病藥物，但是這個方法卻不應該輕易使用，因為突然停藥事實上可能會暫時性地惡化了遲發性自主運動異常，同時又使得藥物原本要治療的行為／思考障礙再度復發。我的一位病人吉兒每天服用 5 毫克 Stelazine 來治療精神分裂症，結果出現了嘴唇噼啪作響的現象，但是在停藥之後兩星期，吉兒的遲發性自主運動異常演變成扮鬼臉。經過兩個月之後，扮鬼臉以及嘴唇噼啪作響的情況有了改善，但是停藥卻使得她的惱人幻聽——聲音告訴她要傷害自己——又出現了。不過，在她服用 Risperdal 之後，情況已大幅好轉。藥物治療也可能有助於減少遲發性自主運動異常，這些藥物包括成人神經科用來治療帕金斯症的那些藥物。此外，最近的研究開始對維生素 E 的使用產生興趣。

遲發性自主運動異常必須與較常見且較為良性的戒斷攣縮（withdrawal spasms）有所區分，後者是由於突然停用抗精神病藥物所導致，而且在停藥數天到數週之後就可自然減輕。對於智能不足及廣泛性發展

疾患兒童，遲發性自主運動異常應該要與這些孩子經常出現的常同行為（stereotypies）有所區分，例如，撞頭或搖晃頭部。

常同行為：重複的動作，例如，撞頭或搖晃頭部。

非典型抗精神病藥物

新一代抗精神病藥物——Risperdal、Seroquel、Zyprexa、Geodon、Abilify 以及 Clozaril（較少）——愈來愈常被用來當作第一線藥物，因為它們引起的副作用比較少，而且可以改善精神病的所有層面。諸如退縮、失去興趣、矛盾情緒，以及情感平板等症狀，都可以因新一代抗精神病藥物而有所改善。就像傳統抗精神病藥物一樣，它們也會影響多巴胺系統，不過卻影響不同小組的多巴胺及血清素接受器。這些新一代的藥物被用來治療精神病、明顯情緒起伏，以及嚴重的抽動／妥瑞氏症。Clozaril 仍然是相當有效的藥物，但是它只保留給其他藥物治療無效的兒童及青少年使用，因為使用 Clozaril 時必須做密切的監測。

劑量的使用是依據它們的效價而定。Risperdal 是效價最高的藥物，因此每日劑量也最低，大概是在每天三次 0.5 到 2 毫克之間。Zyprexa 被視為中效價的藥物，兒童及青少年的一般劑量大概在每天 5 到 20 毫克之間。Seroquel 及 Clozaril 是低效價的藥物，劑量大概在每天 100 到 600 毫克之間。通常必須經過一週到三個月的治療，才能看到這些藥物的完整效果，特別是 Clozaril。Abilify 和 Geodon 被視為中效價藥物；Geodon 的每日劑量在 40 到 160 毫克之間，而 Abilify 在 5 到 30 毫克之間。

Risperdal、Zyprexa 以及 Seroquel 的副作用與傳統抗精神病藥物類似，但是副作用出現的比率以及發生遲發性自主運動異常的危險性明顯

低了許多。使用 Risperdal 有可能出現暫時性泌乳激素增加，而這樣的增加不確定是否有其重要性，但資料顯示經過六個月的治療之後，這種情況大致都會消失。服用 Clozaril 時必須小心監測，因為它偶爾會造成白血球數目下降到危險的程度，或是引發痙攣。在目前，接受 Clozaril 治療的病患必須每週做血液監測，但其他藥物則不用。在極少數的情況下，醫師可能會要求做心電圖或眼睛的檢查（只有 Seroquel）。由於這些藥物可能造成體重增加，因此必須留意飲食的攝取。在嚴重體重增加的情況下，加用 Topamax（topiramate50 毫克每天兩次），可以有助於體重的減輕或是讓體重的增加維持在最少的程度。

　　用來治療兒童精神疾患的所有新一代藥物中，最有問題的長期效應可能是跟非典型抗精神病藥物的使用有關，尤其是 Zyprexa 以及一部分的 Risperdal，最主要是它們會讓病患的體重增加以及對代謝的潛在影響（擔心長期使用非典型抗精神病藥物可能會促進糖尿病的產生）。

　　目前並不清楚 Seroquel 或 Geodon 是否有類似的問題。另一種很新又有效的抗精神病藥物，Abilify（aripiprazole），並不會讓病患增加體重，而且病患一般都可以忍受這個藥，但是它卻可能引發一些動作攣縮，甚至可能在長期服用之後，增加遲發性自主運動異常的危險性。

抗精神病藥物的使用

　　在過去幾年來，對於患有干擾疾患、自傷行為，以及雙極性疾患的兒童及青少年，不少醫師傾向於將非典型抗精神病藥物當作是第一線用藥。

　　幻覺經常出現在患有情緒疾患的兒童身上，在這種情況下，就要有特別的方式來治療這些情緒疾患。使用 lithium 來治療雙極性疾患，同時又用 Risperdal 來治療幻覺，這對兒童而言並非少見。若是孩子有思考流

程方面的障礙，同時又有嚴重的激動或焦慮，加入抗焦慮藥物（苯二氮平類藥物），例如，lorazepam（Ativan）及 clonazepam（Klonopin），可以對情況有所助益，也可以減少抗精神病藥物的使用劑量。一旦單一藥物沒有效，或是情況很複雜，有些兒童甚至需要用到兩類藥物：情緒穩定藥物，例如，lithium、Tegretol 或 Depakote；加上抗精神病藥物，例如，Risperdal、Seroquel 及 Abilify。在這些複雜的情況下，孩子可能一天要服用兩次或三次藥，總藥數甚至高達八顆藥。

　　想到要服用這麼多種藥物，對孩子、家人，甚至醫師來說，都不是一件令人愉快的事情，但是這通常有其必要性。十二歲的強有明顯的情緒起伏、易怒、爆發脾氣，並且在最近出現幻聽，那聲音命令他去傷害別人，同時他也有妄想。Trilafon 8 毫克每天兩次，可以明顯減少幻聽及妄想，但他卻出現了肌肉攣縮的現象，必須使用 Congentin 來加以治療。在每天服用兩次 400 毫克 Tegretol 以及每天服用兩次 300 毫克 Neurontin 之後，強的情緒終於穩定下來。雖然每天必須服用總共十顆、四種不同類型的藥物，強對於合併治療的忍受度還好。隔年我們試圖讓他減少服用藥物，卻導致情緒化及幻聽的復發。

第十八章
用來治療睡眠、尿床及其他問題的藥物

　　有不少藥物也被用來治療孩子的問題，這些問題可能無法完全歸類於某些情緒或行為問題類別上面，但卻經常會影響患有精神疾患的孩子。這些藥物來自於不同類別的藥物種類，而且通常有超過一種以上的用途。第一個例子是 clonidine，它是一種降血壓藥物，也被用來治療注意力不足過動疾患，同時由於它有鎮靜效果，它也被用來治療有睡眠困擾的兒童。第二個例子是 Benadryl，它被用來解除過敏反應，但也可以作為助眠藥物。

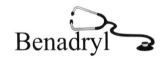

Benadryl

　　Benadryl（diphenhydramine）是一種抗組織胺，通常被用來治療所有年齡層病患的季節性過敏、藥物過敏、非特定的紅疹以及搔癢。每一個家庭都應該或多或少準備一些 Benadryl 放在醫藥箱裡面。由於 Benadryl 有鎮靜作用，它可以相當有助於處理失控或是有睡眠問題的孩子。Benadryl 也有助於治療對藥物的反應，例如，皮膚紅疹及肌肉攣縮。

　　Benadryl 對兒童及青少年相當方便，它有膠囊、錠劑、液劑（很不錯的劑型，因為它作用發生得比較快速），以及適合幼兒服用的甜口味。幼兒的劑量一般是 12.5 毫克（半茶匙），而較大兒童的劑量可以高達 50 毫克。Benadryl 通常在服用之後三十分鐘開始發揮作用，效果最多可持續八小時。它的主要副作用通常很短暫，包括鎮靜、早上嗜睡、高

劑量時可能造成意識模糊，以及口乾。Benadryl 最好不要長期使用，因為孩子對於此藥的助眠作用很快就會產生耐受性。

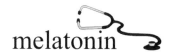

melatonin

melatonin是人體中自然生成且與睡眠週期有關的荷爾蒙，它也被用來治療睡眠問題。在大多數人們都在睡覺的晚間時刻，腦中的melatonin自然就會升高；相反地，在白天的時候，melatonin 的濃度就下降。因此，在該睡覺的時刻服用這種「天然的」化合物，被認為應該有助於進入一種更為自然的睡眠狀態。

有些父母指出，這種藥物可以幫助他們患有睡眠困擾的孩子「放輕鬆」，並且更自然地熟睡。對兒童的開放型研究顯示，睡前一劑 0.5 毫克melatonin膠囊，就可以有所助益。有關對孩子的副作用並沒有很好的研究，不過，可能的副作用包括晨間鎮靜作用以及夢境活動的改變。不像成人使用的某些助眠藥物，這種藥物並沒有明顯的成癮性。melatonin與其他精神用藥並沒有明顯的交互作用。

抗利尿激素：desmopressin

非導因於醫學疾病的尿床或遺尿症，通常對於非藥物的治療方式反應良好，這些療法包括行為矯治及心理治療，應該最先考慮使用。在過去五年以來，有一種天然荷爾蒙的合成形式已經逐漸被用來治療尿床，它叫作**抗利尿激素**（antidiuretic hormone）。這個稱為 desmopressin（ddAVP）的藥物有噴鼻劑及錠劑兩種劑型，但是價格並不便宜。

desmopressin 可以安全、有效地抑制尿液的製造，通常作用可以維持 7 到 10 小時。因此，若是孩子要到朋友家過夜，或是要參加必須過夜

的夏令營，藥物就會相當有幫助。每天的劑量是睡前在每個鼻孔噴一
（10毫克）到二下。由於尿床通常隨年齡長大而消失，因此，ddAVP不
應該無限期使用，雖然長期使用並無危險性。副作用通常很少，頂多鼻
孔內充血及對鼻黏膜的刺激。

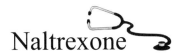

Naltrexone

Naltrexone（Trexane 或 Rivea）對下列兩種相當不同的情況似乎頗有
助益：(1)治療自我虐待，例如，自傷及撞頭；以及(2)治療青少年及成人
的過度飲酒。這個藥物的作用是透過阻斷腦中一種稱為**腦內啡**（endor-
phin）**系統**的天然鴉片系統之作用；它是一種強力而長效的藥物，可以
部分阻斷腦中的鴉片（天然的疼痛解除）系統。對於患有廣泛性發展疾
患以及會自我傷害的兒童，此藥物的每日劑量大約是 25 到 150 毫克。要
降低飲酒量大概也需要類似的劑量，不過截至本書寫作時間為止，尚未
有針對青少年的正式研究報告。雖然這個藥物一般來說並沒有嚴重的副
作用，極少數的報告還是有提及成人使用之後所出現的肝臟問題，不
過，這些人之中大多數先前本來就因酒癮而有一些肝臟方面的問題了。

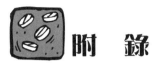 **附　錄**

用來治療兒童期情緒及
行為疾患的藥物製劑及劑量

藥　物		劑量及製劑
學名	商品名	
刺激劑		
Methylphenidate	Ritalin（利他能）	5, 10, 20 毫克；錠劑
	Ritalin LA*	20, 30, 40 毫克；膠囊
	Methylin	20 毫克；持續釋放型錠劑
	Focalin	2.5, 5, 10 毫克；錠劑
	Concerta*	18, 27, 36, 54 毫克；膠囊
	Metadate CD*	20 毫克；膠囊
Amphetamine compounds（安非他命類）	Adderall	5, 10, 20, 30 毫克；錠劑
	Adderall XR*	5, 10, 15, 20, 25, 30 毫克；膠囊
Dextroamphetamine	Dexedrine	5, 10 毫克；錠劑 5, 10, 15 毫克；長效膠囊
Magnesium pemoline	Cylert	18.75, 37.5, 75 毫克；錠劑
非刺激劑（正腎上腺性） Atomoxetine	Strattera	10, 18, 25, 40, 60 毫克；膠囊
降血壓藥物		
Clonidine	Catapres	0.1, 0.2, 0.3 毫克；錠劑 1, 2, 3 皮膚貼片
Guanfacine	Tenex	1 毫克；錠劑

藥 物		劑量及製劑
學名	商品名	
Propranolol	Inderal	10, 20, 40, 60, 80 毫克;錠劑
		20, 60, 120 毫克;持續釋放型錠劑
Nadolol	Corgard	20, 40, 80, 120, 160 毫克;錠劑

抗憂鬱劑(選擇性血清素再吸收抑制劑)

Fluoxetine	Prozac	10, 20, 60 毫克;膠囊
	(百憂解)	20 毫克/匙;懸浮液
Sertraline	Zoloft	50, 100 毫克;錠劑
	(樂復得)	20 毫克/毫升;懸浮液
Fluvoxamine	Luvox	50, 100 毫克;錠劑
	(無鬱寧)	
Paroxetine	Paxil	10, 20, 30, 40 毫克;錠劑
	(克憂果)	20 毫克/5 毫升;懸浮液
Citalopram	Celexa	20, 40 毫克;錠劑
	(舒憂)	
Escitalopram	Lexapro	10, 20 毫克;錠劑

抗憂鬱劑(三環類)

Desipramine	Norpramin	10, 25, 50, 75, 100, 150 毫克;錠劑
	Pertofrane	
Nortriptyline	Pamelor	10, 25, 50 毫克;膠囊
	Vivactyl	10 毫克/匙;口服懸浮液
Imipramine	Tofranil	10, 25, 50, 75, 100, 150 毫克;錠劑
		及膠囊
Amitriptyline	Elavil	10, 25, 50, 75, 100, 150 毫克;錠劑
Protriptyline	Vivactyl	5, 10 毫克;膠囊
Maprotiline	Ludiomil	25, 50, 75 毫克;錠劑
Clomipramine	Anafranil	25, 50, 100 毫克;錠劑
Doxepin	Sinequan	10, 25, 50, 75, 100, 150 毫克;膠囊
		10 毫克/毫升;液劑

抗憂鬱劑(非典型)

Venlafaxine	Effexor	25, 37.5, 50, 75 毫克;錠劑
		37.5, 75, 150 毫克;長期釋放錠劑

藥　物		劑量及製劑
學名	商品名	
Trazodone	Desyrel	50, 100, 150, 300 毫克；錠劑
Nefazodone	Serzone	50, 100, 200 毫克；錠劑
Bupropion	Wellbutrin	75, 100 毫克；錠劑
		100, 150, 200 毫克；持續釋放型錠劑
Mirtazapine	Remeron	15, 30 毫克；錠劑
單胺氧化酶抑制劑		
Phenelzine	Nardil	15 毫克；錠劑
Tranylcypromine	Parnate	10 毫克；錠劑
抗精神病藥物（非典型）		
Risperidone	Risperdal	0.25, 0.5, 1, 2, 3 毫克；錠劑
Olanzapine	Zyprexa	2.5, 5, 7.5, 10, 15 毫克；錠劑
Quetiapine	Seroquel	25, 100, 200 毫克；錠劑
Aripiprazole	Abilify	5, 10, 15, 20, 30 毫克；錠劑
Ziprasidone	Geodon	20, 40, 60, 80 毫克；膠囊
Clozapine	Clozaril	25, 50, 100 毫克；錠劑
抗精神病藥物（高效價）		
Haloperidol	Haldol	0.5, 1, 2, 5, 10, 20 毫克；錠劑
		2 毫克／毫升；懸浮液
Pimozide	Orap	2 毫克；錠劑
Fluphenazine	Prolixin	2.5, 5, 10 毫克；錠劑
		5 毫克／毫升；懸浮液
抗精神病藥物（中效價）		
Trifluoperazine	Stelazine	1, 2, 5, 10 毫克；錠劑
Perphenazine	Trilafon	2, 4, 8, 16 毫克；錠劑
Thiothixene	Navane	2, 5, 10, 20 毫克；錠劑
		5 毫克／毫升；懸浮液
Loxapine	Loxitane	5, 10, 25, 50 毫克；錠劑
		5 毫克／匙；懸浮液

藥　　物		劑量及製劑
學名	商品名	
抗精神病藥物（低效價）		
Molindone	Moban	5, 10, 25, 50, 100 毫克；錠劑
		4 毫克／匙；懸浮液
Mesoridazine	Serentil	10, 25, 50, 100 毫克；錠劑
		25 毫克／匙；懸浮液
Thioridazine	Mellaril	10, 15, 25, 50, 100, 200 毫克；錠劑
		5, 6, 20 毫克／匙；懸浮液
Chlorpromazine	Thorazine	10, 25, 50, 100, 200 毫克；錠劑
		6, 20 毫克／匙；懸浮液
情緒穩定劑		
Lithium salts	Lithobid,	150, 300, 450 毫克；錠劑
	Lithonate,	8 毫當量／匙（＝300 毫克錠劑）
	Lithotabs,	
	Eskalith,	
	Cibalith	
Carbamazepine	Tegretol,	100, 200 毫克；錠劑
	Carbachol	100 毫克／匙；懸浮液
Oxcarbazepine	Trileptal	150, 300, 600 毫克；錠劑
Valproic acid	Valproate,	125, 250, 500 毫克；錠劑及膠囊
	Depakote,	250 毫克／匙；懸浮液
	Depakene,	
	sprinkles	
Gabapentin	Neurontin	100, 300, 400 毫克；膠囊
		400, 600, 800 毫克；錠劑
Lamotrigine	Lamictal	25, 100, 150, 200 毫克；錠劑
Topiramate	Topamax	25, 100, 200 毫克；錠劑
Tiagabine	Gabitril	4, 12, 16, 20 毫克；錠劑

藥　物		劑量及製劑
學名	商品名	
抗焦慮藥物		
抗組織胺		
Diphenhydramine	Benadryl	25, 50 毫克；錠劑
		25 毫克／匙；懸浮液
Hydroxyzine	Vistaril,	25, 50 毫克；錠劑
	Atarax	2 毫克／匙；懸浮液
Chlorpheniramine	Chlor-	2, 4, 8 毫克；錠劑
maleate	Trimeton	
苯二氮平類藥物（部分列出）		
Clonazepam	Klonopin	0.5, 1, 2 毫克；錠劑
Alprazolam	Xanax	0.25, 0.5, 1 毫克；錠劑
Triazolam	Halcion	0.5, 1, 2 毫克；錠劑
Lorazepam	Ativan	0.5, 1 毫克；錠劑
Oxazepam	Serax	15, 30 毫克；錠劑
Diazepam	Valium	2, 5, 10 毫克；錠劑
Clorazepate	Tranxene	3.75, 7.5, 15 毫克；膠囊
非典型		
Buspirone	Buspar	5, 10, 15 毫克；錠劑
Zolpidem	Ambien	5, 10 毫克；錠劑
Zaleplon	Sonata	5, 10 毫克；錠劑

*長期釋放型製劑（8 至 12 小時作用期間）。

完成的藥物日誌範例

開始日期／ 結束日期	藥物	每日劑量	反應	副作用	說明
11/02-2/03	Ritalin	20毫克 每天兩次	很好	浮躁	在學校表現良好
2/03-3/03	Concerta	54毫克	很好	浮躁	在學校表現良好
2/03-4/03	Adderall XR	10-20毫克	很好	浮躁 喜怒無常	在學校表現良好
4/03-7/03	Strattera	60毫克	良好	疲倦	行為良好， 有注意力問題
7/03-	Strattera + Concerta	60毫克 54毫克	非常好	無	在學校行為表現 良好，情緒改善

藥物日誌

開始日期／結束日期	藥物	每日劑量	反應	副作用	説明

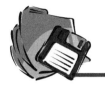

資　源

衛生署核定之精神醫療院所名單

名　稱	地　址	電　話
基隆市		
長庚醫院	基隆市麥金路 222 號	(02)2231-3131
南光神經精神科醫院	基隆市基金一路 91 號	(02)2431-0023
署立基隆醫院	基隆市信二路 268 號	(02)2429-2525
台北縣市		
三軍總醫院	台北市汀州路三段 8 號	(02)2365-8308
仁濟療養院	本院：台北市西園路二段 42 號	(02)2308-0262
	新莊分院：新莊市瓊林路 100 巷 27 號	(02)2201-5222
台大醫院	台北市中山南路 7 號	(02)2312-3456
台北市立和平醫院	台北市廣州街 14 號	(02)2552-3434
台北市立中興醫院	台北市鄭州路 145 號	(02)2388-9595
台北市立仁愛醫院	台北市仁愛路四段 10 號	(02)2709-3600
台北市立關渡醫院	台北市北投區知行路 225 巷 12 號	(02)2858-7000
台北榮民總醫院	台北市石牌路二段 201 號	(02)2871-2121
台北市立療養院	台北市松德路 309 號	(02)3726-3141
台北醫學院	台北市吳興街 250 號	(02)2737-2181
台北市立忠孝醫院	台北市南港區同德路 87 號	(02)2786-1288
何瑞麟診所	台北市敦化北路 145 巷 15 號	(02)2718-8619

名　稱	地　址	電　話
欣美診所	台北市大安區四維路 52 巷 35 號 4 樓	(02)2325-3218
松山精神科醫院	台北市南京東路五段 324 號	(02)2767-6107
台北長庚醫院	台北市敦化北路 199 號	(02)2713-5211
柏安診所	台北市新生南路一段 142 號	(02)2341-0117
振興醫院	台北市北投區振興街 45 號	(02)2826-4400
培靈醫院	台北市松山區八德路四段 355 號	(02)2760-6116
康和診所	台北市忠孝東路四段 216 巷 11 弄 8 號 1 樓	(02)2752-3234
馬偕紀念醫院	台北市中山北路二段 92 號	(02)2543-3535
	台北縣淡水鎮民生路 45 號	(02)2809-4661
國軍北投醫院	台北市北投區新民路 60 號	(02)2895-9808
國軍 807 醫院	台北市健康路 131 號	(02)2764-2151
國泰綜合醫院	台北市仁愛路四段 280 號	(02)2708-2121
婦幼綜合醫院	台北市福州街 12 號	(02)2391-6471
陽明醫院	台北市士林區雨聲街 105 號	(02)2835-3456
萬芳醫院	台北市興隆路三段 111 號	(02)2930-7930
群光診所	台北市吉林路 193 號	(02)2567-5033
博愛腦神經精神科診所	台北市西園路二段 171-1 號	(02)2303-6274
名恩療養院	台北縣鶯歌鎮鶯桃路二段 62 號	(02)2670-1092
宏慈療養院	台北縣新店市安泰路 157 號	(02)2215-1177
宏濟醫院	台北縣新店市安忠路 57 巷 5 號	(02)2211-8899
恩主公醫院	台北縣三峽鎮復興路 399 號	(02)2672-3456
長青醫院	台北縣淡水鎮樹興里糞箕湖 1 之 5 號	(02)2622-0561
署立八里療養院	台北縣八里鄉華富山 32 號	(02)2610-1664
台安醫院	台北縣三芝鄉楓子林路 42-5 號	(02)2637-1600
亞東醫院	台北縣板橋市南雅南路二段 21 號	(02)2954-6200
陳家祥腦神經精神科診所	台北縣板橋市文化路二段 1 號	(02)2257-6150

名　稱	地　址	電　話
桃園縣市		
林口長庚醫院	桃園縣龜山鄉復興街 5 號	(03)328-1200
署立桃園療養院	桃園市龍壽街 71 號	(03)369-8553
國軍桃園總醫院	桃園市復興路 184 號	(03)489-7190
桃園榮民醫院	桃園市成功路三段 100 號	(03)338-4889
新竹縣市		
天主教湖口仁慈醫院	新竹市經國路一段 442 巷 25 號	(03)532-6151
竹東榮民醫院	新竹縣竹東鎮中豐路一段 81 號	(03)596-2134
苗栗縣市		
為恭紀念醫院	苗栗縣頭份鎮水源路 417 巷 13 號	(037)676811
署立苗栗醫院	苗栗市為公路 747 號	(037)261920
台中縣市		
中山醫學院附設醫院	台中市太原路三段 1142 號	(04)2201-5111
中國醫藥學院附設醫院	台中市育德路 75 號	(04)2205-2121
台中市立復健醫院	台中市北屯區太原路三段 1142 號	(04)2239-3855
台中榮民總醫院	台中市中港路三段 160 號	(04)2359-2525
光田綜合醫院	台中縣沙鹿鎮興安里沙田路 117 號	(04)2662-5111
	分院：台中縣大甲鎮經國路 321 號	(04)2688-5599
省立豐原醫院	台中縣豐原市安康路 100 號	(04)2520-2300
國軍台中醫院	台中縣太平鄉中山路二段 348 號	(04)2393-4191
靜和醫院	台中市南屯路一段 156 號	(04)2371-1129
康誠身心醫學科診所	台中市南屯區大墩路 705 號	(04)2310-3968
澄清醫院	台中市平等街 139 號	(04)2463-2000
清海醫院	台中縣石岡鄉金星村下坑巷 41 之 2 號	(04)2572-3332
彰化縣市		
彰化醫院	彰化市中山路二段 160 號	(04)2722-5171
彰化基督教醫院	彰化市南校街 135 號	(04)2723-8595
秀傳紀念醫院	彰化市中山路一段 542 號	(04)2725-6166

名　稱	地　址	電　話
明德神經精神科醫院	彰化市中山路二段 874 巷 33 號	(04)2722-5638
靜元精神科醫院	彰化縣二水鄉山腳路三段 211 號	(04)2879-5911
南投縣市		
署立草屯療養院	南投縣草屯鎮玉屏路 161 號	(049)550-800
埔里基督教醫院	南投縣埔里鎮愛蘭里鐵山路 1 號	(049)2912151~4
雲林縣市		
天主教若瑟醫院	雲林縣虎尾鎮新生路 74 號	(05)633-7333
署立雲林醫院	雲林縣斗六市雲林路二段 579 號	(05)532-3911
靜萱療養院	雲林縣斗六市瓦厝路 159 號	(05)522-378
嘉義縣市		
嘉義基督教醫院	嘉義市忠孝路 539 號	(05)276-5041
署立嘉義醫院	嘉義市北港路 312 號	(05)231-9090
署立朴子醫院	朴子市永和里 42-50 號	(05)379-0600
灣橋榮民醫院	竹崎鄉灣橋村石麻園 38 號	(05)279-1072
聖馬爾定醫院	嘉義市大雅路二段 565 號	(05)278-0040
嘉義榮民醫院	嘉義市劉厝里拔子林 60 號	(05)235-9630
華濟醫院	嘉義縣太保市北港路二段 601 巷 66 號	(05)237-8111
台南縣市		
台南市立醫院	台南市崇德路 670 號	(06)260-9926
成大醫院	台南市勝利路 138 號	(06)235-3535
永康榮民醫院	台南縣永康市永康村復興路 427 號	(06)312-5101
奇美醫院	台南市樹林街二段 442 號	(06)222-8116
奇美醫院柳營分院	台南縣柳營鄉太康村 201 號	(06)281-2811
署立台南醫院	台南市中山路 125 號	(06)220-0055
新樓醫院	總院：台南市東門路一段 57 號	(06)274-8316
	分院：台南縣麻豆鎮苓子林 20 號	(06)570-2228
殷建智身心內科診所	**台南市公園北路 152 號 2 樓之 1（本書校閱陳信昭醫師任職於此）**	(06)281-0008
署立嘉南療養院	台南縣仁德鄉中山路 870 巷 80 號	(06)279-5019
新營醫院	台南縣新營市信義街 73 號	(06)6351131~8

名　稱	地　址	電　話
高雄縣市		
元和雅診所	高雄市鼓山區中華一路 347 號	(07)555-0056
文信診所	高雄市中正二路 212 號	(07)225-4800
長庚醫院	高雄縣鳥松鄉大埤路 123 號	(07)731-7123
高雄醫學院附設中和紀念醫院	高雄市十全一路 100 號	(07)312-1101
高雄市民生醫院	高雄市苓雅區凱旋二路 134 號	(07)751-1131
高雄榮民總醫院	高雄市左營區大中一路 386 號	(07)342-2121
高雄市立大同醫院	高雄市前金區中華三路 68 號	(07)261-8131
高安診所	高雄市新興區中山一路 65 號	(07)272-7662
徐獨立診所	高雄市苓雅區武慶三路 144 號	(07)713-3284
家慈診所	高雄市苓雅區永康街 118 號	(07)333-3375
凱旋醫院	高雄市苓雅區凱旋二路 130 號	(07)751-3171
靜和醫院	高雄市新興區民族二路 178 號	(07)222-9612
慈惠醫院	高雄縣大寮鄉鳳屏一路 459 號	(07)703-0315
樂安醫院	高雄縣岡山鎮通校路 300 號	(07)625-6791
旗山醫院	高雄縣旗山鎮鎮東新街 23 號	(07)661-3811
國軍高雄總醫院	高雄市中正一路 2 號	(07)749-6751
國軍左營醫院	高雄市左營區軍校路 553 號	(07)581-7121
婦幼綜合醫院	高雄市中華一路 976 號	(07)555-2565
德芬聯合診所	高雄市中正三路 1-17 號	(07)226-1767
屏東縣市		
屏安醫院	屏東縣麟洛鄉麟蹄村中山路 166 號	(08)721-1777
龍泉榮民醫院	屏東縣內埔鄉昭勝路安平 1 巷 1 號	(08)770-4115
天仁醫院	屏東縣內埔鄉東寧村北寧路 142 號	(08)779-2036
迦樂醫院	屏東縣新埤鄉進化路 12-200 號	(08)798-1511
台東縣市		
署立台東醫院	台東市五權街 1 號	(089)324-112
馬偕醫院台東分院	台東市長沙街 303 巷 1 號	(089)310-150
花蓮縣市		
玉里榮民醫院	花蓮縣玉里鎮新興街 91 號	(038)883-141

名　稱	地　址	電　話
署立玉里醫院	花蓮縣玉里鎮新興街 95 號	(038)886-141
基督教門諾醫院	花蓮市民權路 44 號	(038)227-161
國軍花蓮總醫院	花蓮縣新城鄉嘉里村嘉里路 163 號	(038)263-151
慈濟玉里醫院	花蓮市新生南路 8 號	(038)561-825
宜蘭縣市		
員山榮民醫院	宜蘭縣員山鄉榮光路 38 號	(039)222-141
羅東博愛醫院	宜蘭縣羅東鎮南昌街 83 號	(039)543-131
澎湖縣		
署立澎湖醫院	澎湖縣馬公市安宅里 91 之 2 號	(06)926-1151

團　體

中華民國台灣兒童青少年精神醫學會

地址：台北市中山區松江路 22 號 9 樓之 3

電話：02-2568-2083

E-mail: tscap.taipei@msa.hinet.net

台灣精神醫學會

地址：台北市松江路 22 號 9 樓之 3

電話：02-2567-8266

網址：www.sop.org.tw/

光智社會事業基金會（附設青少年心理衛生中心）

地址：台北市士林區通河街 137 號地下一樓

電話：02-2585-2773

網址：www.brightwisdom.org.tw/

華人心理治療研究發展基金會

地址：台北市麗水街 28 號 6 樓

電話：02-2392-3528

網址：www.tip.org.tw/

中華心理衛生協會

地址：台北市民權西路 135 號 16 樓之 1

電話：02-2557-6980

E-mail: cmhat90@yahoo.com.tw

宇宙光全人關懷網機構

地址：台北市大安區和平東路二段 24 號 8、9 樓

諮詢電話：02-2362-7278

網址：www.cosmiccare.org

精神健康基金會

地址：台北市羅斯福路一段 22 號 6 樓

電話：02-2327-9938、2327-9987

網址：www.mhf.org.tw

台北市佛教觀音線協會

地址：台北市南京東路五段 251 巷 46 弄 5 號 7 樓

諮詢專線：02-2768-7733

網址：www2.seeder.net/kuanyin/index.htm

財團法人董氏基金會

地址：台北市復興北路 57 號 12 樓之 3

電話：02-2776-6133

網址：www.jif.org.tw/psyche/scope/psyche_topic.asp

台灣心靈健康資訊協會

通訊地址：花蓮玉里郵政 62 號信箱

協會會址：花蓮市建興街 137 巷 15 弄 12 號

電話／傳真：03-888-0474

網址：www.mental.idv.tw/tamhi/index1.htm

參考文獻

一 般

Baldessarini, R. J. (1996). *Chemotherapy in Psychiatry*. Harvard University Press, Cambridge, MA.

Green, W. H. (1991). *Child and Adolescent Clinical Psychopharmacology*. Williams & Wilkins, Baltimore.

Greene, R. W. (1998). *The Explosive Child: A New Approach for Understanding and Parenting Easily Frustrated, "Chronically Inflexible" Children*. HarperCollins, New York.

Koplewicz, H. (1996). *It's Nobody's Fault*. Times Books, New York.

Martin A., Scahhill, L., Charney, D., & Leckman, J. (2003). *Pediatric Psychopharmacology*, Oxford University Press, New York.

Plizka, S. R. (2003). *Neuroscience for the Mental Health Clinician*. Guilford Press, New York.

Popper, C. (1987). *Psychiatric Pharmacosciences of Children and Adolescents*. American Psychiatric Press, Washington, DC.

Ratey, J. J. (1991). *Mental Retardation: Developing Pharmacotherapies (Progress in Psychiatry*, Vol. 32). American Psychiatric Press, Washington, DC.

Riddle, M., ed. (1995). *Pediatric Psychopharmacology (Child and Adolescent Clinics of North America*, Vols. 1 & 2). Saunders, Philadelphia.

Roberts, R., Attkisson, C., & Rosenblatt, A. (1998). Prevalence of psychopathology among children and adolescents. *American Journal of Psychiatry*, 155, 715–725.

Rosenberg, D. R., Hottum, J., & Gershon, S. (1994). *Pharmacotherapy for Child and Adolescent Psychiatric Disorders*. Brunner/Mazel, New York.

Rutter, M., & Rutter, M. (1993). *Developing Minds*. HarperCollins, New York.

Rutter M., Taylor, E., & Hersov, L. (1994). *Child and Adolescent Psychiatry: Modern Approaches*. Plenum, New York.

Stahl, S. M. (2000). *Essential Psychopharmacology: Neuroscientific Basis and Practical Applications*. Cambridge University Press, Cambridge, England.

Swedo, S., & Leonard, H. (1996). *It's Not All in Your Head.* HarperCollins, San Francisco.

Weiner, J., ed. (2004). *Textbook of Child and Adolescent Psychiatry* (3rd ed.). American Psychiatric Press, Washington, DC.

Wilens, T., Spencer, T., Biederman, J., & Linehan, C. (1996). Child and adolescent psychopharmacology. In R. Michels, ed., *Psychiatry* (pp. 1–26). Lippincott, Washington, DC.

焦慮疾患

Barlow, D. (2002). *Anxiety and Its Disorders* (2nd ed.). Guilford Press, New York.

Beck, A. (1990). *Anxiety Disorders and Phobias: A Cognitive Perspective* (rep. ed.). Basic Books, New York.

Bernstein, G., Borchardt, C., & Perwein, A. (1996). Anxiety disorders in children and adolescents: A review of the past 10 years. *Journal of the American Academy of Child and Adolescent Psychiatry, 35,* 1110–1119.

Birmaher, B., Waterman, G. S., Ryan, N., Cully, M., Balach, L., Ingram, J., & Brodsky, M. (1994). Fluoxetine for childhood anxiety disorders. *Journal of the American Academy of Child and Adolescent Psychiatry, 33,* 993–999.

Clark, D. B., Smith, M. G., Neighbors, B. D., Skerlec, L. M., & Randall, J. (1994). Anxiety disorders in adolescence: Characteristics, prevalence, and comorbidities. *Clinical Psychology Review, 14*(2), 113–137.

Davidson, J. (2003). *The Anxiety Book: Developing Strength in the Face of Fear.* Riverhead Books, New York.

Klein, R. G., & Last, C. G. (1989). Anxiety disorders in children. In A. Kazdin, ed., *Developmental Clinical Psychology and Psychiatry* (Vol. 20). Sage, Newbury Park, CA.

Last, C. G., Perrin, S., Hersen, M., & Kazdin, A. E. (1996). A prospective study of childhood anxiety disorders. *Journal of the American Academy of Child and Adolescent Psychiatry, 35*(11), 1502–1510.

Pine, D. S. (2002). Treating children and adolescents with selective serotonin reuptake inhibitors: How long is appropriate? *Journal of Child and Adolescent Psychopharmacology, 12,*(3), 189–203.

Pine, D. S., & Grun, J. (1999). Childhood anxiety: Integrating developmental psychopathology and affective neuroscience. *Journal of Child and Adolescent Psychopharmacology, 9*(1), 1–12.

Swedo, S. E., Fleeter, J. D., Richter, D. M., Hoffman, C. L., Allen, A. J., Hamburger, S. D., Turner, E. H., Yamada, E. M., & Rosenthal, N. E. (1995). Rates of seasonal affective disorder in children and adolescents. *American Journal of Psychiatry, 152,* 1016–1019.

Bernstein, G. A., Borchardt, C. M., Perwien, A. R., Crosby, R. D., Kushner, M. G., Thuras, P. D., & Last, C. G. (2000). Imipramine plus cognitive-behavioral therapy in the treatment of school refusal. *Journal of the American Academy of Child and Adolescent Psychiatry, 39*(3), 276–283.

Walkup, J., Labellarte, M. J., Riddle, M., Pine, D. S., Greenhill, L., Klein, R., Davies, M., Sweeney, M., Abikoff, H., Hack, S., Klee, B., McCracken, J. T., Bergman, L., Piacentini, J., March, J., Compton, S., Robinson, J., O'Hara, T., Baker, S., Vitiello, B., Ritz, L., Roper, M., & The Research Unit on Pediatric Psychopharmacology Anxiety Study Group. (2001). Fluvoxamine for the treatment of anxiety disorders in children and adolescents. The Research Unit on Pediatric Psychopharmacology Anxiety Study Group. *New England Journal of Medicine, 344*(17), 1279–1285.

注意力不足過動疾患

Barkley, R. A. (1997). *ADHD and the Nature of Self-Control.* Guilford Press, New York.

Barkley, R. A. (1998). *Attention-Deficit Hyperactivity Disorder: A Handbook for Diagnosis and Treatment* (2nd ed.). Guilford Press, New York.

Barkley, R. A., Edwards, G., Laneri, M., Fletcher, K., & Metevia, L. (2001). Executive functioning, temporal discounting, and sense of time in adolescents with attention deficit hyperactivity disorder (ADHD) and oppositional defiant disorder (ODD). *Journal of Abnormal Child Psychology, 29*(6), 541–555.

Barkley, R. A., Murphy, K. R., Dupaul, G. I., & Bush, T. (2002). Driving in young adults with attention deficit hyperactivity disorder: knowledge, performance, adverse outcomes, and the role of executive functioning. *Journal of the International Neuropsychology Society, 8*(5), 655–672.

Biederman, J., Faraone, S. V., & Mick, E. (2000). Age dependent decline of ADHD symptoms revisited: Impact of remission definition and symptom subtype. *American Journal of Psychiatry, 157,* 816–817.

Biederman, J., & Spencer, T. (1999). Attention deficit hyperactivity disorder (ADHD) as a noradrenergic disorder. *Biological Psychiatry, 46*(9), 1234–1242.

Biederman, J., Baldessarini, R. J., Wright, V., Knee, D., & Harmatz, J. S. (1989). A double-blind placebo controlled study of despramine in the treatment of ADD: I. Efficacy. *Journal of the American Academy of Child and Adolescent Psychiatry, 28,* 777–784.

Biederman, J., Newcorn, J., & Sprich, S. (1991). Comorbidity of attention deficit hyperactivity disorder with conduct, depressive, anxiety, and other disorders. *American Journal of Psychiatry, 148,* 564–577.

Brown, T. (1999). *Subtypes of Attention Deficit Disorders in Children, Adolescents, and Adults.* American Psychiatric Press, Washington, DC.

Conners, C., & Jett, J. (1999). *Attention Deficit Hyperactivity Disorder (in Adults and Children): The Latest Assessment and Treatment Strategies.* Compact Clinicals, Salt Lake City.

Connor, D. (1993). Beta-blockers for aggression: The pediatric experience. *Journal of Child and Adolescent Psychopharmacology, 3*, 99–114.

Goldman, L., Genel, M., Bezman, R., & Slanetz, P. (1998). Diagnosis and treatment of attention-deficit/hyperactivity disorder in children and adolescents. *Journal of the American Medical Association, 279*, 1100–1107.

Greenhill, L. L., & Osman, B. B. (1991). *Ritalin: Theory and Patient Management.* Mary Ann Liebert, New York.

Greenhill, L., & Osman, B., eds. (1999). *Ritalin: Theory and Practice.* Mary Ann Liebert, New York.

Greenhill, L. L., Pliszka, S., Dulcan, M. K., Bernet, W., Arnold, V., Beitchman, J., Benson, R. S., Bukstein, O., Kinlan, J., McClellan, J., Rue, D., Shaw, J. A., & Stock, S. (2002). Practice parameter for the use of stimulant medications in the treatment of children, adolescents, and adults. *Journal of the American Academy of Child and Adolescent Psychiatry, 41*(2; Suppl.), 26S–49S.

Hunt, R. D., Arnsten, A. F., & Asbell, M. D. (1995). An open trial of guanfacine in the treatment of attention deficit hyperactivity disorder. *Journal of the American Academy of Child and Adolescent Psychiatry, 34*, 50–54.

Hunt, R. D., Minderaa, R. B., & Cohen, D. J (1985). Clonidine benefits children with attention deficit disorder and hyperactivity: Report of a double-blind placebo-crossover therapeutic trial. *Journal of the American Academy of Child and Adolescent Psychiatry, 24*, 617–629.

Kolberg J., & Nadeau, K. (2002). *ADD-Friendly Ways to Organize Your Life.* Brunner-Routledge, New York.

Mannuzza, S., Klein, R. G., Bessler, A., Malloy, P., & LaPadula, M. (1993). Adult outcome of hyperactive boys: Educational achievement, occupational rank, and psychiatric status. *Archives of General Psychiatry, 50*, 565–576.

Mannuzza, S., Klein, R. G., Bonagura, N., Malloy, P., Giampino, T. L., & Addalli, K. A. (1991). Hyperactive boys almost grown up: V. Replication of psychiatric status. *Archives of General Psychiatry, 48*, 77–83.

MTA Cooperative Group. (1999). A 14-month randomized clinical trial of treatment strategies for attention-deficit/hyperactivity disorder. *Archives of General Psychiatry, 56*, 1073–1086.

Pelham, W. E., Greenslade, K. E., Vodde-Hamilton, M., Murphy, D. A., Greenstein, J. J., Gnagy, E. M., Guthrie, K. J., Hoover, M. D., & Dahl, R. E. (1990). Relative efficacy of long-acting stimulants on children with attention deficit-hyperactivity disorder: A comparison of standard methylphenidate, sustained-release methylphenidate, sustained-release dextroamphetamine, and pemoline. *Pediatrics, 86*, 226–237.

Safer, D. J., & Zito, J. M. (1996). Increased methylphenidate usage for ADHD. *Pediatrics, 98*, 1084–1088.

Safer, D., & Zito, J. (1999). Pharmacoepidemiology of methylphenidate and other stimulants for the treatment of ADHD. In L. Greenhill & B. Osman, eds., *Ritalin: Theory and Practice* (pp. 7–26). Mary Ann Liebert, New York.

Safer, D. J., & Allen, R. P. (1989). Absence of tolerance to the behavioral effects of methylphenidate in hyperactive and inattentive children. *Journal of Pediatrics, 115*(6), 1003–1008.

Spencer, T. J., Biederman, J., Wilens, T. E., Harding, M., O'Donnell, D., & Griffin, S. (1996). Pharmacotherapy of ADHD across the lifecycle: A literature review. *Journal of the American Academy of Child and Adolescent Psychiatry, 35*, 409–432.

Spencer, T., Biederman, J., Harding, M., O'Donnell, D., Faraone, S., & Wilens, T. (1996). Growth deficits in ADHD children revisited: Evidence for disorder-associated growth delays? *Journal of the American Academy of Child and Adolescent Psychiatry, 35*, 1460–1469.

Spencer, T., Biederman, J., & Wilens, T. (1998). Pharmacotherapy of attention-deficit/hyperactivity disorder: A life span perspective. In L. Dickstein, M. Riba, & J. Oldham, eds., *Review of Psychiatry* (Vol. IV, pp. 87–127). American Psychiatric Press, Washington, DC.

Spencer, T. J., Biederman, J., Faraone, S., Mick, E., Coffey, B., Geller, D., Kagan, J., Bearman, S. K., & Wilens, T. (2001). Impact of tic disorders on ADHD outcome across the life cycle: Findings from a large group of adults with and without ADHD. *American Journal of Psychiatry, 158*(4), 611–617.

Swanson, J. M., McBurnett, K., Christian, D. L., & Wigal, T. (1995). Stimulant medications and the treatment of children with ADHD. *Advances in Clinical Child Psychology, 17*, 265–322.

Swanson, J., Gupta, S., Guinta, D., Flynn, D., Agler, D., Lerner, M., Williams, L., Shoulson, I., & Wigal, S. (1992). Acute tolerance to methylphenidate in the treatment of attention deficit hyperactivity disorder in children. *Clinical Pharmacological Therapy, 66*(3), 295–305.

Swanson, J., Lerner, M., Gupta, S., Shoulson, I., & Wigal, S. (2003). Development of a new once-a-day formulation of methylphenidate for the treatment of ADHD: Proof of concept and proof of product studies. *Archives of General Psychiatry, 60*(2), 204–211.

Umansky, W. (2003). *AD/HD: Helping Your Child: A Comprehensive Program to Treat Attention Deficit/Hyperactivity Disorders at Home and in School.* Warner Books, New York.

Weiss, G., & Hechtman, L. T. (1986). *Hyperactive Children Grown Up.* The Guilford Press, New York.

Weiss, G. (1992). *Attention-Deficit Hyperactivity Disorder.* Saunders, Philadelphia.

Weiss, G., & Hechtman, L. T. (1993). *Hyperactive Children Grown Up* (2nd ed.). Guilford Press, New York.

Wender, P. (1987). *The Hyperactive Child, Adolescent, and Adult: Attention Deficit Disorder through the Lifespan.* Oxford University Press, New York.

Werry, J., ed. (1994). *Pharmacotherapy of Disruptive Behavior Disorders (Child and Adolescent Psychiatric Clinics of North America*, Vol. 3). Saunders, Philadelphia.

Wilens, T. E., & Biederman, J. (1992). The stimulants. In D. Shaffer, ed., *Psychiatric Clinics of North America* (pp. 191–222). Saunders, Philadelphia.

Wilens, T., Biederman, J., & Spencer, T. (2002). Attention Deficit Hyperactivity Disorder. In C. T. Caskey, ed., *Annual Review of Medicine, 53*, 113–131.

Wilens, T., Faraone, S., Biederman, J., & Gunawardene, S. (2003). Does stimulant therapy of ADHD beget later substance abuse: A metanalytic review of the literature. *Pediatrics, 11*(1), 179–185.

Wolraich, M. L., Lindgren, S. D., Stumbo, P. J., Stegink, L. D., Appelbaum, M. I., & Kiritsy, M. C. (1994). Effects of diets high in sucrose or aspartame on the behavior and cognitive performance of children. *New England Journal of Medicine, 330*, 301–307.

Zametkin, A., & Liotta, W. (1998). The neurobiology of attention-deficit/hyperactivity disorder. *Journal of Clinical Psychiatry, 59*(1), 7–23.

自閉症／廣泛性發展疾患

Aman, M. G., De Smedt, G., Derivan, A., Lyons, B., & Findling, R. L. (2002). Double-blind, placebo-controlled study of risperidone for the treatment of disruptive behaviors in children with subaverage intelligence. *American Journal of Psychiatry, 159*(8), 1337–1346.

Attwood, T. (1998). *Asperger's Syndrome: A Guide for Parents and Professionals.* Jessica Kinsley, Philadelphia.

Campbell, M., Small, A., & Green, W. (1984). Behavioral efficacy of haloperidol and lithium carbonate. *Archives of General Psychiatry, 41*, 650–656.

Campbell, M. (1984). Fenfluramine treatment of autism. *Journal of Child Psychology and Psychiatry and Allied Disciplines, 29*, 1–10.

Feldman, H. M., Kolmen, B. K., & Gonzaga, A. M. (1999). Naltrexone and communication skills in young children with autism. (1999). *Journal of the American Academy of Child and Adolescent Psychiatry, 38*(5), 587–593.

Gross, J. (2003, Nov. 19). Government mapping out a strategy to fight autism, *New York Times*, Section A, 20.

Ozonoff, S., Dawson, G., & McPartland, J. (2002). *A Parent's Guide to Asperger Syndrome and High-Functioning Autism.* Guilford Press, New York.

Ritvo, E. R., Freeman, B. J., Yuwiler, A., Geller, E., Yokota, A., Schroth, P., & Novak, P. (1984). Study of fenfluramine in outpatients with the syndrome of autism. *Journal of Pediatrics, 105*, 823–828.

Snyder, R., Turgay, A., Aman, M., Binder, C., Fisman, S., & Carroll, A. (2002). Effects of risperidone on conduct and disruptive behavior disorders in children with subaverage IQs. *Journal of the American Academy of Child and Adolescent Psychiatry, 41*(9), 1026–1036.

Unis, A. S., Munson, J. A., Rogers, S. J., Goldson, E., Osterling, J., Gabriels, R., Abbott, R. D., & Dawson, G. (2002). A randomized, double-blind, placebo-controlled trial of porcine versus synthetic secretin for reducing symptoms of autism. *Journal of the American Academy of Child and Adolescent Psychiatry, 41*(11), 1315–1321.

Volkmar, F. R. (1996). *Psychoses and Pervasive Developmental Disorder in Children and Adolescents.* American Psychiatric Press, Washington, DC.

Waltz, M. (2002). *Autistic Spectrum Disorders: Understanding the Diagnosis and Getting Help. Patient-Centered Guides* (2nd ed.). O'Reilly, Sebastopol, CA.

Yapko, D. (2003). *Understanding Autism Spectrum Disorders: Frequently Asked Questions.* Jessica Kingsley, London.

雙極性疾患

Alessi, N., Naylor, M. W., Ghaziuddin, M., & Zubieta, J. K. (1994). Update on lithium carbonate therapy in children and adolescents. *Journal of the American Academy of Child and Adolescent Psychiatry, 33,* 291–304.

Biederman, J., Mick, E., Faraone, S. V., Spencer, T., Wilens, T. E., & Wozniak, J. (2000). Pediatric Mania: A developmental subtype of bipolar disorder? *Biological Psychiatry, 48*(6), 458–466.

DelBello, M. P., Kowatch, R. A., Warner, J., Schwiers, M. L., Rappaport, K. B., Daniels, J. P., Foster, K. D., & Strakowski, S. M. (2000). Adjunctive topiramate treatment for pediatric bipolar disorder: a retrospective chart review. *Journal of Child and Adolescent Psychopharmacology, 12(4), 323–330.*

Findling, R., Kowatch, R., & Post, R. (2003). *Pediatric Bipolar Disorder.* Martin Dunitz, London.

Frazier, J. A., Biederman, J., Tohen, M., Feldman, P. D., Jacobs, T. G., Toma, V., Rater, M. A., Tarazi, R. A., Kim, G. S., Garfield, S. B., Sohma, M., Gonzalez-Heydrich, J., Risser, R. C., & Nowlin, Z. M. (2001). A prospective open-label treatment trial of olanzapine monotherapy in children and adolescents with bipolar disorder. *Journal of Child and Adolescent Psychopharmacology, 11*(3), 239–250.

Geller, B., Cooper, T. B., Sun, K., Zimerman, B., Frazier, J., Williams, M., & Heath, J. (1998). Double-blind and placebo-controlled study of lithium for adolescent bipolar disorders with secondary substance dependency. *Journal of the American Academy of Child and Adolescent Psychiatry, 37*(2), 171–178.

Geller, B., Craney, J. L., Bolhofner, K., Nickelsburg, M. J., Williams, M., & Zimerman, B. (2002a). Two-year prospective follow-up of children with a prepubertal and early adolescent bipolar disorder phenotype. *American Journal of Psychiatry, 159,* 927–933.

Geller, B., Sun, K., Zimerman, B., Luby, J., Frazier, J., & Williams, M. (1995). Complex and rapid-cycling in bipolar children and adolescents: A preliminary study. *Journal of Affective Disorders, 34,* 1–10.

Geller, B., Zimerman, B., Williams, M., Delbello, M. P., Frazier, J., & Beringer, L. (2002b). Phenomenology of prepubertal and early adolescent bipolar disorder: Examples of elated mood, grandiose behaviors, decreased need for sleep, racing thoughts and hypersexuality. *Journal of Child and Adolescent Psychopharmacology, 12*(1), 3–9.

Kowatch, R. A., Suppes, T., Carmody, T. J., Bucci, J. P., Hume, J. H., Kromelis, M., Emslie, G. J., Weinberg, W. A., & Rush, A. J. (2000). Effect size of lithium, divalproex sodium, and carbamazepine in children and adolescents with bipolar disorder. *Journal of the American Academy of Child and Adolescent Psychiatry, 39*(6), 713–720.

McElroy, S., Strakowski, S., West, S., Keck, P., & McConville, B. (1997). Phenomenology of adolescent and adult mania in hospitalized patients with bipolar disorder. *American Journal of Psychiatry, 154,* 44–49.

Miklowitz, D. (2002). *The Bipolar Disorder Survival Guide: What You and Your Family Need to Know.* Guilford Press, New York.

Mondimore, F. M. (1999). *Bipolar Disorder: A Guide for Patients and Families.* John Hopkins University Press, Baltimore.

Papolos, D. (2002). *The Bipolar Child: The Definitive and Reassuring Guide to Childhood's Most Misunderstood Disorder* (rev. and exp. ed.). Broadway Books, New York.

Strober, M., Morrell, W., Lampert, C., & Burroughs, J. (1990). Relapse following discontinuation of lithium maintenance therapy in adolescents with bipolar I illness: A naturalistic study. *American Journal of Psychiatry, 147,* 457–461.

Weller, E. B., Weller, R. A., & Fristad, M. A. (1995). Bipolar disorder in children: Misdiagnosis, underdiagnosis, and future directions. *Journal of the American Academy of Child and Adolescent Psychiatry, 34,* 709–714.

Wilens, T. E., Biederman, J., Millstein, R., Wozniak, J., Hahesy, A., & Spencer, T. J. (1999). Risk for substance use disorders in youth with child- and adolescent-onset bipolar disorder. *Journal of the American Academy of Child and Adolescent Psychiatry, 38*(6), 680–685.

Wozniak, J., & Biederman, J. (1996). A pharmacological approach to the quagmire of comorbidity in juvenile mania. *Journal of the American Academy of Child and Adolescent Psychiatry, 35,* 826–829.

Wozniak, J., Biederman, J., Faraone, S. V., Frazier, J., Kim, J., Millstein, R., Gershon, J., Thornell, A., Cha, K., & Snyder, J. B. (1997). Mania in children with pervasive developmental disorder revisited. *Journal of the American Academy of Child & Adolescent Psychiatry, 36*(11), 1552–1559.

憂鬱症

Bostic, J., & Wilens, T. (1997). Juvenile mood disorders and office psychopharmacology. *Adolescent Medicine, 44,* 1487–1503.

Birmaher, B., Brent, D. A., Kolko, D., Baugher, M., Bridge, J., Holder, D., Iyengar, S., & Ulloa, R. E. (2000). Clinical outcome after short-term psychotherapy for adolescents with major depressive disorder. *Archives of General Psychiatry, 57*(1), 29–36.

Brent, D. A., Baugher, M., Bridge, J., Chen, T., & Chiappetta, L. (1999). Age- and sex-related risk factors for adolescent suicide. *Journal of the American Academy of Child and Adolescent Psychiatry, 38*(12), 1497–1505.

Copeland, M. E. (2001). *Depression Workbook: A Guide to Living with Depression and Manic Depression* (2nd ed.). New Harbinger Publications, Oakland, CA.

Emslie, G. J., Rush, A. J., Weinberg, W. A., Kowatch, R. A., Hughes, C. W., Carmody, T., & Rintelmann, J. (1995). A double-blind, randomized, placebo-controlled trial of fluoxetine in children and adolescents with depression. *Archives of General Psychiatry, 54*(11), 1031–1037.

Emslie, G. J., Heiligenstein, J. H., Wagner, K. D., Hoog, S. L., Ernest, D. E., Brown, E., Nilsson, M., & Jacobson, J. G. (2002). Fluoxetine for acute treatment of depression in children and adolescents: a placebo-controlled, randomized clinical trial. *Journal of the American Academy of Child and Adolescent Psychiatry, 41*(10), 1205–1215.

Emslie, G. J., Rush, A. J., Weinberg, W. A., Kowatch, R. A., Hughes, C. W., Carmody, T., & Rintelmann, J. (1997). A double-blind, randomized, placebo-controlled trial of fluoxetine in children and adolescents with depression. *Archives of General Psychiatry, 54*(11), 1031–1037.

Goode, E. (2003, Dec. 11). British warning on antidepressant use for youth. *New York Times,* p. A1.

Gotlib, I. H., & Hammen, C. L., eds. (2002). *Handbook of Depression.* Guilford Press, New York.

Kovacs, M., Akiskal, H. S., Gatsonis, C., & Parrone, P. L. (1994). Childhood-onset dysthymic disorder: Clinical features and prospective naturalistic outcome. *Archives of General Psychiatry, 51,* 365–374.

Kovacs, M., Feinberg, T. L., Crouse-Novak, M. A., Paulauskas, S. L., & Finkelstein, R. (1984). Depressive disorders in childhood: I. A longitudinal prospective study of characteristics and recovery. *Archives of General Psychiatry, 41,* 229–237.

Kashani, J. H., & Sherman, D. D. (1989). Mood disorders in children and adolescents. In A. Tasman, R. E. Hales, and A. J. Frances, eds., *Review of Psychiatry* (pp. 197–217). American Psychiatric Press, Washington, DC.

Ryan, N. D., & Dahl, R. E. (1993). Neurobiology of depression in children and adolescents. *Clinical Neuroscience, 1,* 108–112.

Shafii, M., & Shafii, S. L. (1992). *Clinical Guide to Depression in Children and Adolescents.* American Psychiatric Press, Washington, DC.

Wagner, A., & Vitiello, B. (2002). Teen Angst from psychopathology. *Current Psychiatry, 1*(7), 41–50.

強迫疾患

Fitzgibbons, L., & Pedrick, C. (2003). *Helping Your Child with OCD: A Workbook for Parents of Children with Obsessive–Compulsive Disorder.* New Harbinger, Oakland, CA.

Francis, G. (1996) *Childhood Obsessive Compulsive Disorder.* Sage, Thousand Oaks, CA.

Geller, D. (2003). Special Issue on Obsessive Compulsive Disorder. *Journal of Child and Adolescent Psychopharmacology, 13*(suppl.).

Leonard, H. L., & Rapoport, J. L. (1989). Pharmacotherapy of childhood obsessive–compulsive disorder. In *Psychiatric Clinics of North America* (pp. 963–970). Saunders, Philadelphia.

March, J. S., Biederman, J., Wolkow, R., Safferman, A., Mardekian, J. Cook, E. H., et al. (1998). Sertraline in children and adolescents with obsessive–compulsive disorder: A multicenter randomized controlled trial. *Journal of the American Medical Association, 280,* 1752–1756.

Riddle, M. A., Reeve, E. A., Yaryura-Tobias, J. A., Yang, H. M., Claghorn, J. L., Gaffney, G., Greist, J. H., Holland, D., McConville, B. J., Pigott, T., & Walkup, J. T. (2001). Fluvoxamine for children and adolescents with obsessive–compulsive disorder: A randomized, controlled, multicenter trial. *Journal of the American Academy of Child and Adolescent Psychiatry, 40*(2), 222–229.

Rapoport, J. (1994). *The Boy Who Couldn't Stop Washing.* Dutton, New York.

Swedo, S. E., Leonard, H. L., Garvey, M., Mittleman, B., Allen, A. J., Perlmutter, S., Dow, S., Zamkoff, J., Dubbert, B. K., & Lougee, L. (1998). Pediatric autoimmune neuropsychiatric disorders asociated with streptococcal infections: Clinical description of the first 50 cases. *The American Journal of Psychiatry, 155*(2), 264–271.

Swedo, S. E., Rapoport, J. L., Leonard, H., Lenane, M., & Cheslow, D. (1989). Obsessive–compulsive disorder in children and adolescents. *Archives of General Psychiatry, 46,* 335–341.

Thomsen, P. H. (1999). *From Thoughts to Obsessions: Obsessive Compulsive Disorder in Children and Adolescents.* Jessica Kingsley, London.

Wagner, K. D., Cook, E. H., Chung, H., & Messig, M. (2003). Remission status after long-term Sertraline treatment of pediatric obsessive–compulsive disorder. *Journal of Child and Adolescent Psychopharmacology, 13*(suppl. 1), S53–S60.

精神病

Berke, J. (2001). *Beyond Madness: Psychosocial Interventions in Psychosis.* Jessica Kingsley, London.

Birchwood, M. J. (2001). *Early Intervention in Psychosis: A Guide to Concepts, Evidence and Interventions.* John Wiley, New York.

Boer, J. A., ed. (1996). *Advances in the Neurobiology of Schizophrenia.* John Wiley, New York.

Frazier, J. A., Spencer, T., Wilens, T., Wozniak, J., & Biederman, J. (1997). Childhood-onset schizophrenia, the prototypic disorder of childhood. *Psychiat-*

ric Clinics of North America: Annual Drug Therapy, 1997 (pp. 167–193). Saunders, Philadelphia.

Kumra, S., Jacobsen, L. K., Lenane, M., Karp, B. I., Frazier, J. A., Smith, A. K., Bedwell, J., Lee, P., Malanga, C. J., Hamburger, S., & Rapoport, J. L. (1998). Childhood-onset schizophrenia: An open-label study of olanzapine in adolescents. *Journal of the American Academy of Child and Adolescent Psychiatry, 37*(4), 377–385.

McClellan, J. M., & Werry, J. S. (1992). Schizophrenia. *Psychiatric Clinics of North America, 15,* 131–148.

Rapoport, J., Giedd, J., Blumenthal, J., Hamburger, S., Jeffries, N., Fernandez, T., Nicolson, R., Bedwell, J., Lenane, M., Zijdenbos, A., Paus, T., & Evans, A. (1999). Progressive cortical change during adolescence in childhood-onset schizophrenia. *Archives of General Psychiatry, 56*(7), 649–654.

Rapoport, J. L., Giedd, J., Kumra, S., Jacobsen, L., Smith, A., Lee, P., Nelson, J., & Hamburger, S. (1997). Childhood-onset schizophrenia. *Archives of General Psychiatry, 54,* 897–903.

Robbins, M. (1993). *Experiences of Schizophrenia: An Integration of the Personal, Scientific, and Therapeutic.* Guilford Press, New York.

Teicher, M., & Glod, C. (1990). Neuroleptic drugs: Indications and guidelines for their rational use in children and adolescents. *Journal of Child and Adolescent Psychopharmacology, 1,* 33–56.

Volkmar, F. R. (1996). *Psychoses and Pervasive Developmental Disorder in Children and Adolescence.* American Psychiatric Press, Washington, DC.

物質濫用

Bukstein, O. G., Brent, D. A., & Kaminer, Y. (1989). Comorbidity of substance abuse and other psychiatric disorders in adolescents. *American Journal of Psychiatry, 146,* 1131–1141.

Bukstein, O., Dunne, J. E., Arnold, V., Benson, R. S., Bernet, W., Kinlan, J., McClellan, J., & Sloan, L. E. (1998). Summary of the practice parameters for the assessment and treatment of children and adolescents with substance use disorders. *Journal of the American Academy of Child and Adolescent Psychiatry, 37*(1), 122–126.

Crowley, T. J., Macdonald, M. J., Whitmore, E. A., & Mikulich, S. K. (1998). Cannabis dependence, withdrawal, and reinforcing effects among adolescents with conduct symptoms and substance use disorders. *Drug and Alcohol Dependency, 50,* 27–37.

Galanter, M., ed. (1999). *American Psychiatric Press Textbook of Substance Abuse Treatment.* American Psychiatric Press, Arlington, VA.

Jaffee, S., ed. (1996). *Pediatric Substance Use Disorders (Vol. 1, Child and Adolescent Psychiatric Clinics of North America).* Saunders, Philadelphia.

Marlatt, A. (2002). *Harm Reduction Pragmatic Strategies for Managing High-Risk Behaviors*. Guilford Press, New York.

Riggs, P. D., & Davies, R. D. (2002). A clinical approach to integrating treatment for adolescent depression and substance abuse. *Journal of the American Academy of Child and Adolescent Psychiatry, 41*(10), 1253–1255.

Riggs, P. D. (1998). Clinical approach to treatment of ADHD in adolescents with substance use disorders and conduct disorder. *Journal of the American Academy of Child and Adolescent Psychiatry, 37*(3), 331–332.

Volpicelli, J. (2000). *Recovery Options: The Complete Guide*. John Wiley, New York.

Waldron, H. B., Slesnick, N., Bordy, J., Turner, C. W., & Peterson, T. R. (2001). Treatment outcomes for adolescent substance abuse at 4- and 7- month assessments. *Journal of Consulting and Clinical Psychology, 69*, 802–813.

Waxmonsky, J., & Wilens, T. (2003). Substance abusing youths. In A. Martin, L. Scahill, D. S. Charney, & J. F. Leckman, eds., *Pediatric Psychopharmacology: Principles and Practice* (pp. 605–616). Oxford University Press, New York.

抽動疾患及妥瑞氏疾患

Chappell, P., Riddle, M., Scahill, L., Lynch, K., Schultz, R., Arnsten, A., Leckman, J., & Cohen, D. (1995). Guanfacine treatment of comorbid attention-deficit hyperactivity hyperactivity disorder and Tourette's syndrome. *Journal of the American Academy of Child and Adolescent Psychiatry, 34*, 1140–1146.

Cohen, D. J., Detlor, J., Young, J. G., & Shaywitz, B. A. (1980). Clonidine ameliorates Gilles de la Tourette's syndrome. *Archives of General Psychiatry, 37*, 1350–1357.

Cohen, D. J., Bruun, R. D., & Leckman, J. F., eds. (1988). *Tourette's Syndrome and Tic Disorders: Clinical Understanding and Treatment*. John Wiley, New York.

Haerle, T. (2003). *Children With Tourette Syndrome: A Parent's Guide*. Woodbine House, Bethesda, MD.

Kurlan, R. (2002). Treatment of ADHD in children with tics: A randomized controlled trial. *Neurology, 58*, 527–536.

Leckman, J. (2001). *Tourette's Syndrome: Tics, Obsessions, Compulsions: Developmental Psychopathology and Clinical Care*. John Wiley, New York.

Leckman, J. F., Hardin, M. T., Riddle, M. A., Stevenson, J., Ort, S. I., & Cohen, D. J. (1991). Clonidine treatment of Gilles de la Tourette's syndrome. *Archives of General Psychiatry, 48*, 324–328.

Robertson, M. (1998) *Tourette Syndrome: The Facts*. Oxford University Press, London; New York.

Scahill, L. (2001). Controlled clinical trial of guanfacine in ADHD youth with tic disorders. *American Journal of Psychiatry, 158*, 1067–1074.

Spencer, T., Biederman, J., Coffey, B., Geller, D., Wilens, T., & Faraone, S.

(1999). The 4-year course of tic disorders in boys with attention-deficit/hyperactivity disorder. *Archives of General Psychiatry, 56,* 842–847.

其 他

Chokroverty, S. (2001). *100 Questions about Sleep and Sleep Disorders.* Blackwell, Malden, MA.

Costin, C. (1999). *The Eating Disorder Sourcebook: A Comprehensive Guide to the Causes, Treatments, and Prevention of Eating Disorders.* McGraw-Hill, New York.

Dahl, R. E., & Puig-Antich, J. (1990). Sleep disturbances in child and adolescent psychiatric disorders, *Pediatrician, 17,* 32–37.

Fairburn, C. G., & Brownell, K. D. (2001) *Eating Disorders and Obesity: A Comprehensive Handbook.* Guilford Press, New York.

Jimmerson, D. C., Herzog, D. B., & Brotman, A. W. (1993). Pharmacological approaches in the treatment of eating disorders. *Harvard Review of Psychiatry, 1,* 82–93.

Loney, J. (1988). Substance abuse in adolescents: Diagnostic issues derived from studies of attention deficit disorder with hyperactivity. *NIDA Research Monograph, 77,* 19–26.

Palm, L., Blennow, G., & Wetterberg, L. (1997). Long-term melatonin treatment in blind children and young adults with circadian sleep-wake disturbances. *Developmental Medicine and Child Neurology, 39,* 319–325.

Prince, J., Wilens, T., Biederman, J., Spencer, T., & Wozniak, J. (1996). Clonidine for sleep disturbances associated with attention-deficit hyperactivity disorder: A systematic chart review of 62 cases. *Journal of the American Academy of Child and Adolescent Psychiatry, 35*(5), 599–605.

Reite, M. (1997) *Concise Guide to Evaluation and Management of Sleep Disorders* (2nd ed.). American Psychiatric Press, Arlington, VA.

Robins, L. N. (1966). *Deviant Children Grown Up.* Williams & Wilkins, Baltimore.

Thompson, K. J., ed. (2001). *Body Image, Eating Disorders, and Obesity in Youth: Assessment, Prevention, and Treatment.* American Psychological Association, Washington, DC.

國家圖書館出版品預行編目資料

當你的孩子需要精神藥物治療／Timothy E. Wilens 作；
　陳信昭等譯. --初版. --臺北市：心理, 2006（民 95）
　　面；　公分. --（心理治療；71）
　參考書目：面
　譯自：Straight talk about psychiatric medications for kids
　ISBN 978-957-702-919-5（平裝）

　1.兒科　　2.神經系—疾病　　3.神經系藥物

　417.59　　　　　　　　　　　　　　95012216

心理治療71　　當你的孩子需要精神藥物治療

作　　　者：Timothy E. Wilens

校 閱 者：陳信昭

譯　　　者：陳信昭、王璇璣、張巍鐘、蔡盈盈

執行編輯：李　晶

總 編 輯：林敬堯

發 行 人：洪有義

出 版 者：心理出版社股份有限公司

社　　　址：台北市和平東路一段 180 號 7 樓

總　　　機：(02) 23671490　　傳　　　真：(02) 23671457

郵　　　撥：19293172　心理出版社股份有限公司

電子信箱：psychoco@ms15.hinet.net

網　　　址：www.psy.com.tw

駐美代表：Lisa Wu　　tel: 973 546-5845　　fax: 973 546-7651

登 記 證：局版北市業字第 1372 號

電腦排版：亞帛電腦製作有限公司

印 刷 者：中茂分色製版印刷事業股份有限公司

初版一刷：2006 年 8 月

初版二刷：2009 年 5 月

讀者意見回函卡

No. _____　　　　　　　　　　填寫日期：　年　月　日

感謝您購買本公司出版品。為提升我們的服務品質，請惠填以下資料寄回本社【或傳真(02)2367-1457】提供我們出書、修訂及辦活動之參考。您將不定期收到本公司最新出版及活動訊息。謝謝您！

姓名：_____　　性別：1□男　2□女

職業：1□教師 2□學生 3□上班族 4□家庭主婦 5□自由業 6□其他____

學歷：1□博士 2□碩士 3□大學 4□專科 5□高中 6□國中 7□國中以下

服務單位：_____　　部門：_____　職稱：_____

服務地址：_____　　電話：_____　傳真：_____

住家地址：_____　　電話：_____　傳真：_____

電子郵件地址：_____

書名：_____

一、您認為本書的優點：（可複選）

　❶□內容 ❷□文筆 ❸□校對 ❹□編排 ❺□封面 ❻□其他____

二、您認為本書需再加強的地方：（可複選）

　❶□內容 ❷□文筆 ❸□校對 ❹□編排 ❺□封面 ❻□其他____

三、您購買本書的消息來源：（請單選）

　❶□本公司 ❷□逛書局⇨_____書局 ❸□老師或親友介紹

　❹□書展⇨____書展 ❺□心理心雜誌 ❻□書評 ❼其他_____

四、您希望我們舉辦何種活動：（可複選）

　❶□作者演講 ❷□研習會 ❸□研討會 ❹□書展 ❺□其他____

五、您購買本書的原因：（可複選）

　❶□對主題感興趣 ❷□上課教材⇨課程名稱_____

　❸□舉辦活動　❹□其他_____　　（請翻頁繼續）

廣 告 回 信 處
台 北 郵 局 登 記 證
台 北 廣 字 第 940 號

（免貼郵票）

 心理出版社 股份有限公司

台北市 106 和平東路一段 180 號 7 樓

TEL: (02) 2367-1490
FAX: (02) 2367-1457
EMAIL:psychoco@ms15.hinet.net

沿線對折訂好後寄回

六、您希望我們多出版何種類型的書籍

❶□心理 ❷□輔導 ❸□教育 ❹□社工 ❺□測驗 ❻□其他

七、如果您是老師，是否有撰寫教科書的計劃：□有□無

書名／課程：＿＿＿＿＿＿＿＿＿＿＿＿＿＿＿＿＿

八、您教授／修習的課程：

上學期：＿＿＿＿＿＿＿＿＿＿＿＿＿＿＿＿＿＿＿

下學期：＿＿＿＿＿＿＿＿＿＿＿＿＿＿＿＿＿＿＿

進修班：＿＿＿＿＿＿＿＿＿＿＿＿＿＿＿＿＿＿＿

暑　假：＿＿＿＿＿＿＿＿＿＿＿＿＿＿＿＿＿＿＿

寒　假：＿＿＿＿＿＿＿＿＿＿＿＿＿＿＿＿＿＿＿

學分班：＿＿＿＿＿＿＿＿＿＿＿＿＿＿＿＿＿＿＿

九、您的其他意見

＿＿＿＿＿＿＿＿＿＿＿＿＿＿＿＿＿＿＿＿＿＿＿＿＿

謝謝您的指教！　　　　　　　　　　　　22071